新编临床护理实践

主 编：陈 晴 颜伟伟 何宜臻 潘汉沛 王 燕 张 睿

天津出版传媒集团

天津科学技术出版社

图书在版编目（CIP）数据

新编临床护理实践 / 陈晴等主编. -- 天津 ： 天津
科学技术出版社，2023.6

ISBN 978-7-5742-1344-9

Ⅰ．①新… Ⅱ．①陈… Ⅲ．①护理学 Ⅳ．①R47

中国国家版本馆CIP数据核字(2023)第113373号

新编临床护理实践

XINBIANLINCHUANGHULISHIJIAN

责任编辑：张　跃

责任印制：兰　毅

出　　版：天津出版传媒集团

天津科学技术出版社

地　　址：天津市西康路35号

邮　　编：300051

电　　话：（022）23332377

网　　址：www.tjkjcbs.com.cn

发　　行：新华书店经销

印　　刷：天津印艺通制版印刷股份有限公司

开本 787×1092 1/16 印张 22.625 字数 400 000

2023年6月第1版第1次印刷

定价：70.00元

编委会名单

主　编：　陈　晴　　颜伟伟　　何宜臻　　潘汉沛　　王　燕　　张　睿
副主编：　常玉秀　　李　孟　　董春娟　　冯　慧　　张　静　　娄毛毛
　　　　　李　红　　刘　乐　　曹　丹
编　委：　芦思樾　　王晓旭　　王　腾　　刘　强　　杨　娜　　杨　春
　　　　　程　姣　　刘莹莹　　张　蕊

陈　晴　　枣庄市中医医院
颜伟伟　　枣庄市立医院
何宜臻　　枣庄市妇幼保健院
潘汉沛　　枣庄市立医院
王　燕　　枣庄市立医院
张　睿　　枣庄市精神卫生中心
常玉秀　　枣庄市中医医院
李　孟　　山东中医药大学第二附属医院
董春娟　　山东中医药大学第二附属医院
冯　慧　　枣庄市立医院
张　静　　枣庄市立医院
娄毛毛　　枣庄市立医院
李　红　　山东国欣颐养集团枣庄中心医院
刘　乐　　山东国欣颐养集团枣庄中心医院
曹　丹　　山东国欣颐养集团枣庄中心医院
张　蕊　　山东国欣颐养集团枣庄中心医院

芦思樾　　山东国欣颐养集团枣庄中心医院

王晓旭　　山东国欣颐养集团枣庄中心医院

王　腾　　山东国欣颐养集团枣庄中心医院

刘　强　　山东国欣颐养集团枣庄中心医院

杨　娜　　山东国欣颐养集团枣庄中心医院

杨　春　　山东国欣颐养集团枣庄中心医院

程　姣　　山东国欣颐养集团枣庄中心医院

刘莹莹　　山东国欣颐养集团枣庄中心医院

张　蕊　　山东国欣颐养集团枣庄中心医院

内容简介

本书从基础医学理论、基础护理知识、基本护理操作等方面做出了详尽、规范的讲解。其内容丰富广泛,深入浅出,言简意明,条理清晰,利于记忆,便于应用,实用性强,是各级护理人员学习知识提高业务技术的必读书籍。

目录

第一章 护士素质与护理职业道德

第一节 护士素质

护士肩负着救死扶伤的光荣使命。护士素质不仅与医疗护理质量有密切的关系,而且是护理学科发展的决定性要素。因此,不断提高自身素质,是合格护士的重要任务。

一、素质的概念

素质是一个外延很广的概念。狭义的素质,是指人的解剖、生理特点,主要是感觉器官和神经系统方面的特点。广义的素质,是指人在正常的生理、心理基础上,通过后天的教育学习、实践锻炼而形成的品德、学识、思维方式、劳动态度、审美观念、气质、性格特征等方面的修养水平。

护士素质是指在一般素质基础上,结合护理专业特性,对护理工作者提出的特殊的素质要求。

二、现代护士应具备的素质

(一)政治思想素质

包括政治态度、思想品德、人格情操三方面。

1.政治态度 我国正处于社会主义初级阶段,凡是热爱祖国,有民族自尊心和正义感的热血青年,都应以热忱的态度,积极的方式拥护党以经济建设为中心,坚持四项基本原则,坚持改革开发的基本路线。在职业劳动中努力提高自身的素质,为促进科技进步,推动生产力发展做贡献,做有共产主义理想、有道德、有文化、守纪律的社会主义建设者和接班人。

2.思想品德 是指人品、德行,正确的人生观、价值观。以追求人类健康幸福为己任,全心全意为人民服务,是高尚思想品德的集中体现。然而护士要实现自己的人生理想,无愧于白衣天使的美誉,必须以积极的人生态度抵制拜金主义、极端个人主义等腐朽思想的侵蚀,崇尚真、善、美,摒弃假、丑、恶,正确认识护理工作的价值和意义,热爱护理专业,做不唯利是图,脱离低级趣味,有益于人民的人。

3.人格情操 护理工作维系着人们的健康生存与千家万户的幸福。因此,现代护士的理想人格情操应是:①有自尊、自重、自强不息的奋斗不息的精神;②为追求护理学科的进步而勤奋学习,刻苦钻研业务;③对保障人类健康有高度的社会责任感和爱护生命的纯朴情怀;④自知、自爱、正视自己在能力、品质、行为方面的弱点,力求不断自我完善。以人格的力量敬业,在奉献中提高自己的精神境界。

(二)文化、业务素质

业务素质受文化水平的制约。因此,良好的业务素质,必须有一个合理的知识结构来支持。

1.基础文化知识具备高中文化程度,掌握相应的数、理、化知识,是深入理解医学、护理学理论的必备条件。

2.人文、社会科学知识护理工作的对象是人,护士必须学会尊重人,理解人,进而才会真诚地关心人,体谅人。因而,护士要懂得爱,懂得美,懂社会道德规范,有与人交流思想的技能。所以学习心理学、伦理学、哲学、美学等人文、社会科学知识,对培养观察力、欣赏力、鉴别能力、思维和表达能力尤为重要。

3.医学、护理学理论中专护理专业所设置的解剖、生理等医学基础,内、外科学等临床医学,基础护理、专科护理等护理专业理论课程,是从事护理专业工作的理论基础。切实理解、掌握这些知识,是护士运用医学知识解决临床护理问题的重要理论依据。

(三)心理素质

健康心理,是健康行为的内在驱动力。护士良好的心理素质,表现在应以积极、有效的心理活动,平稳的、正常的心理状态去适应、满足事业对自己的要求。

1.有谋求事业成功的最大乐趣乐于为解除病人疾苦做出奉献的护士,才会有热爱生命、尊重病人的美德,以及强烈的求知欲去学习、钻研业务技术,探求护理规律,不断提高自己的工作能力和业务技术水平。

2.有正确的从业动机护理工作是高尚而平凡的职业劳动,要能不为名利所诱惑,不受世俗偏见所干扰,就必须不断调适自己的心理状态,端正从业动机,以服从事业的需要和社会的需要,使热爱护理工作的事业心更具有稳定性、专一性和持久性。

3.有坚强的意志护理服务对象的特殊性和职业生活的特殊性,都需要护士具有百折不挠的意志力、高度的自觉性、坚忍的耐受力,坚持正确的行为准则,严谨认真,正直无邪,以高尚的人格忠实地维护病人的利益。

4.有美好的情感 知识、技术、情感的综合应用是护理专业的特色之一。护士情感的核心是"爱",对生命的爱心和对事业的热爱而铸就的美好、细腻的情感,是对患者进行心理治疗的"良药",同时也是实施护理使命的心理基础。

5.要优化自己的性格反映了一个人的心理风格和行为习惯。待人热情诚恳,宽容豁达;工作一丝不苟,认真负责,有灵敏的思维,稳定的情绪,活泼开朗的个性,稳重冷静的处事态度,是护士的性格特色。优化自己的性格,不仅能给病人以温馨和信任,且能产生良好的护理效应。

(四)技能素质

娴熟的技术,是做好护理工作,满足病人需要的重要条件。基础护理学所教的护理技术,都是护士应该掌握的基本功。而娴熟的技术应是深刻理解技术操作的原理、目的、操作正规,手法熟练、准确,才不至于增加病人痛苦。

1.要有应急能力在患者病情剧变的情况下,护士应有细致入微的观察力,分析、判断能力,熟练的技能技巧,沉着果断地进行救护。练就急救技术,是护士技能的重要组成部分,是使病人化险为夷的重要保证。

2.要有获取、交流信息的能力护士时时在与工作信息、知识信息打交道,必须学会观察、阅读、检索、记录等搜集、提取、存贮信息的方法;并能以口述、文字表达等方式交流信息。以便不断提高知识水平和工作能力。

3.要有协调、管理能力护理工作涉及面广,繁杂多样,继承性、服务性强,因此,学会周密计划,疏通协调的工作方法,是保证工作质量,提高工作效率的保障。

三、培养优良素质的方法与途径

护理是健康所系,性命相托的事业,合格护士应将培养自身的优良素质,作为执着追求的目标加以认真地实践。

1.努力学习辩证唯物主义的科学思维方法,联系实际不断改造世界观。

2.树立正确的人生观、价值观、以人民利益为坐标,自觉地进行自我心理、行为调适,坚持"清清白白做人,老老实实做事"的人生原则。

3.孜孜不倦学习,以强烈的求知欲,摄取知识营养,不断提高自己的知识品位。

当我们"把有限的生命投入到无限的为人民服务中去",以自己的勤奋和才智为人类身心健康奋斗时,我们的高素质目标就一定能实现。

第二节　护理职业道德与护士行为规范

护理职业道德是护理社会价值和护士理想价值的具体体现,它与护士的职业劳动紧密结合。形成高尚的护理职业风范,对指导护理专业的道德发展方向,调节护患关系,促进医疗卫生战线的精神文明建设,造福于人民的健康事业具有深远的意义。

一、职业道德的基本概念

道德是一种社会意识形态,是以善恶为评价标准,通过舆论、传统习惯和内心信念来维系、调整人们的行为规范的总和。

所谓职业道德,是指人们在从事正当职业、履行职责的过程中,应当遵守的行为准则。职业道德是共产主义道德和一般社会道德在职业生活中的具体体现。

护理职业道德,是在一般社会道德基础上,根据护理专业的性质、任务,以及护理岗位对人类健康所承担的社会义务和责任,对护理工作者提出的护理职业道德标准和护士行为规范。是护士用于指导自己言行,调整护士与病人,护士与集体,护士与社会之间关系;判断自己和他人在医疗、护理、预防保健、护理管理、护理科研等实践过程中行为是非、善恶、荣辱和褒贬的标准。

二、护理职业道德的基本内容

1.对护理职业价值的正确认识 这是对道德理论的认知,形成道德观念的基础,也是理解和掌握道德规范的前提。

2.职业道德情感以纯洁、诚挚的情怀爱护生命,处理职业关系,评价职业行为的善恶、是非。

3.职业道德意志在履行道德义务过程中,自觉克服困难,有排除障碍的毅力和能力。

4.职业道德信念有发自内心的履行"救死扶伤,实行革命人道主义"的真诚信念和道德责任感。

5.良好的职业行为和习惯

三、护士职业行为规范

1.热爱本职、忠于职守、对工作极端负责,对患者极端热忱。

2.满足病人生理、心理、安全、求和、爱美的需要,使之处于最佳心理状态。

3.尊重病人权利,平等待人,做病人利益的忠实维护者。

4.审慎守密,不泄露医疗秘密和病人的隐私。

5.求实进取,对技术精益求精。

6.对同事以诚相待,互敬互让,通力合作。

7.举止端庄,文明礼貌,遵纪守章,助人为乐。

8.廉洁奉公,不接受病人馈赠,不言过其实,不弄虚作假。

9.爱护公物,勤俭节约。

10.以奉献为本,自尊自爱,自信自强。

第三节　护患交往艺术

交往,是护士社会活动和职业活动的基本形式。只有通过成功的交往,才能实现工作目标,学习知识和技能,接受社会文化的熏陶,逐渐形成与社会、职业要求相适应的行为方式,促进事业成功,获得身心发展。

一、交往的含义

交往是人与人之间交流思想、观点或感情求得互相作用、互相影响的方式和过程。

二、护患交往的基本模式与条件

语言(文字)非语言 编制信息 理解信息护士(主动者、信息发出者)→ 患者(受动者、信息接受者)→ 反馈。

从交往模式可见,交往是一个双方的、积极的、持续的、互相作用的方式和过程。形成交往的条件:①主动者要有目的、准确地编制信息,并选择恰当的信息传递方式;受动者要在理解信息的基础上作及时反馈。②必须正确有效地把握交往的手段和交往途径。人们是运用感觉来交往的。听声音,听说话,看动作,看表情,(视觉)还可以通过触觉、味觉来交往,所以,感官是传递和反馈信息的通道;而文字、语言、声音、表情、动作、姿态等是信息载体。准确、灵活地运用信息载体和传递信息的通道,才能提高交往效应。

三、护患成功交往的原则

1.了解、把握语言环境,是成功交往的关键环节,语言环境的构成,一是主观因素,它包括使用语言者的身份、思想、职业修养、性格、心情、处境;二是受语言的时间、地点、场合、对象等客观因素的制约。了解这些主、客观因素,是成功交往的基本要素。

2.了解护士角色在交往中的地位作用护士要在与病人的交往中去履行"保护生命,减轻痛苦,增进健康"的社会责任。为此,护士在护患交往中处于主动者地位,应起主导者作用,才能通过交往创造出相应的护理社会价值。

3.了解交往对象护患交往效应受患者身份、文化、职业、思想、性格、心情、处境等因素的影响。护士应根据患者知识水平、理解能力、性格特征、心情处境以及不同时间、场合的具体情况,选择患者易于接受的语言形式和内容进行交流沟通。

4.善于综合运用语言和非语言交流技巧俗话说"良言一句三冬暖,恶语伤人六月寒",充分说明了语言艺术的魅力和作用。如以高雅脱俗的言谈、诚挚温馨的笑容、亲切谦逊的态度、庄重稳健的举止相结合,构成护理语言、非语言交流系统,就不仅是对病人进行心理护理的重要方法,而且是护理艺术和护理道德的本质体现。

四、语言与非语言交流技能

(一)护士语言交流策略

1.运用得体的称呼语称呼语是护患交往的起点。称呼得体,会给病人以良好的第一印象,为以后的交往打下互相尊重、互相信任的基础。护士称呼病人的原则是:①要根据病人身份、职业、年龄等具体情况因人而异,力求确当。②避免直呼其名,尤其是初次见面呼名唤姓不礼貌。③不可用床号取代称谓。④与病人谈及其配偶或家属时,适当用敬称如"您夫人"、"您母亲",以示尊重。

2.巧避讳语对不便直说的话题或内容用委婉方式表达,如耳聋或腿跛,可代之以"重听","腿脚不方便";患者死亡,用病故、逝世、以示对死者的尊重。

3.善用职业性口语职业性口语包括:①礼貌性语言。在护患交往中要时时处处注意尊重病人的人格,不伤害病人的自尊心,回答病人询问时语言要同情、关切、热诚、有礼,避免冷漠粗俗。②保护性语言。防止因语言不当引起不良的心理刺激,对不良预后不直接向病人透露,对病人的隐私要注意语言的保密性。③治疗性语言。如用开导性语言解除病人的顾虑;某些诊断、检查的异常结果,以及对不治之症者的治疗,均应用保护性语言。

4.注意口语的科学性通俗化科学性表现在不说空话、假话,不模棱两可,不装腔作势,

5

能言准意达,自然坦诚地与病人交谈。同时注意不生搬医学术语,要通俗易懂。

(二)运用非语言交流技巧

非语言又称体态语言,它与语言构成交往的两大途径。体态语言常能表达语言所无法表达的意思,且能充分体现护理工作者的风度、气度,有助于提高沟通效果,增进和谐的护患关系。非语言交流的技巧有:

1.手势 以手势配合口语,以提高表现力和感应性,是护理工作中常用的。如病人高热时,在询问病情的同时,用手触摸患者前额更能体现关注、亲切的情感。当患者在病室大声喧哗时,护士做食指压唇的手势凝视对方,要比以口语批评喧闹者更为奏效。

2.面部表情 据研究发现,交往中一个信息的表达=7%的语言+38%的声音+55%的面部表情。可见,面部表情在非语言交往中的重要作用。常用的、最有用的面部表情首先是微笑。护士常常面带欣然、坦诚的微笑,对病人极富有感染力。病人焦虑时,护士面带微笑与其交谈,本身就是"安慰剂";病人恐惧不安时,护士镇定、从容不迫的笑脸,能给病人以镇静和安全感。其次是眼神,恰当地运用眼神,能调节护患双方的心理距离,如在巡视病房时,尽管不可能每个床位都走到,但以眼神环顾每位病人,能使之感到自己没有被冷落;当病人向你诉说时,不应左顾右盼,而应凝神聆听,患者才能意识到自己被重视、被尊重。

3.体态、位置 工作中体态、位置是否恰当,反映护士的职业修养和护理效应。如当病人痛苦呻吟时,护士主动靠近病人站立,且微微欠身与其对话,适当抚摸其躯体或为其擦去泪水,会给病人以体恤、宽慰的感受。站立时应双腿挺直,双臂在躯体两侧自然下垂,收腹挺胸,不依墙而立。坐姿应上身自然挺直,两腿一前一后,屈膝,平行或交叉,能显示高雅、文静。行走步履轻盈,步幅均匀,抬头挺胸,自然摆臂,步态轻、稳、快,能体现庄重、有效率。总之,优美、朴实、大方的仪态是自然美的体现,也是护理价值的体现

(陈 晴 颜伟伟 何宜臻 潘汉沛)

第二章　护理制度

第一节　护理核心制度

一、护理交接班制度

交接班制度是保证临床医疗护理工作连续进行的重要措施。

1、值班人员必须坚守岗位,履行职责,保证各项护理工作准确及时地进行。

2、每班必须按时交接班,接班者提前15分钟到科室,清点物品及废品。阅读交班报告及危重病人的护理记录,在接班者未明确交班内容前,交班者不得离开岗位。

3、值班者必须在交班前完成本班各项工作,写好交接班报告及各项护理记录,整理好物品。遇到特殊情况,必须详细交班,并与接班者共同做好工作后方可离去。日班要为夜班做好物品准备,如敷料、试管、标本瓶、注射器、常备器械、被服等。

4、接班者如发现病情、治疗、器械物品交代不清,应立即查问。接班时如发现问题,应由交班者负责。接班后如因交接不清,发生差错事故或物品遗失,应由接班者负责。

5、交班报告应由主班护士书写,要求字迹整齐、清晰、简明扼要、有连贯性,运用医学术语。

6、交接班方式和要求

(1)集体交接班:①晨会交班:由护士长主持,全体人员应严肃认真地听取夜班交班。②床边交接:由护士长、夜班护士、责任护士、辅助护士参加,每日二次,即大夜与白班,白班与小夜。③小交班:指中午交接,小夜与大夜交接。

早晨集体交接班时,应严肃认真地听取夜班报告,要求做到交班本上写清,口头讲清,病人床头交接清。

(2)日班、小夜班、大夜班、下班前均应互相进行口头及书面交接班,凡重症病人,还必须床头交接交班者交清、写清,接班者听清、看清、问清。

7、交班内容

(1)住院病人总人数,出入院、转科、转院、分娩、手术、死亡人数,以及新入院病人,重危病人,抢救病人,大手术前后或有特殊处置病人的病情变化及病人思想情绪波动的情况。

(2)医嘱执行情况,重症护理记录,各种检查标本采集及各种处置完成情况,对未完成的工作,也应向接班者交代清楚。

(3)常备贵重、毒、麻、精神药品及抢救物品、器械、仪器等的数量,抢救器械与仪器的性能等。

(4)交接班者共同巡视检查病房,是否达到清洁、整齐、安静、舒适的要求及各项工作落实情况。

(5)床边交班者要交代病情,输液及滴速,有无渗漏;特殊治疗情况,查看全身皮肤,有无发红、褥疮、烫伤等变化;床铺是否整洁、干燥;各种导管是否脱出阻塞和病人思想情绪(不在病人前交)。

二、查对制度

查对制度是保证病人安全,防止差错事故的一项重要措施。因此,护士在工作中必须具备严格认真的态度,思想集中,业务熟练,严格执行三查七对制度。以保证病人的安全和护理工作的正常进行。

(一)医嘱查对制度

(1)转抄和处理医嘱应做到班班查对。

(2)转抄和处理医嘱者、查对者,均须签全名

(3)临时医嘱要记录执行时间,并签名,对有疑问的医嘱,查清后方可执行。

(4)抢救病人时,医师下达的口头医嘱,执行者须复诵一遍,经核实无误,方可执行。用过的安瓿,必须经另一个核对后方可弃去。

(5)每周总查对医嘱一次。

(二)服药、注射、处置查对制度

(1)服药、注射、处置前须严格执行三查七对制度。三查:操作前查、操作中查、操作后查。七对:对床号、姓名、药名、剂量、浓度、时间和用法。

(2)备药前要检查药品质量,注意水剂片剂有无变质,针剂有无裂痕,有否过期,如不符合要求或标签不清者,不得使用。

(3)摆药后必须经第二人核对方可执行。

(4)易致过敏的药物,给药前应询问有无过敏史。使用毒、麻、精神药物时,要经过反复核对,用后保留安瓿。用多种药物时要注意无配伍禁忌。

(5)发药或注射时,病人如提出疑问,应即时查清,方可执行。

(三)输血查对制度

(1)查血袋上采血日期,血液有无凝血块或溶血,并查血袋有无裂痕破漏。

(2)查对输血单与血袋上标签的供血者的姓名、血型、血袋号及血量是否相符。

(3)查对病人床号、姓名、住院号、血型及用血量。

(4)与受血者的交叉配血有无凝集。交叉配血报告必须两人核对无误后(两人全签名)方可执行。

(5)输血完毕,应保留血袋12小时,以便必要时检验。

(四)饮食查对制度

(1)每日处理和查对医嘱后,按饮食单核对病人床前饮食卡,查对姓名、床号以及饮食种类。

(2)发饮食前,查对饮食单与饮食种类是否相符。

(3)开饭时,在病人床前再查对一次。

(五)手术查对制度

(1)接收病人时,应查对病人床号、姓名、性别、年龄、诊断、手术名称及部位(左或右)。术前用药、药物过敏实验结果等。

(2)已备血病人,查配血报告。

(3)查无菌包灭菌标志,以及手术器械是否齐全。

(4)凡体腔或深部组织手术,在缝合前核对纱巾垫、纱布、缝针、器械的数目,是否与术前相符。

(5)手术取下标本,应由巡回护士与手术者核对后填写病理检验单送检。

(六)供应室查对制度

(1)准备器械包时,要查对品名、数量质量及清洁度。

(2)发放各类无菌时,要查对名称、消毒有效日期及灭菌标志。

(3)收回器械包时,查对数量、质量及清洁处理情况。

三、分级护理制度

住院患者由医师根据病情决定护理等级并下达医嘱,分为特别护理及一、二、三级护理四种。护理人员要在患者床头牌内加放护理等级(按省卫生厅《医疗护理文书规范》要求)标识。

1、特别护理

病情依据:

(1)病情危重、随时需要抢救和监护的患者。

(2)病情复杂的大手术或新开展的大手术,如脏器移植等。

(3)各种严重外伤,如大面积烧伤等。

护理要求:

设专人24小时护理,严密观察病情,备齐急救药品、器材,随时准备抢救。

(2)制定护理计划,设危重护理记录单。根据病情随时严密观察患者的生命体征变化,并准确记录出入量。

(3)认真、细致地做好各项基础护理,严防并发症,确保患者安全。

3、一级护理

病情依据:

(1)重病、病危、各种大手术后及需要绝对卧床休息、生活不能自理者;

(2)各种内出血或外伤、高烧、昏迷、肝肾功能衰竭、休克及极度衰弱者;

(3)瘫痪、惊厥、子痫、早产婴、癌症治疗期。

护理要求:

(1)绝对卧床休息,解决生活的各种需要。

(2)注意思想情绪上的变化,做好思想工作,给予周密细致的护理。

(3)严密观察病情,每15~30分钟巡视一次,定时测量体温、脉搏、呼吸、血压,根据病情制定护理计划,观察用药后的反应及效果,做好各项护理记录。

(4)加强基础护理,定时做好口腔、皮肤的护理,防止发生并发症。

(5)加强营养,鼓励患者进食,保持室内清洁整齐、空气新鲜,防止交叉感染。

3、二级护理

(1)、病情依据:

(1)病重期急性症状消失,特殊复杂手术及大手术后病情稳定,及骨牵引、卧石膏床,仍需卧床休息,生活不能自理者。

(2)年老体弱或慢性病不宜过多活动者。

(3)一般手术后或轻型先兆癫痫等。

护理要求:

(1)卧床休息,根据患者情况,可在床上做轻度活动。

(2)注意观察病情变化,进行特殊治疗和用药后的反应及效果,每1~2小时巡视1次。

(3)做好基础护理,协助翻身,加强口腔、皮肤护理,防止发生并发症。

(4)给予生活上必要的照顾。如洗脸、擦身、送饭、递送便器等。

4、三级护理

病情依据:

(1)轻症、一般慢性病、手术前检查准备阶段、正常产妇等。

(2)各种疾病术后恢复期或即将出院的患者。

(3)可以下床活动,生活可以自理。

护理要求:

(1)可以下床活动,生活可以自理。

(2)每日测量体温、脉搏、呼吸两次,掌握患者的生活、思想情况。

(3)督促患者遵守院规,保证休息,注意饮食,每日巡视两次。

(4)对产妇进行妇幼卫生保健咨询指导。

(5)进行卫生科学普及宣教工作,提高患者自我保健水平。

四、危重病人护理质量管理制度 危重病人抢救工作制度

1、对于特殊护理或一级护理的病人,护理工作要责任到人。

2、及时、清晰、准确地做好每位危重病人的护理记录并有责任护士签名。

3、随时床旁巡视,观察患者病情。发现病情变化应及时通知医生并给予相应处理。

4、危重、躁动患者的病床应有床档防护。

5、严格执行查对制度和抢救工作制度,采取积极有效的防范措施,防止差错事故的发生。

6、保持患者全身清洁无异味,无血、痰、便、胶布痕迹,保证患者卧位舒适。

7、保证患者床单位整洁,及时为患者更换被服。

8、掌握患者的病情和治疗护理方案,包括患者的姓名、年龄、诊断、手术时间、手术名

称、治疗用药、饮食、护理要点、重要的化验值、心理状况等。

9、保证各种管道畅通并妥善固定,避免坠床、外伤、烫伤等情况发生,严格执行病人意外登记、上报、记录制度。

10、采取相应的措施,保证患者的医疗护理安全,避免坠床、外伤、烫伤等情况发生,严格执行病人意外登记、上报、记录制度。

11、熟悉掌握急救仪器的使用并了解其使用目的及报警的排除,仪器报警时能及时判断处理。

12、患者发生紧急情况时,护士应沉着、熟练地应用紧急状况下的应急预案。

13、做各种操作前后要注意洗手,患者使用的仪器及物品要专人专用,采取有效的消毒隔离措施,预防医源性感染。

五、抢救工作制度

抢救工作是否迅速、及时、有效和衡量医院业务技术水平和管理水平的重要标志,是护理工作中的一项重要的任务。

1、参加抢救的医护人员应有高度责任感,对重大抢救需根据病情提出方案,并由科主任、护士长立即呈报院领导。凡涉及法律纠纷,要报告有关部门。

2、抢救器材及药品必须力求齐全完备。要定人保管、定位放置、定量贮存,用后随时补充。值班人员必须熟练掌握各种器械、仪器性能及使用方法。抢救物品一般不外借。以保证应急使用。各种急救药品和器材除定量、定位放置外,要经常检查维修,使其处于备用状态。

3、严格执行抢救制度

(1)参加抢救人员必须全力以赴、明确分工、紧密配合、听从指挥、坚守岗位,严格执行各项规章制度。医生未到以前,护理人员应根据病情及时给氧、吸痰、测量血压、建立静脉通道,进行人工呼吸和胸外心脏按压、配血、止血等。并提供诊断依据。

(2)严密观察病情,记录要及时详细,用药处置要准确,对危重病人应就地抢救,待病情稳定后方可搬动。

(3)日夜应有专人留守,严格执行交接班制度和查对制度,对病情变化、抢救经过、各种用药等要详细交接及记录,所有药品和空安瓿,须经两人核对后方可弃去。在抢救患者过程中,正确执行医嘱。在执行口头医嘱时,必须复述一遍,两人核对后方可执行;保留安瓿,核对无误后弃去。抢救结束6小时内据实补写医嘱并签名。

4、密切观察病情变化,保持呼吸道和各种管道通畅,准确及时做好抢救记录,记录时间精确到分。

5、特别护理患者需做辅助检查时,必须有医护人员陪同。

6、认真做好患者的各项基础护理及生活护理。烦躁、昏迷及神志不清者,加床档和采取保护性约束,确保患者安全。

7、做好抢救后的清理、消毒、补充、物归原处及家属安抚工作。

8、抢救结束,医护人员及时书写抢救记录和小结,总结经验,促进工作。

第二节 护理行政管理制度

一、医德医风教育制度

1、定期在全院范围内开展医德医风教育,通过讲座、参观、影视资料观摩等形式,弘扬正气,倡导先进,努力塑造医务员工健康向上的职业风范。

2、把《枣庄市医院工作人员语言行为服务规范》等文件和材料,作为对广大医务人员进行医德教育的基本教材,定期组织学习,各科室组织实施。

3、把医德医风工作纳入日常考核以及年终评先之中,定期检查,有奖有罚,制定有关医德医风的奖惩规定。

4、利用职工大会、院周会、晨会等对职工进行医德医风教育,利用典型事例,教育职工发扬成绩,纠正缺点。

5、每年定期在新职工上岗前开展新职工岗前培训,把对新职工进行医德医风教育作为提高职工队伍整体素质的基础性工作。

6、各科室和部门可结合自身实际,定期开展医德医风教育。

三、护理部工作制度

1、根据院工作计划,结合临床医疗和护理工作实际,定期拟定医院护理工作计划,经院长批准后,具体组织实施。

2、经常督促检查工作制度和护理技术操作常规及护理人员工作职责的贯彻执行,提高基础护理、危重病人的护理和整体护理质量。

3、合理计划和调配使用护理人员,做到护理任务和力量的基本平衡,加强对护士长工作的具体指导,充分发挥护士长的作用。组织护士长查房和各科之间定期交叉检查和不定期抽查。

4、负责全院护理人员的业务培训提高。开展业务知识的学习和操作技术的训练,统一常规技术的操作规程和定期考核。开展业余教育和举办短期学习班。加强护理工作的技术管理,开展护理工作的科研和技术革新活动。不断提高护理技术水平。

5、做好病房管理,达到环境整洁,安静、舒适安全、工作有序的要求。对患者进行住院指导和生活管理,搞好基础护理,合理控制陪护,积极创造条件,搞好病房设置规范化。

6、定期对各科(病房)常备药品、器械物品的领取、保管和使用情况进行检查。

7、了解或参加各科开展的新业务、新技术及危重患者的抢救。

8、经常深入科室了解实际情况,督促检查各项工作的落实,杜绝护理差错事故,减少护理差错的发生,分析护理工作质量,发现问题及时解决,并做好记录。定期向院长汇报工作,提出改进工作措施。

9、掌握全院护理人员的工作学习、思想情况,做好思想政治工作,关心护士生活。

10、建立本部门大事记。

四、护理人员会议制度

1、护士长会议：护理部总护士长定期召开护士长会议，每月召开一次工作讨论会，小结上个月工作，提出下个月的工作重点。特殊情况下，可临时召开会议。

2、全体护士会议：定期召开全院护士大会，每半年召开 1–2 次，由分管领导或护理部总护士长主持，请院领导参加，进行半年或全年工作总结，弘扬成绩，指出存在的问题，布置今后的护理工作任务和要求。

3、护理晨会：各科室护士长每天组织晨会，由护士长主持，夜班护士汇报前一天的护理工作情况，护士长传达上级会议精神，总结和安排护理工作，进行护理业务及教学提问等时间 不超过半小时。

4、各科护士会议：每月一次，由护士长或副护士长主持，传达 上级会议精神，总结上月护理工作，公布量化、评比情况，交流工作经验，提出存在的问题，讨论解决办法，布置当月工作任务。

5、建立各会记录本，将会议主要内容及时做好记录。

五、护理质量管理委员会工作制度

1、护理质量管理委员会，在主管副院长指导下，由总护士长具体牵头并独立行使护理质量管理职责，全院护理人员参与和开展的日常工作，兼容质量管理与日常工作为一体的常设机构。

2、负责草拟、制定、修改和完善医院护理质量管理方案；负责检查落实护理质量管理的执行情况，按规定时间进行护理质量大检查和评比。

3、开展全院护理质量教育，努力提高护理人员的质量意识，树立"以病人为中心"的服务理念，加强各护理单元的规范化管理。

4、定期组织护理人员业务讲座、查房专题讨论，以及护理技能的培训、考试、考核。

5、认真调查研究，做好护理操作的质量分析，发现质量上存在的问题和隐患要及时处理并采取改进措施。

六、护理质量管理制度

护理质量是医院护理工作的集中表现，是衡量护理人员业务技术水平和护理管理水平的重要标志，护理质量的好坏直接影响到医疗质量和病人的安危。为了更好提高护理人员的工作责任心，全面提高全院护理质量，充分体现以"病人为中心，以质量为核心"的指导思想，特制定护理质量管理制度。

1、成立由分管院长、护理部总护士长、护士长组成的护理质量管理委员会，负责全面督导、检查。

2、负责制定各项质量检查标准，定期组织检查，发现问题及时反馈。

3、护理部及时召开质控会议，总结质量检查中存在的问题，分析原因，提出改进措施并反馈到全体护士。

4、实行护理部、护士长二级质量管理,护理部每月组织检查、每季全面检查,并有记录。

5、将质量检查结果及时反馈给当事人及科室,护理部全面总结后,以医院信息和护理质量改进回复书的形式反馈给相应科室。

6、科室根据存在问题和反馈意见进行改进,并以质量改进回复书的形式汇报护理部,以达到持续改进的目的。

7、护理工作质量检查结果作为科室进一步质量改进的参考及护士长管理考核重点。

8、加强护理信息管理,完善统一各项护理记录本,建立各种护理质量管理档案。

9、护理部专人负责护理质量考核资料管理,定期将考评结果报院务会,并根据考核成绩与科室奖金和量化科室挂钩。

七、护理人员工作考评制度

1、护理部按《护理人员考评标准》每季度一次对护士长及各级护理人员的工作品德进行考评,考评方法:先自评,再由考试考评小组总评,按百分制计分,再由护理部过目后登入汇总表,以进一步督促护理人员的工作自觉性和主动性,分值作为年终考评参考。

2、每年终按优职、称职、基本称职、不称职对各级护理人员综合评定,作为骨干培养晋升的依据。

附:护理质量管理目标:

(1)、护理技术操作合格率:≥95%

(2)、基础护理合格率:≥95%

(3)、特护、一级护理合格率:≥95%

(4)、护理表格书写合格率:≥95%

(5)、规章制度管理:≥95%

(6)、急救物品完好率:100%

(7)、消毒器械消毒灭菌合格率:100%

(8)、褥疮、红臀发生率:0

(9)、每百张床单护理严重差错发生次数:≤0.5

(10)、年护理事故发生次数:0

(11)、服务态度满意率:≥90%

(12)、整体护理病房工作质量评价标准:

①病房床位数与岗位护士数之比:≥1:0.4

②护士的职责和分工科学合理,非护理工作不能占用护士人力

③病人基础护理合格率达到95%

④护士应用护理程序护理病人,其工作应达到:

a:入(住)院评估与病人状况符合率≥90%

b:护理问题(诊断)符合率≥90%

c:护理措施符合率≥95%,实施率达100%,并进行效果评估

d：护理宣教计划覆盖率≥95%

e：护理文书书写与实际护理过程相符(上述各指标应从病人和病历双方面对照检查)

⑤病人对护理工作满意率≥95%

八、护士长夜间查房制度

夜查房：由全院护士长轮流参加。

1、护士长夜间值班时，行使护理部工作职权，负责检查指导全院护理工作。

2、值班者要履行职责，严肃认真，不漏岗，做到每夜有重点检查内容。

3、查房内容：了解各病房的工作量、重病人护理、陪护管理、环境管理、抢救物品的准备、值班护士掌握病情的程序和工作态度。

4、发现大问题逐条记录，次日向护理部汇报，必要时应及时纠正。遇到技术上的困难应及时指导，对病房共有的问题，提交护理部在护士长会议上讨论解决。

5、查房形式：凡参加夜间查房者，都必须按表格要求逐项填写，严格按检查项目进行检查。如发现问题则详细记录在有关栏目内，并按检查标准给予打分，次日将护士长夜间查岗记录本上交护理部。同时责成值班护士向所属病区护士长汇报，次日晨在交班时向全科人员传达检查情况，对所存在问题采取必要措施及时改正。

九、午夜、节假日护理质量督导制度

1、执行护士长夜查房制度。

2、由护理部主任、护士长组成督导组，对各科室进行不定期抽查。

3、加强中午班、大小夜班及节假日的督导力度，保证护理安全。

4、重点科室如急诊科、手术室、ICU等高风险科室要重点检查。

5、根据科室特点检查：人员在岗情况，抢救时药品、物品、器材的配备，抢救程序及措施落实，基础护理及服务质量的到位情况等。

6、督导过程中发现的问题要及时反馈，并以质量改进建议书的形式反馈到本科护士长，限期改正，达到持续改进的目的。

十、护理人员准入制度

1、从事临床护理工作的人员，必须遵守《中华人民共和国护士管理办法》。

2、护理人员必须持有效护士执业注册证上岗。

3、护理人员必须按规定注册，不得中断注册，每年继续医学教育学分不得低于25分(其中I类学分不少于5分)。

4、凡无注册证者，不允许从事临床护理工作。

十一、急诊科及ICU护理人员准入及培训制度

(一)准入制度

1、具有中专以上正规护理专业毕业，取得护士执业证的护理人员。

2、热爱护理工作,能吃苦耐劳,爱岗敬业,具有良好职业道德和职业素质。

3、有三到五年以上的临床护理工作经验,在临床科室中理论业务知识及技术操作优秀者可确定为急诊科及 ICU 固定护士。

4、身体健康,仪表端正。

5、具有较扎实的基础理论知识、急救技术和技能。

(二)培训制度

1、所有急诊科/ICU 护理人员需经急诊专科培训(市级),分批分期到上级医院急诊科/ICU 培训三个月。

2、定期参加省急诊医学质控中心的短期培训或专题学习班。

3、积极开展自学和考试督导学习,进一步熟练掌握基本理论知识、急救技术和技能;具体要求:①熟悉解剖学、生理学、病理生理学、生物化学、临床药理学、微生物学、免疫学、急诊医学和预防医学等基本理论。②经常阅读专业期刊,了解本专业的国内外现状和进展以及临床情况。③掌握心肺复苏术、昏迷、各种休克的抢救以及各种急症创伤的处理原则等。④熟练使用洗胃机、呼吸机、心电监护仪等。

十二、护理人员紧急替代制度

1、因工作繁忙而人员紧缺时,护士长在本科内进行调配,及时替代。

2、若本科内不能解决,由护士长汇报护理部进行全院调配,及时替代。

3、所调人员应具备一定的工作能力。并完成替代科室的各项工作任务,保证护理质量。

4、在夜间或节假日值班时,值班人员因特殊原因不能继续工作,或遇有疑难操作不能完成时,要立即向护士长或护理部汇报,及时顶替完成工作任务。

十三、护理人员请假制度

1、护理人员因不病不能正常上班,需问护士长请假(三天以内),超过三天需问分管院长请假,并开具病假证明。

2、护理人员需休公休假,探亲假时,需提前问护士长请假,并办理相应手续。

3、护理人员上班时间需离开工作岗位,需问护士长请假,告之去向并登记外出时间。

4、护理人员外出开会、学习需提前问护士长请假,并告之会议时间或行程。

5、护士长外出及休假,需问科主任及护理部和分管院长请假并做好登记。

十四、护理人员奖惩制度

(一)、奖励制度:1、助人为乐,在社会上受到好评,为医院赢得荣誉。2、见义勇为,为保护医院财产、病区安全及患者安全做出贡献。3、服务态度好,经常受到患者、家属、周围同志及领导好评。4、及时发现问题,有效地杜绝差错、事故、护理并发症及护理纠纷的发生。5、认真带教,同学普遍反映好的。6、带病坚持工作,主动加班加点,积极想办法为患者解决实际困难。7、全年全勤,全年上夜班多于 120 天。8、每年在正式期刊、报纸上发表专业文章,积极参与科研、著书成绩显著。9、为医院或科室发展提出合理化建议,并采纳后产生一定效果的。10、在市级以上单位活动中,团队精神好,为医院赢得荣誉者。凡符合以上内容之一者,均可酌情分别给予口头、通报表扬或奖金奖励等。

(二)、惩戒制度(分为劝导、警告、停职、免职处罚):1、有下列情况之一者给予劝导批评。(1)上班浓妆艳抹、佩戴醒目首饰。(2)违反护士仪表规范。(3)在病房中扎堆聊天、大声说笑;工作时间干私活、看小说、睡觉;长时间打私人电话、聊天;迟到、早退、无故不按时交接班;上班使用电脑玩游戏。(4)穿工作服到院外、食堂、会议室。(5)对意外事故或重大事件未及时报告。(6)在医院内喧吵或辱骂,干扰医院正常秩序。2、有下列情况之一者给予警告处分:(1)未经许可在工作时间内擅离职守。(2)散播错误的、恶意的信息或谣言。(3)未按请假规定无故缺勤。(4)违反公共道德或礼仪标准。(5)护理人员在进行护理操作过程中违反操作规程。(6)不服从调配。(7)不能完成正常工作任务。(8)临时送假条,致使护士长无法调班。(9)不虚心接受批评、检查、指导。(10)对上级交代的工作任务不按时完成。3、有下列情况之一者给予停职检查处分:(1)由于工作疏忽、责任心不强,发生护理差错、纠纷、护理并发症(缺陷)及发生上述情况后隐瞒不报。(2)在护理操作过程中违反操作规程,给病人带来痛苦,给医院造成不良影响者。4、有下列情况之一者给予免职处分:(1)伪造医疗护理记录且情节严重;或私自将病历记录内容的信息透露给他人,造成不良后果。(2)偷窃或有意毁损医院或他人的财物。(3)工作期间自行注射麻醉药物或非法倒卖毒、麻、限、剧药。(4)以任何方式殴打或伤害患者及他人。(5)护理工作中出现严重过失,给医院造成不良影响或重大经济损失。(6)拒绝主管及上级领导的指导或工作安排。(7)值班时脱岗造成严重后果者。(8)索要、接受患者或家属财、物,对医院声誉造成不良影响。5、说明:(1)停职指暂停1周以上,停职期间停发劳务费。(2)出现差错、事故而发生护理纠纷按医院规定给予处理绩效工资。

十五、新业务新技术准入管理制度

1、拟开展的新技术、新项目应符合国家的相关法律法规和各项规章制度。

2、拟开展的新项目应具有科学性、有效性、安全性、创新性和效益性。

3、拟开展的新技术、新业务必须资质证件齐全,并提供加盖本单位印章的复印件备查;使用资质证件不齐的医疗仪器开展新项目,一律拒绝进入。

4、拟开展的新项目使用资质证件齐全的药品,并提供加盖单位印章的复印件备查;使用资质证件不齐的药品开展新项目,一律不准进入。

十六、护理文件管理制度

1、各项护理文件书写要客观及时、准确、真实完整。

2、护理文件由病房护士长负责管理,护士长不在时,由办公室或值班护士负责管理。

3、病区护理文件摆放有序,病历中的各种表格均应排列整齐,不得撕毁、涂改或丢失,用后归还原处。

4、病人不得自行携带病历出科室,出院或死亡病历按规定顺序排列。

5、体温单、医嘱(长嘱、临时)、护理记录单(一般、危重)、手术护理记录单以及生命体征观察记录健康教育计划单等与医疗病志同时归档由病案室统一保存。

6、按《山东省医疗护理文书与规范》要求书写。

7、护士长应每周检查各种护理文书的书写质量1-2次，做好质控记录。

十七、护理制度实施登记制度

1、护理规章制度具有法规性和强制性，是护理人员必须严格执行和遵守的规则。

2、护理规章制度的实施对维护护理工作正常秩序，确保护理任务的完成，提高护理质量具有重要的工作。

3、护理规章制度的制定必须遵循科学性、实用性，相对稳定性的原则。

4、护理人员要熟悉规章制度的内容和要求，这是贯彻落实规章制度的基础。

5、贯彻落实规章制度要严格要求，严格管理。

6、严格执行护理工作中的各项登记制度。建立并实施交接班登记、医嘱查对登6、危重病人上报登记、护理事故差错缺点上报登记制度、皮肤压伤登记报告制度、输血登记、病人转科登记、医疗废物登记、一次性使用医疗器械销毁登记、抢救仪器设备保养消毒灭菌登记、紫外线使用消毒登记、物体表面消毒登记、护理查房、会诊、病例讨论记录、修养员座谈记录、健康教育指导登记、新业务新技术准入登记等相关登记制度。

7、护理管理人员要加强监督检查规章制度的执行情况，发现问题，坚决予以纠正。

十八、差错事故管理制度

事故差错的分类及评定标准：

根据发生的原因分为两类：由于工作责任心不强而造成的为责任事故；由于设备条件或技术水平的限制而造成的为技术事故。根据其性质、后果的轻重不同分事故、严重差错、差错和缺点。

1、事故：凡在护理工作中，由于不负责任，不遵守规章制度和技术操作规程、作风粗暴或业务不熟悉，而给病人带来严重痛苦，造成残废或死亡等不良后果者。

事故等级分类：

(1)、一级事故：由于护理人员的过失，直接造成病人死亡者。

(2)、二级事故分类：造成病人残废，全部或部分丧失劳动能力者。

(3)三级事故：造成组织器官损伤并累及功能障碍；或因护理不当使病情加剧或一度恶化延长治疗日期，增加病人痛苦和负担者。

2、责任事故范围：

(1)护理人员工作不负责任，交接班不认真，观察病情不细致，擅自离开工作岗位，以致失去抢救机会或造成严重后果者。

(2)不严格执行查对制度而打错针、发错药、输错血等造成不良后果；由于不负责任，护理不周到，发生严重烫伤、跌伤以及三度褥疮者；昏迷躁动病人或无陪伴的小儿坠床，造成严重不良后果者。

(3)对疑难问题不会正确处理，但又不请示汇报，主观判断、盲目蛮干，造成不良后果者。

(4)因不认真执行消毒隔离制度,供应、使用的器械和敷料等物品不符合消毒要求,或不认真执行无菌操作规程,造成严重感染者。

(5)在助产工作中,由于不认真观察产程进展,或违反助产原则和操作规程,造成产妇、婴儿死亡或会阴三度撕裂伤者。

(6)手术中不严格执行清点制度,而将纱布、器械等物遗留在体内,造成不良后果者。

(7)不掌握医疗原则,滥用麻醉药品,造成严重后果者。

3、技术事故范围

凡在医疗工作中,尽最大努力,确因业务水平所限,发生治疗、护理等方面的原则性错误,造成不良后果者。

4、差错

凡在护理工作中,因责任心不强,粗枝大叶,不按规章制度办事或技术水平低等而发生差错,对病人产生直接或间接影响,延长治疗时间,影响治疗效果,增加病人痛苦,浪费国家财产,但无严重后果者为严重差错,无不良后果者为一般差错。

(1)错抄、漏抄医嘱而影响病人治疗者。

(2)错服、漏服、多服药、按给药时间延迟或提前给药超过2小时者。

(3)错做或漏做滴眼药、滴鼻药、冷药敷等临床治疗者

(4)误服、漏服、误发、漏发各种治疗饮食,对病情有一定影响者;手术病人应禁食而未禁食以致拖延治疗时间者。

(5)各种检查、手术、因漏做皮肤准备或皮肤划破多处,而影响手术及检查者。

(6)由于手术器械、敷料等准备不全,以致延误手术时间,但未造成不良不后者。

5、严重差错

(1)漏做药物过敏试验或做了过敏试验未即时观察结果又不再重做者;未做青霉素皮试而注入病人身体但未造成严重后果者

(2)因护理不当,未尽责任,而造成Ⅱ度灼伤或Ⅱ度褥疮,短期治疗难以治愈者。

(3)抢救病人或对患者有心功能不全、严重脱水、各型休克、肺炎等病人,未按医嘱要求进行静脉推注药物或补充液体,影响疗效或引起明显副作用;静脉输液中液体渗入皮下,造成局部组织感染坏死,经治愈者。

(4)因查对不仔细,误将带有霉菌液注入静脉,未发生严重后果者。

(5)护理昏迷、躁动、小儿等病人,因管理不严,或不符合正常约束要求等原因所致坠床、造成软组织挫伤,经治而无功能障碍者。凡精神病发生自杀、自伤、伤人等行为时,工作人员虽有不足之处,但后果不严重者。

(6)分娩时婴儿牌挂错或出院时婴儿调错,但被纠正者;或婴儿性别写错引起意见,或产下畸形婴儿(如无肛门婴儿)在24小时内未被发现。

(7)手术室不按规定清点手术器械、纱布等物品,将纱布、器械、棉片等遗留才创口或被检查器官中,经即时治疗和纠正后无严重后果者。

(8)因责任心不强,丢失重要标本,而贻误诊断,增加病员痛苦和经济负担,但未引起

严重后果者。

6、事故、差错、错点登记报告制度

(1)各科室建立事故、差错登记本,由本人及时登记发生事故、差错的经过、原因、后果、护士长及时组织讨论总结。

(2)发生差错事故后,要积极采取抢救措施,以减少和消除由于差错而造成的不良后果。

(3)发生事故或严重差错后,责任者应立即向护士长报告,护士长在二十四小时内口头或电话报告护理部,重大事故应立即报告护理部及科主任,责任者应在三天内提交有关事件的书面检查。

(4)发生事故或严重差错的有关各种记录、检验报告、造成事故的药品、器械均要妥善保管,不得擅自涂改或销毁,并保留病人的标本,以备鉴定,

(5)差错事故发生后,按其性质与清洁分别组织全科,或全院有关人员进行讨论,以提高认识,吸取教训,改进工作,并确定事故性质,提出处理意见。

(6)发生差错事故的科室和个人,如不按规定报告,有意隐瞒,事或给领导或他人发现时,按情节轻重给予处分。

(7)为了弄清事情真相。应注意倾听当事人的意见,讨论时吸收本人参加,允许个人发表意见,决定处分时,领导应进行思想工作,以达到教育的目的。

(8)护理部应定期组织护士长分析差错事故发生的原因,并提出防范措施。

十九、住院病历管理制度

1、由病房护士长负责医疗文件的管理,护士长不在时,由主班护士负责管理,各班人员均需按管理要求执行。

2、住院期间的医疗文件要求存放有序,病历中各种表格均应排列整齐,不得撕毁、涂改或丢失,病历用后必须归还原处。

3、病人不得自行携带病历出科室,外出会诊或转院时带病历摘要,或医务部批准后病人可复印规定的病历部分。

4、护士长必须定期检查体温单、护理记录单等的书写质量。

5、病人出院或死亡后,病历次序按规定排列,及时送病案室保管。

6、住院期间,出院后病历拟列

二十、护理教学管理制度

1、护理部从思想上重视临床护理教学工作,在护士长会议上反复强调医院的职责及临床护理教学的重要性,落实临床教学任务,制定实习生守则及临床护理带教老师的职责。

2、加强医院科学化、规范化管理,为学生创造良好和谐的学习环境。

3、加强临床教学工作的组织和领导,完善教学管理系统,实行护理部、护士长带教老师三级负责制。护理部有专人分管带教工作,各科室推选一名有较高学历、理论水平高、技术操作娴熟、责任心强有传授知识能力、具有护师以上职称或高年资护师作为带教老

师,保证带教老师的质和量。

4、护理部根据实习大纲要求,结合本院的具体情况,对实习科室做出合理安排。

5、明确实习科室临床教学管理任务:

(1)、根据实习大纲要求,积极做好科内准备工作,迎接实习生。

(2)、指定带教负责人及3-4名带教老师。

(3)、依据实习大纲要求,制订本科切实可行教学计划。

(4)、做好病区各项工作制度化、规范化、条理化、以规范化的作风影响并要求学生,杜绝差错事故发生。

(5)、全面培养学生理论联系实际的能力,观察分析判断处理问题的能力及善于与病人沟通的能力,要求各科最低每2周一次小讲课,定期进行教学查房,充分调动学生主观能动性。

(6)、培养学生热爱专业、乐于奉献的精神,严谨务实的工作态度,督促学生自觉遵守实习护生守则,严格进行基础知识、基本技能及专科知识的训练,能按护理程序对病人实施身心整体护理。

(7)、积极向病员及家属宣传配合教学工作,使他们认识到配合教学是参加培养人才的需要,有带教老师的指导,一切都会对病人负责的。

(8)、严格教学检查制度。护理部及科室(根据科室的实习时间)均应定期检查,抽考学生理论知识、工作能力、操作技能等,每一科实习结束均细致严格的出科考试(理论考试内容,各科室根据本科室特点自行规定),保证高质量完成计划。

(9)、实习结束时,护士长、带教老师应从思想品德、劳动纪律、工作能力、理论知识、操作技能等方面实事求是地对学生进行评价鉴定。

6、建立教学联系制。护理部定期召开带教老师实习生座谈会,掌握实习进度,了解实习生的思想动态及教师对实习生的反映并及时与学校交流意见,以便改进教学工作,提高带教质量。

二十一、各级护理人员培训制度

1、对新分配护士进行岗前教育,教育新同志爱院、爱护理专业,要求新同志基本掌握与护理工作有关的法律、法规及医院的规章制度;未定科前,条件许可的情况下各科轮转3月,(主要轮转内、外、妇、儿等科)尽快掌握基础护理常规、专科护理、生活护理及护理基本操作,工作一年后进行转正定级考核。

2、对转正后护士1-5年内,重点在临床护理工作能力的培养,提高正确书写护理交班记录、重危病情记录、口头接班表达能力。

3、护师:熟悉通晓掌握本专业理论知识,有时间争取参加论文交流或外出学习,并指导护生的带教工作。

4、主管护师:必须接受给护生上课及临床教学任务,指导病区临床工作,承担病区给护生的小讲课,帮助和指导护士、护师提高理论知识和临床操作技能。

5、各级护理人员按医院规定的要求均应参加一定时间的继续教育,所得的学分与晋升职称挂钩。

二十二、在职护士继续教育制度

(一)、继续教育内容

1、复习巩固护理基本理论、基本知识、基本技能。

2、专科的医学和护理学知识、技能。

3、护理专业理论及临床教学、护理管理、护理科研等综合内容。

(二)、继续教育的途径

1、病房有计划地组织讲课、查房和考核。

2、科内组织讲座和查房等。

3、院内外各种专业或相关专业的讲座、会议交流、学习班、研讨班等。

(三)、继续教育安排

1、试用期护士的继续教育

(1)目标:具有良好的护士形象和行为,能独立完成临床护理中小组护士的工作。

(2)重点:

①巩固专业思想,严格素质要求,加强护士素质培养。

②与临床实践相结合抓好"三基"训练。

③明确临床护理工作程序及责任护士工作职责。

④学习专科护理理论和技能。

⑤学习为患者做健康教育并实施整体护理。

(3)具体要求

①到医院报到时,接受护理部组织的入院教育和护士行为规范训练。

②护士长结合每一位护士的情况, 制定 1 年具体培训计划。,③以小组护士工作为主,适当安排治疗工作,熟练掌握基础护理的知识和技能。

④参加科内、院内的业务学习。

⑤护士长每月考核和抽查护理知识和技能。

⑥每季度考核各项基础护理操作,考试成绩需在 85 分以上。

2、护士阶段的继续教育

目标:能按要求独立完成科室各项护理工作,特别是专科护理的知识,逐渐达到护师水平。

毕业 2--3 年的护士:

(1)重点

①在熟练掌握基础知识和技能的基础上,进一步学习和熟练专科知识和技能(包括专科疾病知识、疾病护理要点、专科仪器使用、用药注意事项及常见不良反应等)。学习整体护理有关的理论和方法。

②学习健康教育的原则和方法,充实教育内容,提高教育能力。

(2)具体安排:

①积极参加科内、院内的业务学习,完成每年继续教育学分。侧重专科疾病的护理知识和技能,适当参与病房内小讨论和患者教育工作。

②护士长定期考核,侧重专科护理知识和技能。

毕业4--6年护士:

(1)重点:

①专科疾病护理知识和技能。

②学习和熟练抢救技术及相关知识。

③学习病房临床教学工作。

(2)具体安排

①参加科内、院内的业务学习,完成每年继续教育学分。侧重专科疾病的护理知识和技能,并参与病房授课和患者健康教育的组织和管理工作。

②参与病房护生和低年资护士的带教。以自身良好的专业形象和正确的护理行为影响其他护士。

③鼓励参加护理专业高等教育自学考试。

3、护师阶段的继续教育

(1)目标:承担专科危重患者的护理,能为患者提供整体护理。积极参与并组织病房内的抢救,成为病房的业务骨干并有意识地提高教育、管理及科研能力,逐步达到主管护师水平。

(2)重点

①危重病人护理中主要问题的研究。

②抢救知识和技能及组织抢救的能力。

③教学、管理、科研的综合能力。

(3)具体安排

①参加病房内、科内、院内的业务学习,完成每年继续教育学分。侧重专科、教学、管理等方面的内容。

②参加病房和科内护理科研设计及论文写作。

③参与病房带教,表现突出者可选拔为病房带教老师。

④鼓励参加护理专业高等教育自学考试,获得大专、本科及以上学历。

4、主管护师阶段的继续教育

(1)目标:具有护理专科、护理教学、护理管理的专项特长,承担病房或学校的教学工作。能够及时总结工作经验,开展护理科研,逐步达到副主任护师水平。

(2)具体安排

①侧重病房教学和管理工作。

②参加科内、院内的业务学习,完成每年继续教育学分。

③承担病房、学校等各种教学工作,并主持病室内患者教育工作。

④主持病房内的护理科研工作。

⑤每年至少有1篇文章或科研报告发表。

二十三、护理人员岗前培训管理制度

(一)、培训目标:

毕业后一年抓好"三基"(即:基本理论、基本知识、基本技能)与临床实践相结合。工作中要求了解各科工作职责与程序,熟练掌握基础护理操作技术,了解专科护理理论与技能。

(二)、具体要求:

安排各科室轮转。护士长要经常组织召开新护士座谈会,了解其工作情况有何困难,并对其工作进行评议,以求不断克服缺点,尽快成长。

1、新护士进院前,必须接受护理部组织的"进院教育"和"服务规范训练"。各科室由护士长做好环境、规章制度与各类工作职责的介绍。

2、护士长应结合每个护士制定出具体培训计划。

3、护士毕业后第一年为试用期,须加强临床护理实践,以临床护理工作为主,可适当安排白班,三个月后再参加夜班工作。

4、六个月内能独立完成护理病历的书写,每份由所在病室护士长评议考核,年终为总体考核的部分依据。

5、参加所在科室及护理部组织的各项业务学习。

6、新毕业的护士应不断加强自身素质修养(包括思想素质、业务素质和身体素质)。工作时,要仪表端庄,态度和蔼,工作认真,遵守劳动纪律,服从领导指挥,尊敬教学老师,勤奋好学,搞好团结。

7、年终时,由个人写好总结,所在单位给予考核并签署意见,经各科及护理部批准后方可转正,由院方正式录用。

二十四、护士轮转计划

护理部根据医院护理工作情况及护理人员层次制定出在职护士、毕业生、聘用护士轮转计划。

1、在职护士根据护理工作情况每年4月份进行一次科室轮转。

2、毕业生培训时间五年。每年10月份进行一次科室轮转。

3、聘用护士根据科室护理工作情况进行轮转。

二十五、护士轮转要求

1、护理部根据医院护理工作情况及护理人员层次,对在职护士、毕业生、聘用护士进行有计划的科室轮转。

2、科定应按护理部制定的计划认真贯彻落实,安排中职或高年资护师担任带教工作。

3、科室应严格要求,严格训练,搞好基础护理、专科理论、专科护理技术的培训,注意作风养成,培养提高护士分析、思考、解决问题的能力。

4、轮转护士要服从工作分配,遵守科室管理,严格要求自己,认真执行各项规章制度和技术操作常规。

5、轮转护士要认真履行岗位职责,工作认真负责,虚心求教,善钻好学,尽快提高自己的专科护理水平。

二十六、临床护理健康教育的基本内容

1、为患者及家属准确、恰当地提供相关的一般公共卫生知识,如传染病患者不要乱跑;呼吸系统疾病患者不要吸烟,以及宣传有关预防医院内感染的重要性。

2、帮助患者了解其疾病的病因,合理安排饮食、休息和睡眠,合理用药,掌握适当的活动量,如何配合某些特殊检查等。

3、指导患者及家属如何减少影响健康的种种因素及防止并发症的发生。如对一位将接受手术的患者,护理人员应在术前告诉患者及家属拟做哪些手术前的准备

工作,麻醉苏醒后会有什么感觉,应采取哪些措施减轻疼痛或不适,应注意哪些问题以防止手术后并发症的发生等。

4、心理卫生教育。

5、指导患者及家属住院期间及出院后的康复医疗知识以及预防疾病复发的有关知识。

以上内容,护理人员应根据患者在疾病不同阶段的需求进行指导,而不是局限于入院介绍或出院指导时进行。也就是说,对患者进行健康教育应贯穿于临床护理的全过程,在现代护理观的指导下,充分利用医院这种特殊环境有针对性地实施健康教育。

二十七、病房健康教育工作制度

1、个别指导:内容包括医院规章制度(如查房时间、探视制度、陪床制度、膳食制度、作息时间等)病室环境及设施使用,贵重物品的保管及安全注意事项,相关疾病知识宣教(相关检查、治疗、用药知识介绍指导,术前宣教、术后指导、出院患者健康指导等),一般卫生知识,如个人卫生、公共卫生、饮食卫生、常见病、多发病、季节性传染病的防治知识,简单的急救知识、妇幼卫生、婴儿保健、计划生育等。可在护理患者时,结合病情,家庭情况和生活条件作具体指导。

2、集体讲解:确定主题。门诊利用患者候诊时间,病房则根据工作情况与患者作息制度选定时间进行集体讲解,还可结合示范,配合幻灯、模型等,以加深印象。

3、文字宣传:利用黑板报、宣传栏编写短文、图画或诗词等,标题要醒目,内容要通俗。

4、卫生展览:如图片或实物展览,内容定期更换。

5、视听宣教:利用幻灯、录像、广播等视听设备在候诊大厅及住院患者活动区域进行宣教。

二十八、护理人员外出参加培训、学术会议有关规定

1、医院支持护理人员参加中华护理学会、山东省护理学会、枣庄市护理学会及有关专业学术会议。对各类公司、杂志社举办的学术会议原则上不予批准,如愿参加者费用和

时间自理。

2、护理人员参加学术会议或向会议投递论文,由医院出具证明信或加盖公章。

3、凡参加学术活动的人员,会前做好认真准备,会议期间全身心投入,认真学习和交流,会后将参会体会及改进本院护理工作的建议、论文证书及学分证的复印件上交护理部。

4、凡经医院同意参加的学术会议,会务费、路费及住宿费由院方报销(路费及住宿费按医院财务规定执行)。

5、参加会议的时间(包括路途及会议时间,周六、周日计算在内),启程前,向院里说明离院及返院的时间。

6、会后认真组织资料,回院后由护理部组织,选择日期全院进行交流、学习。。

二十九、实习生管理规定

1、护理部及各护理单元管理者,应高度重视护生带教工作,以高尚的职业责任感,带教出优秀的护理专业职业者。

2、各护理单元要选拔具有良好职业道德,综合素质规范,专业知识扎实,工作效率高的高水准护师以上人员担任带教工作,各科要有相应的带教负责人。

3、在学生入科前由护理部对护士进行入岗前教育及仪表行为规范训练,各实习病房要认真对入科的护生进行环境、规章制度、班次、专科特点介绍,使学生了解熟悉工作环境。

4、学生实习期间,科室带教护师要认真带教,按照教学大纲完成带教任务,组织完成教学查房,病案讨论,临床讲座,出科考试。

5、加强对学生的专科护理知识及动手能力的培养,结合具体病例巩固认识疾病相关知识和操作技能,培养学生独立思考和发现、解决问题的能力。

6、对实习护生要严格管理,保证护理安全,特别护理技术操作,要在学生实习二个月后依具体情况,让护生操作,带教护师要保证对所有护生放手不放眼,不可独立操作。

7、加强对护生劳动纪律的管理,爱护关心学生,提高护生的自我管理能力,有异常情况及时与护理部、学院联系,保证护生实习期间生命安全。

三十、护理人员"三基"考核制度

1、加强对护理人员知识更新、提高技术水平意识的思想教育,变被动学习为主动学习。

2、制定对各级各类护理人员的培训计划及目标,定期考核使之达标。

3、将考核成绩记入技术档案,理论≥80分,操作≥85分。

4、要求不同层次的护理人员按照护理部制定的培训目标和计划完成当年的学分及"三基"考核。

5、护理人员要按照护理部要求按时参加各类培训班及学习班,记入当年继续教育学分。

三十一、护士长工作量化考核制度

1、为规范护理管理,提高护士长的管理水平,逐步提高护理队伍的整体素质和护理质量,根据医院的要求对全院护士长的工作每月实行量化考核,内容包括整体要求和业务技术管理要求。

2、工作质量标准基分为20分,民主评议30分,工作量30分,奖罚20分共100分,按量化考核标准每月量化打分,由政工科汇总,年终按分配名额依高分到低分顺序排定,评选出星级护士长。

3、医院成立量化考核小组,有业务院长、医务科、护理部人员组成,采取定期检查与不定期检查相结合的方式进行,保证考核结果的客观真实。

4、对考核成绩及考核中存在的问题,在护士长每月质量工作会议上公布,针对存在问题帮助护士长寻找原因并采取整改措施,规范护理管理,逐步提高护士长管理水平。

第三节　临床护理工作制度

一、消毒隔离制度

1、护理人员上班时衣帽整洁。

2、护理、治疗前后均应洗手,必要时用消毒液浸泡。

3、无菌操作时要严格遵守无菌操作规程。无菌器械、容器、器械盘、敷料罐、持物钳要定期灭菌与更换消毒液。注射时做到一人一针一筒。

4、房定期通风换气、定期空气消毒、地面湿擦,床、床头桌椅每日湿擦,抹布应专用,用后消毒。

5、被褥定期更换,脏被褥应放固定处,不随地乱丢,不在病房清点。

6、各种器械用具,使用后均需消毒,药杯、餐具必须消毒后使用,便器应每次用后清洗消毒。

7、脏器移植的手术病人和有强烈传染性的病人,应安置在单独病室,病室应事先消毒。

8、对出院病人,必须做好终末消毒。床、桌、椅等应用消毒液擦拭,床垫、被褥洗晒消毒。

9、传染病人按常规隔离,病人的排泄物和用过的物品要进行消毒处理,未经消毒的物品不许带出病房,也不得给他人使用,病人用过的被服应消毒后再交洗衣房清洗。

10、传染病房按病情分区隔离,工作人员进出污染区要穿隔离衣,接触不同病种时更换隔离衣并洗手,离开污染区时,脱去隔离衣。

11、住院传染病人应在指定范围活动,不得互串病房和外出,到其他科诊疗时要做好消毒隔离工作,出院、转院及死亡后应进行终末消毒。

12、对受厌氧菌、绿脓杆菌等特殊感染的病人应严格消毒,被接触过的器械、被服、病室都要严格消毒处理,用过的敷料应焚烧。

13、进入治疗室、换药室应衣帽整洁并戴口罩,私人物品不准带入室内。

14、治疗室与换药室应每天通风换气,地面、桌椅用消毒液擦洗,每
用紫外线对空气消毒或用消毒剂喷雾消毒,每周彻底大扫除1次,每月作细菌培养1次。

15、定期检查无菌物品是否过期,用过物品与未用过物品应严格隔开,并需有明显的标记。

16、治疗室抹布、拖把等用具应专用。

17、换药车上的用物要定期更换和灭菌;换药用具应先消毒处理,然后再进行清洗消毒。

二、物品药品、器材管理制度

1、一般护理制度

(1)、护士长全面负责物品、药品、器材的领取、保管、报损工作,并建立账目,物品分类保管,定期检查,做到账物相符。

(2)、在护士长领导下,各类物品要指定专人管理。常用物品每天清查核对,一般物品每周核对,每月清点,每半年与保管部门总核对一次,如有不符,应查明原因。

(3)、凡因不负责任或违反操作规程而损坏物品者,应根据医院制度进行赔偿。

(4)、掌握各类物品的性能,注意保养,防止生锈、霉烂、虫蛀等现象,并提高使用率。

(5)、借出物品必须办理登记手续,经手人要签名,重要物品经护士长同意方可借出,抢救器材一律不外借。

(6)、护士长调动时,必须办好移交手续,交接双方要共同清点物品并签字。

2、被服管理制度

(1)、各病房根据床位数确定被服基数,做到每班交接清点、核对,如被服数与基数不符,必须立即查明原因。

(2)、病人入院时,值班护士应介绍被服管理制度,以取得病人的协助。

(3)、病人出院时,值班护士应将被服点清、收回。

(4)、脏被单、衣服清洗时应与洗衣房人员当面清点。

(5)、按季节向总被服库房交回和领取被服。

3、器材管理制度

(1)、医疗器械由治疗护士负责保管,每班要认真交接,定期检查,保证性能良好。

(2)、使用医疗器械时,必须了解器械的性能及保养方法,严格遵守操作规程,用后清洁处理或消毒后归还原处。

(3)、精密仪器必须指定专人负责保管,经常保持仪器清洁干燥,用后保管者要检查性能并签字。

4、药品管理制度

(1)、病房的药品,根据病种保持一定数量,只供住院和急症病人按医嘱使用,任何人不得私自拿取。

(2)、小药柜应指定专人负责管理,负责药品领取、供应和保管工作。

(3)、定期清点检查药品,防止积压变质,如发现沉淀、变色、过期、药瓶标签与瓶内药品不符,标签模糊或经涂改者,不得使用,并报药剂科处理。

(4)、抢救药品应全院统一编号排列,定位存放,保证随时取用。抢救车上的抢救药品必须在专用抽屉存放、加锁,并保持一定基数,每日检查。

(5)、病人个人的贵重药品,应写明床号、姓名,单独存放,不用时及时退回。

(6)、病区药房人员要督促检查病房的药柜,核对药品种类、数量,检查有否存放过多、缺少、过期、变质等现象,以及毒、麻、剧药的管理是否符合规定。

(7)、按药剂科要求,对毒麻、限剧品、贵重药品进行保管。毒麻药应建立登记本,保持一定的数量,设专用抽屉存放并加锁,每日交接班时清点,按医嘱使用后,由医生开专门处方向药房领取。

三、饮食管理制度

病人饮食是治疗的一部分,除药物治疗外,还必须有合理的饮食,以适应机体的需要和营养的补充,增强机体的抵抗力,促进组织的修复,从而提高治愈率

1、病人的饮食种类由医生根据病情决定。开写医嘱或更改医嘱后,护士应及时通知营养室,并做好饮食标志。

2、开饭前停止一般治疗,对卧床病人要给便器、洗手、安排卧位,供给床上饭桌。室内应清洁、整齐、空气新鲜,以增进病人食欲。

3、开饭时工作人员应洗手、戴口罩,保持衣帽整洁并严格执行查对制度。

4、冬季的饮食应注意其保暖,由护士和配膳员一同将饭菜送到病人床边,保证病人吃到热饭菜。

5、病人家属送来的食物,经护士同意后病人方可食用。

6、食具要每餐消毒。传染病人的餐具用后经初步单独消毒清洗后再行煮沸消毒。

7、观察病人进食情况,注意饮食习惯,对食欲不振的病人适当鼓励进食,以增加营养,并随时征求病人意见,及时和营养室取得联系。

8、向病人说明饮食治疗的目的,对禁忌和限制的食品要劝阻食用。

9、凡住院病人,其床头牌上均应有饮食标志,禁食病人的饮食牌上或床尾设有醒目标志,并告诉病人禁食的原因和时限。

四、病人出入院及转科制度

1、入院制度

(1).入院病人需持门诊或急诊医生签发的入院证,按制度办理入院手续。急诊病人根据需要可由急诊室工作人员送入病房。

(2).病房护士准备床位及用物,对急诊手术或危重病人,需立即做好抢救的准备工作。

(3).如系急诊人员送入者病房护士应与护送者作好交接工作,并主动热情接待病人,向病人介绍住院规则和有关病房制度,协助病人熟悉环境。护士应主动了解病情和病人的心理状态、生活习惯等,及时测量体温、脉搏、血压和呼吸。

(4).通知医生检查病人,并及时执行医嘱。

2、出院制度

(1).护士应将医生决定的出院日期预先通知病人及家属。

（2）.护理人员应根据医嘱办理出院手续。

（3）.取得出院结清账单后,协助病人整理物品,收回医院用物,将出院带药交给病人,并讲明服法。

（4）.做好出院前的卫生宣教,告知注意事项。征求病人对医院的意见,并送病人到车上或科室外。

（5）.清理病床单位用物,注销各种卡片,并整理病历。

3、转科

（1）、病人需转治疗时,由经治医师填写会诊单,值班护士按时送至会诊科室,当会诊科室同意转科时,方可办理转科手续,同时报住院。

（2）、转出科医师下达转科医嘱,书写转科记录,值班护士按规定要求整理病历,注销各种治疗、护理,取下一览表登记卡、床卡、携带病历、X线片等病案至病人转入科室,与值班护士交代病情及治疗情况,重病人当面交清病情,检查各管道是否畅通,皮肤有无压伤,及时通知有关医师接诊。

（3）、转入科医师按新入院病人检诊规定书写转入记录。值班护士向病人详细介绍病区环境和住院规则,遵医嘱执行各项护理。

五、患者安全转运制度

1、病人转运包括所有病人从原来楼层或部门通过推床、轮椅等转运到其他部门。

2、一般病人转运须有护士或医院内其他人员陪同。

3、除病人责任护士以外的工作人员在转运病人前(包括病人去其他科室检查),须先通知责护。检查科室在检查过程中对该病人安全负责。

4、护士长、责任护士有权决定转运工具(包括约束带的使用),按病人病情安排人员护送。(除医生特殊医嘱外)

5、危重病人(手术病人)转运前护士应协同医生稳定病人病情,清空各引流管,妥善固定各种管道,确保病人各项指征能在一定时间内维持平稳方可转运。

6、危重病人(手术病人)转运前,根据病情通知接收部门准备各种仪器和抢救药物,并通告电梯等候,一切就绪后方可转出,以免耽误病情。

7、危重(躁动)病人转运前医护人员应向病人及家属做好解释、交代工作。

8、负责转运危重病人的医护人员要具有一定的临床经验,转运途中(或检查时),护士严密观察病人的生命体征和病情变化,关注管道是否正常和随身的各种仪器的工作情况。

9、转运过程中,病人一旦出现意外情况,遵医嘱利用随身携带的仪器、物品和药品进行就地抢救,并在事后及时补记病情变化和抢救过程。

10、转运后应向接诊人员详细交接班。

六、病人住院制度

1、住院病人应遵守住院规则,听从医务人员的指导,与医务人员密切合作,服从治疗和护理。

2、住院病人应遵守病房作息时间,经常保持室内外环境整洁安静,不随地吐痰,不往窗外倒水,不在室内丢果皮、吸烟和喧哗。

3、住院病人的饮食应遵守医嘱,由营养室配膳供应,外面带来的食物需经医生或护士同意方可食用。病员饮食应按疾病需要,由医嘱规定,分类饮食未经医生或护士同意不得任意更改。

4、住院病人不得自行邀请院外医生会诊,不得向医生提出不合理的治疗要求或指名要药,也不得随意到院外购药服用。

5、住院病人未经许可,不得进入诊疗办公室,不得翻阅病案及其他有关医疗记录。

6、住院病人不得随意外出,遇有特殊情况需经医生批准方可离去。

7、住院病人应爱护公物,如有损坏应照价赔偿,儿科病人损坏公物可酌情处理。

8、住址较远病人可携带必需生活用品,其他物品不准带入病房,贵重物品除手表外,一律请家属带回。

9、为了避免交叉感染,病员不可乱串病房或自行调换床位,非探望时间不许会客,上午医疗查房时不可外出,在医生查房时不高声谈话。

10、病人可随时对医院工作提出意见,帮助医院改进工作。

11、病员如有不遵守规则或违反纪律者,院方应给予劝阻教育,必要时可通知家属或单位。

七、病房清洁卫生制度

1、病房要经常保持清洁整齐,要求四壁无尘,窗明几净、地面无痰迹、污物、墙壁不乱钉钉子,不乱拉线,不乱贴纸条。

2、保持病房空气流通,大、小便器随时洗刷,痰盂,废物桶和垃圾及时处理,而厕所定时洗扫,无臭气,保持清洁卫生。

3、病房内工作安排要科学化,先铺床、再拖地、后治疗。

4、不准随地吐痰,乱丢果皮,纸屑,严禁在医疗用房内抽烟。

5、保持病员个人清洁卫生,一般病人每周个人卫生清洁一次并换被服衣服一次,为危重病人擦身、修剪指甲。

6、有健全的卫生清扫,发动科室医、护、工,共同搞好室内外卫生。

八、探视陪住制度

1、按规定时间探视病员,每次探视领取探视证(牌),一次探时不超过两人,学龄前儿童不得带入病房,探视时须遵守有关规定;对外地或特殊情况下的探视者,可在适当时间予以安排;如病情不宜探视,医护人员须做好解释工作。危重病员的家属持病危探视证可随时探视,如病情不宜探视,医护人员应加以劝阻。

2、严格控制陪伴,住院病员因病情需要陪伴者,经医师或护士长批准签发陪伴证。病房陪伴率不得超过百分之五。传染病,精神病人不得陪伴。

3、查房及治疗时间,陪伴人员应主动离开病房,如需了解病情,待查房结束后向医护人员询问。

4、陪伴和探视人员须听从医务人员知道,应遵守病房制度,保持病房整洁、安静、不准吸烟,不往窗口倒水,不乱丢果壳,不高声谈话或睡在病床上,不乱串病房或进入办公室翻阅病历,不谈论有碍病人健康和治疗的事,未经允许不得请院外医师会诊和私自给病人用药。

5、陪伴或探视人员爱护公务,节约水电,如有损坏需按制度赔偿。

附:入、出院须知

(一)、入院时应持入院证及门诊病历,限家属一人送到病区护士办公室办理入院手续。

(二)、病员在送入病室前须测量体重,并进行适当卫生处置,如洗浴、更衣、剪指甲等,必要时可先洗头发或理发,如病情严重者可先送入病室进行救治后再进行卫生处理。

(三)、病员入院时应在住院处买好饭票。

(四)、新病人入院安排好床位,发给床上及生活用具,包括衣裤、热水瓶、面盆、小茶壶、对讲机等,出院时如数清点归还,若有遗失或损坏照价赔偿。

(五)、入院后不要离开病房,等待医生检查及询问病情。

(六)、经医师许可出院者,应在出院前一日或当日由病区护士结算有关账目,并送住院处,由家属直接到住院处结账,由住院处发给出院许可证,病人出院必须限家属两人接送。

出院前征求病员意见。

九、标本送检制度

1、检验单上各种项目如姓名、性别、年龄、病区、床号、住院号、临床诊断、标本名称、送验项目及送验时间等,均应逐项填写清楚正确,并由送验医师或护士签名。

2、如确应急需检验,应在申请单右角加注"急"字。

3、检验标本送验时,应将检验单上的联号标签帖于标本盛器上。

4、各种标本的数量与质量均应符合检验要求。

5、各种标本应于上班后集中留送,以便集中检验,急者例外。

6、送检标本,要做好登记,并由接收科室签名。

十、住院患者外出管理制度

1、患者住院期间未经医生许可不得私自外出。

2、住院患者外出须经医生批准,护士在体温单上相应时间内写"离院"二字,并记录在护理记录栏内。外出期间如发生病情变化或其他意外一律由该患者本人负责。

3、住院患者外出之前护士交代注意事项,将服用药物交给患者。

4、住院患者外出期间不得将机密文件、贵重物品及现金放在病房,否则后果一律由患者本人负责。

5、住院患者外出期间,如有身体不适必须及时返回医院住院治疗。

6、外出患者应按时返院。

十一、执行医嘱制度

1、护士应遵医嘱为病人实施各种治疗和护理。

2、值班护士必须认真阅读医嘱内容,并确认患者姓名、床号、药名、剂量、次数、用法和时间,填写各种执行卡。

3、执行者应根据执行卡内容严格执行"三查七对"

4、除抢救病人外,一般不执行口头医嘱。

5、抢救病人时对医生下达的口头医嘱,护士应复述一遍确认无误后再执行,并监督医生补开医嘱。

6、对有疑问的医嘱问清后再执行。

7、护士每班要查对医嘱,每周由护士长组织查对一次,做好查对记录。

十二、危重患者抢救配合制度

1、对危重病员的抢救,必须明确分工,紧密配合,积极救治,严密观察,详细记录。抢救结束后,要认真总结经验。

2、各临床科室应设急救室或监护室,药品、器材放于固定位置,指定专人保管,定期检查,经常保持完备。

3、急救室或监护室内应有常见危重急症的抢救预案,医务人员应熟练掌握抢救技术和仪器的使用。

4、严密观察病情,记录要及时、详细,用药处置要准确,对危重病人应就地抢救,待病情稳定后方可搬动。

5、日夜应有人专人留守,严格执行交接班制度和查对制度。对病情变化、抢救过程、各种用药要详细交接及记录。所有药品的空安瓿,须经两人核对方可弃去,口头医嘱在执行时,应加以复核。

6、及时与病人家属及单位联系,凡涉及法律、民事纠纷的病人,在积极救治的同时,应及时向有关部门报告。

十三、用药后观察制度

1、护士应熟练掌握常用药物的疗效和不良反应。

2、对易发生过敏的药物或特殊用药应密切观察,如有过敏、中毒反应立即停止用药,并报告医生,必要时做好记录、封存及检验等工作。

3、应用化疗药物时,密切观察用药效果和不良反应,及时处理,确保用药安全。

4、定时巡视病房,根据病情和药物性质调整输液滴速,观察有无发热、皮疹、恶心、呕吐等不良反应,发现异常及时通知医生进行处理。

5、做好患者的用药指导,使其了解药物的一般作用和不良反应,指导正确用药和应

注意的问题

6、护士长要随时检查各班工作,注意巡视病房,发现问题及时处理。

十四、安全用药管理制度

1、遵医嘱及时准确用药。

2、用药要严格执行"三查七对",准确掌握给药剂量、浓度方法和时间。必要时病人(或家属)参与确认。

3、口服药按时发放给病人,看服到口。

4、注射药物须两人核对;静脉用药应在药瓶上注明患者姓名、床号、药物名称和剂量,注明加药者姓名和时间,由另外一名护士核对并签名后方可应用于病人。

十五、剧、毒、麻、高危险药品管理制度

1、剧、毒、麻、高危险药品专人保管,数量固定,班班交接并签名。

2、病房毒、麻药品只能供应住院患者按医嘱使用,其他人员不得私自取用、借用。

3、使用毒、麻药品时,应登记并及时补充。

4、毒麻药品必须用专用处方开写,项目填写齐全,字迹清晰,医生签全名。

5、毒、麻药品要定期检查,如出现变质、过期应及时更换。

6、建立毒、麻药品使用登记本,注明患者姓名、床号、使用药名、剂量、使用日期、时间,并签字。

十六、病房器械管理制度

1、医疗器械由治疗护士负责保管,每班要认真交接,定期检查,保证性能良好。

2、使用医疗器械时,必须了解器械的性能及保养方法,严格遵守操作规程,用后清洁处理或消毒后归还原处。

3、精密仪器必须指定专人负责保管,经常保持仪器清洁干燥,用后保管者要检查性能并签字。

十七、无菌技术操作原则

1、无菌操作环境应清洁、宽阔,操作前半小时须停止扫地、更换床单等工作,避免人群流动,尘埃飞扬。

2、无菌操作前,工作人员要穿戴整洁,帽子须遮全头发,口罩须盖住口鼻。最好用一次性口罩,纱布口罩应以 6-8 层纱布缝制,宽 14cm,长 16-18cm,带长 30cm,一般情况下,纱布口罩应每 4~8 小时更换,但一经潮湿细菌易于穿透,应立即更换。刷洗双手,必要时修剪指甲。

3、无菌物品必须与非无菌物品分开放置且有明确标志。无菌物品不可暴露于空气中,应存放于无菌包或无菌容器中。无菌包外需标明物品名称、灭菌日期,按失效期先后顺序摆放。无菌包的有效期一般为 7 天,过期或受潮应重新灭菌。

4、进行无菌技术操作时,应首先明确无菌区和非无菌区。凡经过灭菌而未被污染的区域称无菌区,如已铺了的无菌盘内面,已消毒的手术野和穿刺部位等。

5、进行无菌操作时,操作者身体应与无菌区保持一定距离;取放无菌物品时,应面向无菌区;取用无菌物品时应使用无菌持物钳;手臂应保持在腰部或治疗台面以上,不可跨越无菌区,手不可接触无菌物。避免面对无菌区谈笑、咳嗽、打喷嚏。用物疑有或已被污染应予更换并重新灭菌。

6、一套无菌物品只供一位病人使用,以防交叉感染。

十八、应用保护性约束告知制度

1、根据病情对患者实施保护性约束,如有创通气、各类插管、引流管,有精神、神志障碍,治疗不配合等。

2、通知家属,说明目的和必要性,取得家属的理解和配合。

3、对清醒患者需实施保护性约束时,应向患者讲清保护性约束的必要性,取得患者的配合。

4、对昏迷或精神障碍患者,先向家属讲清必要性,取得家属的理解和配合后实施强制性约束,以保证患者的医疗安全。

5、注意做好约束处皮肤的护理,防止不必要的损伤。

6、对昏迷或精神障碍患者,若家属不同意保护性约束则需要签字注明,由此发生的意外后果自负。

十九、病区医用冰箱管理规定

1、冰箱要设专人管理,每周由药班护士负责冰箱的清洁除霜。

2、冰箱内药物、试剂等用物要分类、放置有序,药品标签清楚,定期进行清点、检查,贵重药品要登记。

3、冰箱内物品要做到无过期、无受潮、无霉点及无丢失。

4、冰箱内禁存私人物品。

5、需低温保存配制好的液体,有效期不超过 24 小时,如肝素封管液、青霉素皮试液,应注明药物名称、配制时间、责任者。

6、抽吸好的针剂,需低温保存,应放在铺好的无菌盘中,注明床号、姓名、药品、有效时间,做好交接班。

7、若有血标本、病理标本应封存保存,防止倾倒污染其他物品,做好交接班及时送检。

8、冰箱内严禁放置痰标本、便标本和易燃、易爆等危险品。

第四节　护理质量、安全管理制度

三、病房管理制度

1、病房由护士长负责管理,专科负责医师积极协助。

2、定期向病员宣传讲解卫生知识,根据情况可选出病员组长,协助做好病员思想、生活管理等工作。

3、保持病房整洁、肃静、安全、舒适,避免噪音,做到说话轻、走路轻、操作轻和关门轻。

4、统一病房陈设,室内物品和床位要摆放整齐,固定位置,未经护士长同意,不得任意搬动。

5、保持病房清洁卫生,注意通风,每日至少清扫2次,每周大扫除1次。

6、医护人员必须穿工作服,戴工作帽,着装整洁,必要时戴口罩。病房内不准吸烟。

7、病员被服、用具按基数进行管理,并定期进行清点。

8、护士长全面负责保管病房财产、设备,并分别指派专人管理,建立账目,定期清点。做到账物相符。如有遗失及时查明原因,按规定处理,管理人员调动时,要办好交接手续。

9、定期召开病人座谈会,征求意见,改进病房管理工作。

10、病房内不得接待非住院病人,不会客。医生查房时不接私人电话,病人不得离开病房。

四、护理安全管理制度

1、严格遵守医院卫生管理法律、行政法规,部门规章和诊疗护理规范,恪守医疗服务职业道德。

2、严格遵守医院的各项规章制度,认真落实各项护理工作制度和技术操作规程及无菌技术操作原则,进行各项护理工作应有科学,严谨的态度,做到精力集中,一丝不苟,不谈论与工作无关的事情。

4、认真执行值班、交接班制度,遵守劳动纪律,坚守工作岗位,不脱岗,不空岗,认真履行工作职责,按分级护理标准,及时巡视病房,严密观察病人病情变化。交接班做到口头、书面、病人床旁三交接,做到交得清,接得明,对工作未完成或工作质量未达标准者做到六不交接。

5、认真做好查对制度的执行和落实,进行各项护理操作必须严格遵守三查七对原则,如输液、输血、注射、服药。医嘱每班查对,每周两次大查对,每次查对后均要及时记录。

五、严格执行医嘱制度,除抢救病人不执行口头医嘱。抢救病人及术中医生下达的口头医嘱,护士必须复诵,并经医师查对药物后方可执行,并保留安瓿,督促医师及时补开医嘱。

6、进行药物过敏试验前,要交代注意事项,病人或家属签字后再执行,如遇有家族过敏史或呈假阳性者应用该药需由医生签字后方可执行,用药后要注意严密观察。

7、使用氧气严格执行操作规程,做好用氧四防,氧气桶空、满分别放置,中心吸氧管道及吸氧装置要注意有无漏气,发现异常及时汇报处理。

8、认真执行药品管理制度,抢救药品每班交接,帐、物、卡相符,使用后及时补充,专管人员及护士长每周必须检查一次,保证种类齐全,不过期,不变质,毒麻精神药品必须加强保管,每班交接专人管理,治疗室内药物分类放置,严禁混放、乱放。

9、抢救仪器物品应专人管理,做到定位放置,定人管理,定期检查及时维护,定期消毒,保持常备状态,不得任意挪用或外借。

10、手术病人做到术前到病房接病人并认真查对,进手术室再次查对,并注明病人已查对无误。术前及手术结束前均必须认真清点查对手术所用物品,并双签名,术后护送回病房,认真交代病情及治疗和注意事项。

11、供应室按医院感染管理及消毒技术规范,严格科室管理,应常规进行各种监测,不得将不符合无菌要求的物品及过期包、物品不齐全的包发放到临床,对一次性医疗用品必须规范化管理,严格把关,抽样监测,合格后方可发放临床使用。

12、凡住院病人必须向其讲明住院须知内容并请病人在住院须知上签名。

五、护理查房制度

(一)、目的

1、通过行政查房,发现问题,确认问题,提出解决问题的对策,提高护理质量和管理水平。

2、通过业务查房,提高护理人员的专业水平,了解国内外专科护理发展新动态。

3、通过教学查房,提高教学管理水平,提高学生的综合实践能力。

4、通过夜查房,解决和处理夜间护理工作中的重点问题,保证夜间护理工作顺利进行。

(二)、内容和要求

1、行政查房

内容

(1)查护理质量,尤其是重危病人的护理质量。

(2)查服务态度、规章制度的执行情况。

(3)查岗位职责落实情况。

(4)查护理记录。

(5)查护理操作。

(6)查病房管理。

(7)查护理安全隐患。

要求

(1)护理部查房:由护理部主持,科护士长(或护士长)参加,每月抽查五个病区,有重点检查内容及反馈、整改。

(2)科护士长查房:由科护士长主持,各病区护士长参加,每月一次,有重点检查本科各护理单元的工作。

(3)病区护士长查房:有计划地安排检查内容,每周一次。

2、业务查房

内容

(1)分析讨论重危病人、典型、疑难、死亡病例的护理。

(2)查基础护理、专科护理落实情况。

(3)结合病例学习国外护理新动态、新业务、新技术。

要求

(1)护理部组织每季全院业务查房一次。

(2)病区护士长组织业务查房,一年 10 次。

(3)科、病区护士长参加医生查房每月 1 次。

(4)查房前预先告知有关人员查房的内容、目的,做好查房记录,保存资料。

3、教学查房

内容

(1)分析典型病例,指导护生运用护理程序。

(2)检查教学计划、教学目标落实情况。

(3)教导或示范护理技术操作。

要求

(1)负责教学的护理部副主任应参与护理教学查房。

(2)带教老师应负责组织教学查房,每一轮学生至少一次。

(3)护士长安排护生每月参加护理查房一次。

4、夜查房

内容

(1)掌握全院重危、抢救病人的情况,认真检查病房管理、基础护理、消毒隔离、抢救物品、操作技术、护士素质、遵守劳动纪律、履行岗位职责情况。

(2)指导和解决夜间护理工作中的疑难问题。

要求

(1)由全院护士长轮流参加,每晚进行,各科室每周至少被查到 2~3 次。

(2)帮助解决疑难问题,遇到特殊情况做出应急处理。

(3)协助医院总值班,调动院护理应急小分队参加特殊重大抢救任务。

(4)查房中发现问题逐条记录,重大事宜次日向护理部主任口头汇报并提交值班记录。

(5)护理部对夜查房发现的问题及时进行汇总反馈、落实整改。

六、护理质量持续改进方案

1、根据医院的总体规划,结合本部门的特点及工作重点制定年度工作计划、月工作计划及周工作计划。

2、根据工作计划制定具体考核办法。

3、按工作计划及考核办法检查指导临床护理工作,重点检查实施及落实情况。

4、由护理部及护士长共同完成临床科室护理工作质量检查。

5、将检查结果及时汇总、反馈给相关科室及人员。

6、针对检查发现的问题及时制定整改措施,并将此措施告之全体护理人员。

7、护理工作质量检查结果作为科室进一步质量改进的参考,并作为护士长管理考核重点。

8、护士长对临床开展的新技术、新业务、新项目做好相关人员培训并登记记录,制定相应护理常规,报护理部审批、备案。

七、护理风险防范措施

1、对全体护理人员进行质量意识、护理缺陷安全教育,树立爱岗敬业精神,对工作具有强烈的事业心和责任感。

2、树立"以人为本,满意服务"的服务理念,用真心、真情为患者服务。

3、认真执行各项规章制度和操作规程,不断更新专业知识,熟练掌握高新仪器的使用,努力提高专业技术水平。

4、进行各项护理操作均需履行告知程序,对新技术、新业务、自费项目、创伤性操作等需履行签字手续。

5、工作时间严格遵守劳动纪律,坚守岗位,不随意脱岗。

6、维护全局,搞好医护配合,加强护患沟通。

7、按护理级别要求巡视患者,认真观察患者病情变化,按要求规范书写护理记录及一般和危重患者护理记录。抢救病人结束后6小时内据实补记。

8、进行各项技术操作时,要严格按操作规程,必须严格执行"三查七对"制度。

9、进行无菌技术操作时,严格执行无菌技术操作规范。

10、注意药物配伍禁忌,密切观察药物不良反应。

11、病房各类药品放置有序,加强安全管理,确保患者用药安全。

12、如出现护理差错或护理投诉按规定及时上报科室领导及护理部,不得隐瞒,并保存好病历。

13、护理用具、抢救仪器要定期检查,保证处于备用状态,护理人员要熟悉放置位置,熟练掌握各种仪器的使用方法。

14、按规定认真交接班,危重患者、新患者、年老体弱、手术、特殊检查及突然发生病情变化等患者要床头交接班。

15、按有关规定使用一次性医疗物品,并定期检查,防止过期、包装破损、潮湿、污染等现象发生。

16、按规定处理医用垃圾,防止再次污染及交叉感染,给患者带来伤害。

17、住院期间要保证患者安全,防止各种意外发生。

18、对专科开展的新项目及新技术应及时制定护理常规,以使护理人员能够遵照执行。

八、各项护理操作前告知制度

1、遵医嘱落实各项护理操作前,向患者讲解该项操作的目的、必要性。

2、操作前使患者了解该项操作的程序及由此带来的不适,取得患者配合。

3、严格遵照各项操作规程进行,操作中注意语言、行为文明规范。

4、将操作程序详细告知患者,避免不必要的误会。

5、操作中不得训斥、命令患者,做到耐心、细心、诚心地对待患者,护士应熟练各项操作技能,尽可能减轻由操作带来的不适及痛苦。

6、无论何种原因导致操作失败时,应礼貌性道歉,取得患者谅解。

重要护理操作告知制度

1、对高难度、风险性有创操作,实施前必须提前告知。

2、操作前向患者告知该项操作的目的、必要性和操作方法以及由此带来的不适或意外,取得患者配合。

3、由患者或授权家属签字。

4、操作中关键环节仍要随时解释,尽量减轻患者痛苦。

无论何种原因导致操作失败时,应礼貌性道歉,取得患者谅解。

九、使用监护仪管理办法

1、所有护理人员均应具备识别主要报警信息的基本知识与技能。

2、报警系统供应商每年检修校正一次,每 3 个月设备科工程师进行检修一次。

3、监护仪报警音量根据科室的具体情况设置,使护理人员能够听到警声,但又不影响其他病人。

4、报警音出现 5 秒内护理人员必须进行处理,先按"静音/消音"键,使其静音,通知医师进行处理。如果病情需要重新调整报警界限,根据情况做相应处理。

5、交接班时,要查看上一班的主要报警信息,并注意观察该项体征变化情况。

6、检查指端挤压情况,每 4 小时将指端 $SaQ2$ 传感器更换到对侧。

十、标本采集核对制度

1、护士应掌握各种标本的正确留取方法。

2、采集标本严格遵医嘱执行。

3、标本采集前认真执行查对制度,医嘱和检验单逐项核对无误后,方可执行。

4、标本采集时要携带检验单再次核对确认病人(必要时病人参与确认)。

5、输血、配血抽取标本时,必须两人核对后抽取并签名。

十一、皮肤压伤登记报告制度

1、发现患者出现皮肤压伤,无论是院内发生还是院外带来的,均要及时登记上报。

2、24 小时内通知护理部,由质控人员到科室核查,当日护士交班报告要有记录。

3、填写皮肤压伤观察表

(1)、在"压伤来源"栏中,注明发生科室。

(2)、在"转归"栏中,填写出院、转科,或死亡情况,如果转科要填写科室名称;在"预后"栏中,认真填写皮肤状况。

(3)、根据皮肤压伤危险性评分表及分期,按要求填写。

(4)、积极采取处理措施,密切观察皮肤变化并及时准确记录。

(5)、患者转科时,将观察表随病历一同交至所转科室继续填写。

(6)、患者出院或死亡后,将此表及时上交护理部。

十一、皮肤压伤评估标准

(一)、褥疮分期

Ⅰ期:受压处皮肤发红。

Ⅱ期:受压的皮肤变成紫红色,并有水泡形成,发红范围扩大。

Ⅲ期:表皮水泡破裂,真皮层外露。

Ⅳ期:伤口产生溃疡,并深及皮下组织、肌肉、骨骼及其他组织,坏死组织成黑色。

(二)、院外皮肤压伤

病人入院或转科时发现皮肤有问题,经护士及护士长确认上报填写申请表,并将治疗护理结果通知质控组确认后给予加分,具体如下:

Ⅰ期:褥疮痊愈　月质量总分加 1 分

Ⅱ期:褥疮痊愈　月质量总分加 2 分

Ⅲ期:褥疮痊愈　月质量总分加 3 分

Ⅳ期:褥疮痊愈　月质量总分加 4 分

未愈或治疗护理 1 周内出院或死亡不加分。

(三)、院内不可避免皮肤压伤

严重低蛋白症、全身高度水肿、癌症晚期恶病质等患者,入院时未发生褥疮,但有发生褥疮的危险,护士长要及时上报护理部及质控组确认。通过采取有效预防措施未发生皮肤压力伤,根据护理时间长短给予加分:月质量总分加 1 分。

(四)、院内皮肤压伤

入院后病人出现皮肤问题未及时报告质控组确认,未采取积极有效的护理措施,被质控组检查发现,视情节轻重给予减分及处理:

Ⅰ期:褥疮月质量总分减 1 分

Ⅱ期:褥疮月质量总分减 2 分

Ⅲ期:褥疮月质量总分减 3 分

Ⅳ期:褥疮月质量总分减 4 分

十二、护理投诉管理制度

1、凡在护理工作中因服务态度、服务质量及自身原因或技术因素而发生的护理缺陷,引起患者或家属不满,并以书面或口头方式反映到护理部或其他部门的意见,均为护理投诉。

2、护理部认真倾听投诉者意见,耐心做好安抚工作并做好记录。

3、护理部设有《护理投诉登记本》,记录投诉事件的原因分析和处理经过、整改措施等。

4、护理部接到投诉后,及时反馈给护士长,督促有关科室认真核对事情经过,分析事发原因,总结经验,接受教训,并提出整改措施。

5、根据事件情节严重程序,给予当事人相应的处理。

(1)、给予当事人批评教育。

(2)、当事人认真做好书面检查,在科内备案。

(3)、向患者及家属赔礼道歉,取得谅解。

(4)、根据情节严重程度给予相应的经济处罚。

6、因护士违反操作规程给患者造成损失或痛苦,按《医疗事故处理条例》规定处理。

7、护理部定期总结分析护理投诉并在护士长例会上公布,将有无投诉作为评选优秀科室的重要依据。

十三、护理病例讨论制度

1、凡病情危重,危及生命或难度较大及大手术和新开展的手术以及死亡病例,均应进行护理病例讨论。

2、讨论由护士长和主管护师主持,病区护士均应参加。

3、讨论时由责任护士汇报病史,介绍病人病情,目前采取的护理措施,效果,并提出问题。

4、主管护师及与会的其他护理人员,根据病人的病情,并结合病人的护理情况,提出个人对护理病人的意见和建议。

5、外科大手术病例,要讨论病人的术前、术后护理,预防术后病人可能出现的护理并发症。

6、对死亡病例的护理讨论,参加抢救的护士,要汇报抢救的经过,护士长或主管护师就抢救配合,病情观察,基础护理,护理记录等方面进行综合分析,找出护理上存在的不足,并提出改进措施。

7、讨论情况分别记录在护理病例讨论记录中。

十四、危重病人报告制度

(一)、各科室对危重病人进行抢救治疗,护士长应及时向护理部报告,以使护理部掌握情况并协调协助各方面的工作,使病人得到最佳的护理。

(二)、需要报告的危重病人包括:

1、需要特殊护理的病人。

2、住院期间病情突然发生变化需抢救的病人。

3、病人因病情危重急诊入院需进行抢救的病人。

(三)、报告程序及时间：

1、病房有危重病人时,当日由责任护士或主班护士报告护士长。

2、护士长接到报告后,当日查看病人并填写"危重病人上报登记表",然后立即报告护理部。

3、护理部接到报告当日由专职人员到病房查看病人,检查记录,指导协调护理工作。

十五、纠纷病历管理制度

1、当出现纠纷和医疗争议,患者及家属要求封存病历时,病房要保管好病历,以免丢失。

2、完善护理记录,要求护理记录要完整、准确、及时;护理记录内容全面与医疗记录一致,如患者死亡时间、病情变化时间、疾病诊断等。

3、检查体温单、医嘱单记录是否完整,包括医生的口头医嘱是否及时记录。

4、可复印病历资料:门(急)诊病历和住院病历中的住院志(即入院记录)、体温单、医嘱单、化验单(检验报告)、医学影像检查资料、特殊检查(治疗)同意书、手术同意书、手术及麻醉记录单、病历报告、护理记录、出院记录。

5、备齐所有有关患者的病历资料。

6、迅速与科领导、医务科(晚间及节假日与院总值班)联系。

7、病历封存后,由医务科指定专人保管。

十六、输血查对制度

1、检查采血日期,血液有无凝血块或溶血及血袋有无破裂。

2、查对输血单与血袋标签上供血者的姓名、血型及血量是否相符,交叉配血报告,有无凝血反应。

3、输血前需两人核对患者床号、姓名、住院号、血袋号、血型及交叉试验结果、血制品种类和剂量,无误后方可输入。输血时需注意观察,保证安全。

4、输血后再次查对以上内容。

5、血袋保留 24 小时,以备必要时送检。

十七、难免褥疮登记汇报制度

难免褥疮定义:以强迫体位,如:重要脏器功能衰竭(肝功能衰竭、心力衰竭、昏迷等)、偏瘫、高位截瘫、骨盆骨折、生命体征不稳定等病情需要严格限制翻身为基本条件,并存高龄(≥70 岁)、白蛋白小于 30g/L、极度消瘦、高度水肿、大小便失禁等 5 项中的一项或几项可申报难免褥疮。

1、凡发生难免褥疮者,无论是院内还是院外带来的,均要登记并上报护理部。

2、24 小时内通知护理部,由质控人员到科室核查。

3、积极采取措施,密切观察皮肤变化,并及时、准确记录。

4、护士长应于褥疮发生后实地查看病人,检查责任护士褥疮监控措施是否落实。护理记录记载是否客观,监控措施是否得当,并给予相关指导。

5、如隐瞒不报,一经发现与科室月质控成绩挂钩,按院内发生褥疮处理。

十八、保护性医疗制度和保护患者隐私制度

患者具有隐私权,隐私权必须得到保护。保护患者隐私是临床伦理学尊重原则、有利原则和不伤害原则的体现和要求。由于医护人员在疾病诊疗活动中所处的地位特殊,会主动或被动地了解患者的病史、症状、体征以及个人的习惯、嗜好等隐私秘密,因此,医护人员在执业活动中,有关心、爱护、尊重患者的义务和保护患者隐私的义务。

1、医护人员在实施诊疗过程中凡是涉及患者的言语,可能对患者造成伤害,必须要执行保护性医疗,以免在患者面前谈论,以及在无关人员面前提及,造成不必要的伤害。

2、医护人员在查房时,可能对患者造成伤害的病情分析必须在病室外进行。

3、患者的隐私在诊疗过程中仅向医务人员公开,是不愿让他人知道的个人私有领域,医护人员有义务为其保守秘密,维护患者的各种利益,严格执行保护性医疗制度,不得以任何方式泄露患者隐私。

4、医护人员在为异性患者进行诊疗、护理过程中,必须有二人以上人员在场,并注意加强对患者的保护。

5、对于可造成患者精神伤害的疾病、生理上的缺陷、有损个人名誉的疾病等,要履行告知义务。在不违背保护性医疗制度的前提下,要注意尊重患者,不得歧视患者,在向患者和家属告知病情时,使用规范语言,特别要讲究语言艺术和效果。

第五节 临床科室规章制度

一、供应室工作制度

1.及时供应各科室医疗器材、敷料,并保证绝对无菌。供应器材的范围由各院自行规定。

2.在供应器材类别以内的物品,由供应室按月造预算,向有关科室请领。凡需要新添或改装医疗器械时,必须经院长或主管业务副院长批准。

3.供应手续:

(1)在供应器材范围以内的用品,除不便携带者外,一律由门诊和临床科室做好需用计划(基数),由供应室每日定时送各科室,采取收旧补新的方法主动供应。

(2)凡不在供应器材范围以内及临时或急诊用物,则由科室自借和归还。

(3)各科室如需特殊器材,应预先通知,以便准备。

(4)供应物品如有错误和损坏,应立即通知供应室,以便及时了解、纠正和补换。

(5)凡沾有脓血的器械,须由科室立即洗涤清洁,以免凝固损坏。传染病用过之物品,

由各科室先行消毒后方可退还。

(6)凡无菌日期超过一周或封口已被拆开者,一律不得再用。

4.对准备器材、敷料的要求:

(1)所有包布、治疗巾及孔巾必须清洁无损,做到每次用后一律换洗。

(2)金属器械,每次清洗后擦油,以免生锈损坏。

(3)各种针头应做到清洁、通畅、锐利,斜面的大小、针梗长度要符合要求。

(4)玻璃类器皿应按规定冲洗清洁,严密灭菌。

(5)刀剪等锐利器械应与一般器械分开,单独保管。

(6)橡皮用品应保存于较凉地方,冬天避免受冻,防止锐形折叠。手套应定期检查上粉,凡质量变软或有粘连时,一律不得再用。

(7)所有物品,必须挂牌标明品名、数量、成人或小儿使用,并注明灭菌日期、包扎人编号,以便检查。

(8)敷料须轻松、柔软、平滑而易于吸水。所有毛边应折在里面,无异物,大小适宜,使用前必须严格灭菌。

5.消毒灭菌工作:

(1)根据物品性质采用适当的灭菌方法,严格掌握无菌程序和时间。

(2)采用高压蒸气灭菌法时,灭菌前须检查包布是否双层并无破损,物品是否清洁,包扎是否严密。放置玻璃器材时不得挤压。消毒员不得擅自离开,应严格掌握压力和时间,以保证灭菌效果。灭菌完毕后,必须待气压表的指针下降至"0"处,方可打开锅门,以免发生危险。定期鉴定高压锅的灭菌效能,注意高压灭菌器的保养工作,每次(日)使用前要洗刷一次。

(3)拿取无菌物品时,必须洗净双手;灭菌时,戴口罩、帽子,穿工作服。

(4)已灭菌物品和未灭菌物品应严格分开放置,以免混淆。

(5)凡不用高压灭菌的物品,则用煮沸法,如玻璃、搪瓷类,应放入冷水中,待水煮沸后煮10分钟;橡皮类则须待水温后放入煮10分钟。

(6)不适用以上方法者可用化学药品消毒,如刀、剪、膀胱镜、肠线等,浸泡前必须洗刷清洁,所用消毒溶液应定期更换(容器应消毒)。

二、婴儿室工作制度

1.婴儿室应保持清洁整齐和适宜的温度、湿度。室内每日通风换气或用紫外线进行空气消毒。

2.本室工作人员必须是无传染病者。工作人员须定期做喉部细菌培养,以便检出带菌者。新工作人员经体格检查,合格者才能进入。非婴儿室工作人员不得入内。婴儿室谢绝参观。严禁家属到室内探视新生儿。

3.工作人员进婴儿室前应戴好帽子、口罩,穿好隔离衣,更换专用鞋。每次护理新生儿前后,应洗净双手。

4.婴儿室的面巾,产妇清洗乳头的棉棒、奶瓶、奶头、奶罩,新生儿的衣服、尿布必须经过消毒才可应用。新生儿出院后床位要进行消毒。新生儿患传染病或有感染可疑时,应当予以隔离。

5.新生儿的手圈、床及包被外面,均需标明母亲姓名、新生儿性别以便识别。

6.发现新生儿有脐带出血、颜面苍白、发绀及其他异常情形时,应在可能范围内予以处置并立即报告医师。新生儿应逐日称量体重,生后2~4天口服或接种卡介苗。

7.婴儿室内的器械、物品均应固定专用。

8.每次交接班除书面报告外,要巡视新生儿逐一口头交班。病危新生儿交班本上要书写清楚,并将特殊病情记入护理记录单上。一切用品应整理齐备交给下一班。

9.新生儿使用热水袋,温度不宜超过摄氏49度。热水袋应加布套,切勿贴近新生儿身体以免烫伤。

10.婴儿室沐浴盆每日消毒一次。在面盆不足时,用过一次,应用肥皂手巾擦洗清洁。有条件的医院最好每天沐浴。

11.婴儿室应备有必要的抢救药品和器械。

三、门诊护理工作制度

1、门诊护理人员,必须热爱本职工作,以高度的责任心和同情心对待病员,要讲文明礼貌、态度和蔼,待病人如亲人,全心全意为病人服务。

2、做好开诊前的准备工作,维持好门诊秩序,科学地组织安排病人就诊,按各科专业分诊。对老弱病残及行动不便的病人,优先照顾就诊。对危重及病情突变的病人配合医师采取积极有效的抢救措施。

3、门诊护理人员在门诊部、护理部领导下进行工作。选派高年资护士,并较长时间固定。

4、认真做好病人的预检分诊工作,对传染病人要按病种分类,安排隔离房间就诊,以防交叉感染,诊断明确者转传染病医院治疗。

5、门诊环境要做到清洁、整齐,做好病人的就诊指导和卫生宣传工作,利用各种形式,根据不同季节宣传常见病、多发病的预防和治疗知识,提高人民群众的自我保健能力。

6、严格执行消毒隔离制度,诊室每天喷洒消毒液一次,桌椅、诊查台每天用消毒液擦拭一次,医疗器械按规定流水线灭菌,防止交叉感染。

7、门诊护理人员,要负责各种医疗器械及各种医疗用品的保管、维修和补充,以利于医疗护理工作的顺利进行。

8、下班前要整理好室内物品,关好水电开关及门窗,防止意外事故的发生。

9、门诊护理人员必须做好本职工作,刻苦钻研业务、熟练掌握本科的各种护理技术操作,减少病人痛苦,提高护理质量。

四、急诊科工作制度

1、急诊科必须24小时开诊,随时应诊,节假日照常接诊。工作人员必须明确急救工作的性质、任务,严格执行首诊负责制和抢救规则、程序、职责、制度及技术操作常规,掌握急救医学理论和抢救技术,实施急救措施以及抢救制度、分诊制度、交接班制度、查对制度、治疗护理制度、观察室工作制度、监护室与抢救室工作制度、病历书写制度、查房门诊制度、消毒隔离制度,严格履行各级各类人员职责。

2、值班护士不得离开接诊室。急诊病人就诊时,值班护士应立即通知有关科室值班医师,同时予以一定处置(如测体温、脉搏、血压等)和登记姓名、性别、年龄、住址、来院准确时间、单位等项目。值班医师在接到急诊通知后,必须在5~10分钟内接诊病人,进行处理。对拒绝来急诊科诊治病人或接急症通知后10分钟不到的医师,急诊室护士随时通知医务科或院领导,与有关科负责人联系,查清原因严肃处理。

3、临床科室应选派技术水平较高的医师担任急诊工作,每人任期不得少于6个月。实习医师和实习护士不得单独值急诊班。进修医师经科主任同意报医务科批准,方可参加值班。

4、急诊科各类抢救药品、器材要准备完善,由专人管理,放置固定位置,经常检查,及时补充更新、修理和消毒,保证抢救需要。

5、对急诊病人要有高度的责任心和同情心,及时、正确、敏捷地进行救治,严密观察病情变化做好各项记录。疑难、危、重症病员应在急诊科就地组织抢救,待病情稳定后再护送病房。对需立即进行手术治疗的病人,应及时送手术室施行手术。急诊医师应向病房或手术医师直接交班。任何科室或个人不得以任何理由或借口拒收急、重、危症病人。

6、急诊病人收入急诊观察室,由急诊医师书写病历,开好医嘱,急诊护士负责治疗,对急诊病人要密切观察病情变化并做好记录,及时有效地采取治疗措施。观察时间一般不超过3天,最多不超过一周。

7、遇重大抢救病员需立即报告医务科、护理部有关领导亲临参加指挥。凡涉及法律纠纷的病员,在积极救治的同时,要积极向有关部门报告。

8、急诊范围:

(1)、急性外伤、脑处伤、骨折、脱臼、撕裂伤、烧伤等、

(2)、急性腹痛;

(3)、突发高热、呼吸、血压、心率(律)及神志明显异常者;

(4)、突然出血、吐血、有内出血征象、流产、小儿腹泻、严重脱水及休克者;

(5)、有抽风症状或昏迷不醒者;

(6)、耳道、鼻道、咽部、眼内、气管、支气管及食道中有异物者;

(7)、眼睛急性疼痛、红肿或急性视力障碍;

(8)、颜面青紫、呼吸困难者;

(9)、中毒、服毒、刎颈、自缢、淹溺、触电者;

(10)、急性尿闭;

(11)、发病突然,症状剧烈,发病后病情迅速恶化者;

(12)、烈性传染病可疑者;

(13)、急性过敏性疾病;

（14）、其他经医师认为合乎急诊抢救条件者。

上述规定，不可机械执行，以免耽误患者诊病。如病情模糊难定应由医师根据患者全面情况斟酌决定。

五、手术室工作制度

1、手术室工作人员，必须严格遵守无菌原则，严格执行手术室各级各类人员职责、无菌操作、消毒常规、急救抢救制度、查对制度、防止交叉感染处理原则、特种感染处理原则、防止差错事故制度、安全制度、药品、物品器械管理制度、值班制度等，保持室内整洁。进入手术室时，必须穿戴手术室的鞋、帽、隔离衣及口罩。

2、室内必须保持严肃、安静、禁止喧哗，不遵守手术室工作制度者，手术室负责人有权拒绝进入手术室，并通知有关部门。

3、进手术室见习、参观1~2人需经科主任及手术室护士长同意，3人以上需报医务科批准。见习和参观者，应接受手术室医护人员的指导，不得任意游动及出入。

4、手术室的药品、器材、敷料，应由专人负责保管放在固定位置。各项急症手术的全套器材，电气和蒸汽设备应经常检查，以保证手术的正常进行。手术室器械一般不得外借，如外借，须经手术室护士长同意并经护理部报业务院长批准方可办理暂借手续。麻醉药与剧毒药有明显标志，加锁专人保管，按医嘱并经过仔细查对后方可使用。

5、无菌手术与有菌手术应分室进行，避免交叉感染。手术前、后，手术室护士应详细清点手术器械、敷料等数目，并及时处理干净被血污染的器械和敷料，一切物品用后必须进行清洁和检查工作并归还原处。若无条件时，应先作无菌手术，后作有菌手术，夜间及节假日应有专人值班及听班，以便随时进行各种紧急手术。

6、手术室应常规准备急症专用器械、敷料等。如用完时，可动用其他择期手术器械、敷料等。如无特殊情况，任何人不得以任何理由拒绝或拖延急症手术。

7、手术室应对手术病人作详细登记，按时统计上报。

8、手术室应每周彻底清扫消毒一次，每月做细菌培养一次（包括空气、洗过的手、消毒后的物品）。如有感染，应协同有关科室研究感染的原因，及时纠正。

9、手术通知单须手术前一天送交手术室，以便准备。急诊手术通知单须经主治医师或值班医师签字。

10、手术室按时接手术病人，并带好病历，核对病人姓名、年龄、床位、诊断、手术名称及部位标记，防止差错。病人要穿医院衣服入手术室。

11、手术室工作人员暂离手术室外出时需先向科主任或护士长请假，征得同意并安排好工作后方可离开。外出时要更换外出衣、鞋、帽。

12、疖肿或急性呼吸道感染人员原则上不准进入手术间，特殊情况可戴双层口罩方可进入。

13、手术室内严禁吸烟，值班人员须在指定地点就餐。

14、手术室上午除特殊紧急情况外，一律不传私人电话。

15、爱护一切器械仪器，严格按操作规程使用，避免损坏。一旦损坏，应及时报告业务院长及器械科酌情处理。

16、精密仪器要设专人保管,1月以上不用者,要定期保养。

17、做好安全保卫工作,除值班人员外,一律不得在手术室留宿。

18、建立常用手术器械卡,准备器械时按卡片进行查对,同时检查器械性能。手术包必须标明消毒日期或有效日期。

19、手术采取的标本,应同病理科严格交接手续,有专人负责送检。

六、分娩室工作制度

1、分娩室实行 24 小时值班,值班人员必须坚守工作岗位。

2、分娩室工作人员必须更换专用工作服、帽子、口罩、鞋,方可进入分娩室。

3、分娩室的药品和急救设备,要有专人保管,定期检查、补充和更换。

4、值班人员应严密观察产程(正常妇 30 分钟听一次胎心)并记录观察情况。如有异常情况不能处理时,及时报告上级医师。

5、严格交接班,接班者要测血压,听胎心,并做好记录。

6、接产后,接产人员及时、准确填写产程、临产、新生儿情况记录和出生证。

7、产妇产后应在分娩室留观察,无特殊情况送回病房。新生儿处理完毕,送给产妇辨认性别,全身检查,测验脚印、手圈,点眼后送婴儿室。

8、为保持分娩室清洁,每日常规清扫消毒,每天小夜班紫外线照射一次,每周大消毒一次(包括器械、敷料、医疗用品等),每月做室内空气培养一次,并做好记录。

9、设专用清洁卫生工具。

10、分娩室内不准家属及其他无关人员入内。

11、有传染病或有感染的产妇,分娩时应与正常产妇分别使用产床,并严格执行消毒隔离。

七、治疗室工作制度

1、进入治疗室必须穿工作服,戴工作帽及口罩。严格执行无菌技术操作。

2、保持室内清洁,每做完一项处置,要随时清理。每天消毒一次,除工作人员及治疗病人外,不许在室内逗留。

3、器械物品放在固定位置,及时请领,上报损耗,严格交接手续。

4、各种药品分类放置,标签明显,字迹清楚。

5、剧毒药品与重药品应加锁专人保管,严格交接班。

6、各类器械用具,每周大消毒一次,无菌持物钳浸泡液每周更换二次,接触病人黏膜的各种导管需高压消毒。

7、已用过的注射用具要随手清理,进行初步消毒后,再同供应室对换。

8、无菌物品须注明灭菌日期,超过 1 周者重新灭菌。

9、定内每天消毒,每月采样做空气培养,结果要有记录。

10、清洁用具应专用。

八、换药室工作制度

1、严格执行无菌操作规程,进入换药室要穿戴工作服帽,操作前洗手,戴口罩,工作态度严肃认真,动作轻柔,以减轻病人痛苦及恐惧感。

2、一切换药物品需保持无菌,并注明消毒日期,超过1周者重新消毒。

3、对清洁和污染伤口,要分先后并在固定位置处理。布局要合理,有条件时感染伤口换药室与无菌伤口换药室要分开设置进行处理。

4、特殊感染病人不得在换药室处理,应在隔离室处理,换下敷料焚烧处理。

5、保持室内整齐、清洁,桌椅每天擦拭消毒一次,地面消毒喷洒一次,紫外线照射一次,每月做空气细菌培养一次。

6、换药物品及各无菌包应每周按规定时间大清洗大消毒一次,器械消毒液每周更换二次。各类外用药品,瓶签标志要明显,字迹要清晰。

7、严格执行管理制度,无关人员不得入内。

九、重症监护室工作制度

1、进入监护室着装整齐,进门换拖鞋,非本室人员不得入内。

2、坚守岗位,制止串岗、脱岗的现象发生。

3、各种急救物品、药品、器械齐全,定点、定位放置,确保功能良好。

4、熟练掌握呼吸机、心电监护仪等各种抢救设备的基本知识及使用方法。专人保管,定期维修、保养。

5、严密观察病情变化,详细做好特护记录,随时制订、修订诊疗护理计划,并责任到人。

6、各种护理表格要书写规范,无漏项,无吐改。监护室资料妥善保管。

7、严格无菌技术,遵守监护室消毒隔离制度。

8、治疗、用药、输血时严格执行"三查、七对"制度,做到用药及时、准确,治疗、护理到位,防止差错事故及并发症发生。

9、监护室人员熟练掌握急救复苏技术,结合病情正确分析、监测资料,根据需要做出相应急救措施。

10、保证各种管道畅通,并妥善固定,避免脱出。

11、危重病人标记、护理级别、饮食种类一览表、床头牌应与病历相符。

12、本室仪器不能外借,如有特殊情况,一定要有借用手续,机器性能、附件应当面详细检查,交代清楚,如有损坏,按制度赔偿。

十、门诊卫生宣教工作制度

1、门诊卫生宣教工作是提高人民群众自我保健能力的重要途径。门诊部有一名副主任分工负责,科室设兼职宣传员,在健教科的配合下共同做好门诊卫生宣教工作。

2、门诊大厅、走廊、候诊室要有卫生宣传牌或宣传橱窗,普及卫生保健知识。

3、各科室在开诊前后,利用多种形式向候诊病员宣传卫生科普知识和常见病、多发病的防治知识。

4、科室配备黑板报,针对本科特点,宣传常见病、多发病和季节性传染病的防治知识,并定期更换。医师在诊治疾病的过程中,亦要积极宣传疾病防治知识。

5、利用节假日组织医务人员走向社会,在公共场所设立卫生咨询宣传站,普及医学科普知识,开展群众性的卫生宣传活动。

6、门诊卫生宣传工作,要做到年初有计划,年底有总结、有表彰,确保卫生科普知识宣传工作的经常化、制度化。

十一、急诊科护理工作制度

急诊室是医院危重病人的地方,是医院体现医闻质量和管理质量的重要部门。为保证急诊室护理工作的高效、迅速,特制订本管理规定。

(一)、组织管理要求

1、急诊室的护理人员必须有救死扶伤的精神,业务水平高,各专科知识,技术操作熟练,抢救动作迅速,治疗及时、准确。

2、要有严格的以岗位责任制为核心的和各项规章制度,如交接班制、仪器使用检查保管制、抢救制度等。护理人员值班时坚守岗位,不得擅离职守。

3、要有健全的院内抢救组织,遇有特殊情况,通过信号系统立即组织人员赶赴急诊室进行抢救。

4、急诊室护理人员要有严格的时间观念,对病人的接诊时间、抢救时间、治疗时间要争分夺秒,任何人不得延误,否则要追查责任。

(二)、业务管理要求

1、急诊室护士的条件:要经过专业训练,能熟练掌握抢救一些常见病症的技能,如心电图机的使用和心脏异常图形的识别;除颤、起搏器的使用;人工呼吸机的使用及简单排除故障的办法,气管插管的使用,心脏骤停的抢救等。

2、抢救定位工作训练:对常见急诊,按抢救内容顺序,规定医师与护士的工作职责,制成文字条款与图片,并经常练习,这样,可在抢救时,有条不紊,准确无误地工作,抢救成功率按标准应达 80%-85%。

3、做好分诊预检工作,分诊准确率应在 90% 以上,并认真登记统计,以便总结经验,改进工作。

4、严格执行无菌操作规程,遇有急性传染病人时,应及时做好隔离消毒工作。

十二、急诊观察室工作制度

1、因病情需要,可在急诊科观察室短期观察者(包括病情复杂,难以确诊,需入院诊治而暂无床又不能转出者)。

2、值班医师和护士要严密观察病情变化,开好医嘱,及时填写急诊观察病历,随时记录病情和处理经过,认真做好接班。

3、急诊观察室医师早、晚各查床一次,重症随时查看,主治医师每日查床一次,及时修订诊疗计划。

4、急诊观察室值班护士,要随时主动巡视患者的病情、输液、给氧等情况,发现病情变化,立即报告医师并及时记录。

5、加强基础护理,预防褥疮、肺炎等并发症的发生。

6、留观察时间一般不超过3天,最多不超过一周。

十三、急诊注射室的工作制度

急诊注射室主要负责急诊各科病人的药物注射治疗任务,以方便病人。

1、工作人员应了解常用注射药的药理作用、毒性反应和药物过敏反应的紧急处理,并具有熟练的技术,高度的无菌观念责任心。

2、注射室内应保持整洁卫生,空气流通,光线充足。地面先拖后扫,每日2次用消毒液擦拭,紫外线空气消毒,以减少污染。每月做空气培养1次,并做好监测登记。

3、着装整洁,带好帽子、口罩,并做好注射治疗器材和物品的准备工作,向病人做好必要解释。

4、严格执行无菌技术操作和门诊"三查五对"制度("三查":查批号、有效期、药品有无变色、沉淀、裂纹;"五对:对姓名、药名、剂量、浓度、用法")。嘱病人保管好注射单。

5、注射部位准确,避开瘢痕、硬结及皮肤患处,掌握无痛注射法,熟练基本技术操作,减轻病人痛苦。

6、各类器材、药品定点放置,专人负责保管并定期清点,及时兑换与补充,每周大消毒1次,保证无菌物品的绝对无菌和供应。

7、对使用过的注射器等一次性物品,应进行毁形处理后更换,对每一个病人治疗前均应先洗手,后操作,防止交叉感染。

8、室内应备有急救车或急救药品器械,备有氧气、吸痰器等,以备抢救用。

9、无菌持物钳(镊)消毒罐配套加盖,每周消毒2次并及时更换消毒液,贮物槽及敷料罐每周消毒1次。

十四、急诊抢救室工作制度

1、抢救室专为抢救患者设置,其他任何情况不得占用(尤其抢救室)。抢救的人一旦允许搬运,即应转移出抢救室以备再来抢救患者的使用。

2、一切抢救药品、物品、器械、敷料均须放在指定位置,并有明显标记,不准任意挪用或外借。

3、药品、器械用后均需及时清理、消毒、消耗部分应及时补充,放回原处,以备再用。

4、每日核对一次物品,班班交接,做到账物相符。

5、无菌物品须注明灭菌日期,超过1周时重新灭菌。

6、每周须彻底清扫、消毒一次,室内禁止吸烟。

7、抢救时抢救人员要按岗定位,遵照各种疾病的抢救常规程序进行工作。

8、每次抢救患者完毕后,要作现场评论和初步总结。

十五、急诊患者接待管理制度

（一）、目的：通过对急诊患者接诊过程进行控制，使急诊患者及时、准确得到诊治、危重患者到抢救、避免多科转诊，延误救治时机。

（二）、适应范围：急诊科患者的接诊服务。

（三）、职责：

1、急诊护士负责急诊患者接诊、分诊工作，按医嘱及时进行各种治疗和护理服务。

2、急诊科护士长负责指导接诊、分诊工作，协调解决急诊患者就诊过程出现的问题及意外。

3、护理部主任、急诊科主任负责协调解决特大意外、灾难事件极大的纠纷。

（四）、工作程序：

1、急诊科专门设立急诊班护士，负责接待来诊急诊患者，24小时值班。

2、接诊护士应按急诊患者病情轻、重、缓、急分别处理。(1)对接受治疗的患者，当班护士根据需要安排坐姿或卧位，并介绍环境，交代注意事项及患者须知。(2)对外伤的患者，接诊护士应做相应的初步处理，如止血包扎、固定制动等。(3)高热患者按医嘱予以测量体温、物理降温，并安排床位、保暖等，在病历上做相应的记录，并按医嘱给予治疗及护理。(4)急诊护士接到危重患者直接送入抢救室，通知相关医生抢救，并参加抢救工作，开通各种抢救通道，准备各种抢救仪器。遇到因科内条件限制不能处理的急诊患者（如心脏破裂、股动脉破裂等）应立即送往手术室，争取抢救时间，在护送途中做好相应救治工作（如开通静脉通道等）。(5)遇到由路人送来的无名氏，做好接诊救治工作的同时，护士应向患者询问他的地址、姓名、电话，根据患者提供的资料，联系其家人或朋友。(6)对神志不清而无人照看者，在做好救治工作的同时，接诊护士和医生同时检查、清点患者的物品并登记，签名后暂时保管，根据患者随身携带物品所提供的资料，设法通知其家人或朋友。

十六、高压氧舱工作制度

1、医护人员应着装整齐，仪表庄重，工作严谨、细心，一丝不苟，确保高压舱治疗时的安全。

2、非本室人员不得随意进入，参观者须经请示同意方可接待，室内严禁吸烟。

3、熟悉高压舱环境及各种设施的性能，掌握操作使用方法，保证各部件处于良好工作状态。

4、除操舱人员外，操纵台上所有仪表、开关、通讯联络系统一律不准随便触动。开舱期间不准私用舱内外专线联络电话。不准聊天、听音乐等。

5、舱内应备齐各种抢救物品、器械及常规用物，专人负责，定期检查、补充，定位放置，保持常备状态。

6、病员进舱前须更换棉织衣、裤、袜及拖鞋，严禁将易燃、易爆、怕压物品带入舱中，如化纤衣服(棉纶、尼龙、涤纶、腈纶)、乙醇、打火机、火柴、钢笔、手表、收录机、传呼机、手机等。每次进舱前严格督促检查,以免发生意外。

7、做好病人的解释工作,详细介绍进舱的注意事项,消除紧张心理,以取得病人合作。

8、禁止在舱内打闹、来回走动及大声喧哗,禁止随地吐痰,乱扔果皮及其他杂物,更不准乱动舱内设备和用重物敲击舱壁,以免发生意外。

9、操作人员必须严守工作岗位,不准私自外出。要经常与舱内保持联系,询问病情变化,遇有特殊情况,立即报告医师,并做应急处理。

10、严格操作规程,认真做好操作记录,未经请示不准随便更改治疗方案。

11、出舱后清理舱内卫生,紫外线照射 30 分钟,并及时通风 30 分钟,地面用 0.2%过氧乙酸拖地,每周大扫除 1 次,每月空气培养 1 次。保持舱内清洁、整齐,物品放置有序。

12、芽孢杆菌感染或传染病出舱后应全面彻底消毒,关舱 3 天,细菌培养连续 3 天阴性后,方可启用。

十七、T 型管引流的管理制度

1、标准:病人施行总胆道探查术后,常规放置 T 型管引流,以维持胆道的通畅。

2、标准程序及操作步骤:(1)、向病人及其他重要人员解释引流的原因。(2)、妥善固定 T 型管,保证有效引流。(3)、检查任何异常,并相应的给予适当的处理,如有导管脱落应立即通知医生紧急处理。(4)、观察、记录并报告引流出的胆汁量及性状。

3、结果标准:(1)、病人及其他重点人员对解释及护理表示理解和满意。(2)、T 型管不宜太短,尽可能不固定在床上,严防因翻身、搬动、起床活动时牵拉而脱落。(3)、下床活动时,引流袋的位置应低于腹部切口高度,平卧时不能高于腋中线,防止胆汁反流逆行感染。(4)、观察胆汁引液的颜色、质、量、有无鲜血或碎石等,必要时送胆汁作常规检查和细菌培养。术后 24 小时内引流量约 300-500ml,色清亮、呈黄或黄绿色,以及逐渐减少至 200ml/d 左右。(5)、术后放置 10-14 天,如体温正常,黄疸消失,胆汁减少至 200-300ml/d 左右无结石残留,可考虑拔管。

十八、胃肠减压的管理制度

(一)、标准:病人通过胃管抽吸安全地清除胃内容物。

(二)、标准程序及操作步骤:1、向病人及其他重要人员解释原因及操作步骤 2、确定胃管开放且置入正确。3、按医嘱所指示的间隔,用注射器以适当压力抽吸胃内容物。4、如有医生指示,需将胃管连接负压吸引装置。5、检查任何异常,并相应地给予适当的处理。如有导管脱落应立即通知医生紧急处理。6、观察、记录并报告抽出的胃液的量及性状。

(三)、结果标准:1、病人及其他重要人员对解释及护理表示理解和满意。2、按医嘱所指示的间隔抽吸胃内容物或引流至引流瓶内。3、及早发现并发症,并相应地给予适当处理。4、准确记录。

十九、留置导尿管理制度

(一)标准:留置导尿病人接受会阴护理,以减少尿道感染。

（二）流程标准:1)向病人/家属说明原因及过程。2)确保尿管在正确的位置。3)使病人尿液引流袋在膀胱以下的位置。4)每天会阴护理。5)鼓励病人每天饮水 2000 毫长以上(除非不允许)。6)发现任何尿道感染的病状和体征,并对症处理。7)观察、记录、报告尿液的性质和量,如有脱管应立即通知医生妥善处理。

（三）结果标准:1)病人/家属对所给予的解释及护理表示理解和满意。2)病人尿管通畅,紧密连接。3)保持病人会阴部清洁。4)及早发现并发症,并对症处理。5)准备记录。

二十、胸腔闭式引流管理制度

1、标准:病人在闭式引流的作用下,维持肺的最佳扩张能力。

2、流程标准:1)向病人/家属解释保持有效的胸腔闭式引流的步骤及重要性。2)定期评定病人的肺功能及生命体征。3)确定胸腔引流的位置,避免扭转和牵拉。4)使引流装置固定在胸导管插入部位以下。5)保持胸腔闭式引流通畅。6)给胸腔引流装置以低位吸引。7)如果暂时将引流器的位置高出引流口,需将胸腔导管用钳子夹住。8)如果引流处敷料已污染,在无菌操作技术下更换敷料。9)协助病人翻身,促进肺的扩张及引流。10)鼓励病人进行呼吸及咳嗽运动。11)发现不适应反应,给予对应处理,如有脱管应立即通知医生妥善处理。12)观察、记录、报告引流液的性质及护理。

3、结果标准:1)病人/家属对所给予的解释及护理表示理解和满意。2)病人的肺功能改善。3)及早发现并发症,并对症处理。4)准确记录

二十一、脑室体外引流管的管理制度

（一）标准:病人通过硅胶管置入侧脑室,使脑脊液引流通畅,以缓解颅内压增高。

（二）标准程序及操作步骤:1、向病人及其他重要人员解释引流的原因。2、将引流袋悬挂于床头,高于脑室 15-20cm 为宜。3、确定引流管位置正确,保证有效引流。4、检查任何异常,并相应地给予适当的处理,如有导管脱落应立即通知医生紧急处理。5、观察、记录并报告引流出的脑脊液的量及性状。

（三）结果标准:1、病人及其他重要人员对解释及护理表示理解和满意。2、严格保持引流液的高度:高于脑室 15-20cm 为宜。3、注意引流液的速度:禁忌流速过快。骤然降压有发生出血或脑疝的危险。4、控制引流液的量:每日引流量以不超过 500ml 为宜。5、观察脑脊液的颜色与性状:术后 1-2 日脑脊液可略带血性,以后转为橙黄色。术后脑脊液的颜色逐渐加深,常提示脑室出血;脑脊液浑浊,常提示颅内感染。6、严格按无菌要求操作:每日更换引流袋,整个装置应保证无菌,必要时作脑脊液常规检查或细菌培养。

二十二、中心静脉导管管理制度

1、标准:安全地将中心静脉导管插入,并保留。

2、流程标准:1)向病人/主要亲属解释原因和程序。2)使用无菌技术协助医生插入中心静脉导管。3)整个过程中不断地提供精神上的支持并监视病人的一般情况。4)应用透明的敷料覆盖插管部位并固定连接处。5)如果能够使用,可将静脉系统用适当的颜色贴

上标签。6)根据生产公司的指示安放中心静脉压监测仪。7)由一名注册护士如医嘱所示地进行输液。8)在给予输液的过程中遵循:"三查、七对"原则。9)确保系统的正常功能,并保持它是一个密闭的系统。10)使用中心静脉监护仪时应确保安全,如有脱管应立即通知医生妥善处理。11)观察有无炎症和感染,并根据情况采取适当的措施。12)观察、记录和报告:插管的日期,中心静脉压的读数,插入部位的情况,如:渗血病人的一般情况和给予的护理。

3、结果标准:1)病人/主要家属对于解释和给予的护理表示理解和满意。2)准确地记录中心静脉管的正常功能。3)保持中心静脉管的正常功能。4)监测病人的中心静脉压 5)及早发现并发症,并根据情况采取适当的措施。6)维持准确的记录。

二十三、导管脱落质量管理制度

1、患者各种导管发生脱落时,立即通知当班医生、护士长,积极采取补救措施,安慰家属,消除紧张,恐惧心理。

2、积极配合医生做好各项处置工作。

3、认真做好病情观察。

4、做好脱落导管的处置和护理观察记录。

供应室消毒工作制度

1、供应工作人员熟练掌握各种器械、物品的清洁消毒,灭菌方法,严格执行各项规章制度及各种操作规程。

2、负责全院各科室无菌器械、物品、敷料的供应工作。供应的医疗器械做到及时、准确、适用和绝对无菌。

3、备齐和储备一定数量的消毒器械和敷料,保证周转和处于备用状态。

4、每日上午下收下送,重点科室每日下收下送 2 次。根据各科工作需要,提供消毒物品。收回污染的失效物品,临时借用的物品,应办好登记手续,用后及时归还。

5、沾有脓血等体液的器械,应由使用科室洗涤清洁后交供应室消毒。传染科用过的物品,应经传染科消毒处理后再交供应室消毒。

6、科室自备包装的各种敷料桶、换药等治疗器材应注明科别及消毒日期,按规定时间送供应室消毒。消毒后消毒员负责关闭贮槽侧孔并放在固定位置。

7、所供敷料应符合临床要求,包布、治疗巾、洞巾保持清洁无损。

8、各种治疗巾应注明名称、消毒时间或有效日期。包内各种物品须认真核对,不得有误或遗漏。每日严格检查,凡消毒物品失效或接近失效期,须重新消毒保存。

9、所有一次性用品均应把好质量关,做好抽样检测,并定期下科了解使用情况,保证临床使用方便及确保安全。

10、严格划分污染区、清洁区、无菌物品储存区。无菌物品与污染物品不得交叉混放或迂回传递,防止交叉感染。

11、对所有的物品器材应建立账目登记、请领、下发、报废及赔偿制度。专人负责、定期清点,定期保养,防止霉烂、生锈、损坏、丢失,如有损坏按规定处理、赔偿或补充。

12、定期深入临床各科检查常备无菌物品质量、数量、征求意见,及时改进工作。

13、每日工作完毕整理室内卫生,清扫地面,用消毒液擦拭桌面及工作台面。每周五大扫除 1 次,保持工作间清洁整齐,物品放置有序。

14、每日紫外线照射空气消毒 1 次,每月空气培养 1 次。

供应室工作制度

1、工作人员按要求着装上岗,衣帽整齐,出入工作间要换鞋入室。

2、工作人员必须遵守各项规章制度和各种技术操作规程。

3、严格划分污染区、清洁区、无菌区,采用由"污"到"净"的流水作业方式布局,做到工作区生活区分开,污染物品与清洁物品分开,未灭菌与灭菌分开,清洁与污染采取单线行走,不可逆行。

4、回收物品与发放物品应分车、分人进行,凡有脓血的器械须由科室初步清洁。凡传染病患者用过的物品必须经高效消毒剂消毒后再交给供应室。

5、每日更换消毒液,并对消毒液浓度进行检测。

6、严格执行工作人员手的消毒规程。

7、每月对空气、无菌物品、消毒液、台面及工作人员的手进行细菌培养,结果存档。

8、每日认真清点检查各类物品并记录,做到供应及时。

9、定期检查各种仪器设备,确保使用安全。

10、做好下收下送工作,服务主动热情,深入临床第一线征求意见,不断改进工作。

供应室消毒灭菌隔离制度

1、供应室内应严格区分污染区、清洁区和无菌区,要有明显的标记。

2、有菌物品与无菌物品严格区分放置,设污染物回收和无菌发放两个窗口。

3、无菌间每日空气消毒净化一次,每月做空气细菌培养一次,并有记录。

4、灭菌合格物品应有明显的标记和日期,专室专柜存放,在有效期内使用、所有出无菌间的物品均要重新高压灭菌,方可进无菌间。

5、高压锅内每次都要进行化学监测,并有记录,要求灭菌合格率达 100%。每月做生物监测一次,每月对无菌物品抽样做一次细菌培养,有记录。

6、下收下送车辆污洁分开,每日清洗消毒,分区存放。

7、凡传染病或肠道门诊、肝炎门诊使用过的医疗器械等,送入供应室就有明显的标记,并要有固定的地点放置。须严格管理,此类器械要单独消毒灭菌处理。

消毒灭菌效果监测制度

1、供应室应配有质量监测员。

2、灭菌物品、消毒液,定期监测,每月细菌培养一次。

3、对压力蒸汽灭菌效果进行监测,并详细记录(压力、温度、时间、灭菌物品、操作者),化学监测每包进行,生物监测每月一次,并保留化验单。

4、预真压力蒸汽灭菌器每天灭菌前进行 B-D 试验。

5、无菌后物品每月做一次抽样的细菌培养,不得检出任何微生物。

6、新灭菌器使用前必须先进行生物监测,合格后才能使用;对拟采用的新包装容器、摆放方式、撩拨方式及特殊灭菌方式也必须进行生物监测,合格才能采用。

7、每月对空气、物体表面、医务人员手监测一次,结果要符合要求,并有记录。

无菌物品管理制度

1、经灭菌的各种物品、要标记醒目,注明消毒日期和责任者。经效果监测合格后,进入无菌间存放,由专人经无菌物品发放口发放。

2、凡进入无菌间的无菌物品,根据消毒日期的先后,进入无菌间放。无菌物品应分门别类放在橱、柜内、物品排列整齐,以左进右出、上进下出为原则。

3、拿取无菌物品时,必须洗手、戴口罩、帽子、穿工作服。

4、每日检查无菌物品的有效期,过期者重新消毒,发现湿包、散包和标记不清者,要禁止发放。

5、发放时要认真仔细,按着先消先发、后消后发的原则,准确发放,不得有误。

6、对无菌包已打开但未使用者,也不可放回原处,要经重新灭菌。

7、无菌间每日工作完毕,整理单元环境卫生,放置处理,空气消毒净化1小时。

8、非工作人员不允许进入无菌物品发放间拿取无菌物品。

供应室清洁卫生制度

1、供应室是医院内污染医疗器具的集散处,在完成日常工作后,务必坚持室内消毒制度。

2、根据各房间的工作性质与房间大小的不同特点,灵活选用消毒方法,确定消毒时间,同时要适时做消毒效果监测。

3、无菌室人员应严格遵守无菌规则,室内门窗及无菌柜要洁净无尘,每天用500mg/L含氯消毒液做地面消毒,空气净化1小时。要定期 做空气培养,并保留化验单存档。

4、洗涤间各洗涤池,工作完毕将池内外洗刷干净,清理滤水口杂物,用500mg/L含氯消毒液消毒池内,消毒机消毒2小时。

5、各房间每日要进行清洁卫生,每周进行一次全室大扫除。

下收下送制度

1、每日两次由当班护士将灭菌物品送到各个科室,工作人员要认真负责服务热情。

2、下收下送车要有"污"、"洁"标记,回收及发放物品要分车分人进行。

3、发放与回收更换物品要做到:双方签字、数目清楚、质地完好,若有数量短缺,质量有损,即当面分清责任,事后妥善处理。

4、各器械、穿刺针用后立即常水冲净血渍、污渍。传染病人用物应由科室先做初步消毒处理后,标明记号,再交供应室做单独处理。

5、各种器具包布不得用作其他用途。

6、穿刺包与治疗包等用后,由使用科室护士初步处理,各种消毒盒、储槽等检查合格后双方如数清点。

7、如在下收下送中供应室与医疗科室发生争执时,由双方护士长本着相互尊重、互谅互让的原则适时稳妥处理。

供应室安全管理制度

1、加强治安管理,杜绝事故发生。

2、贵重仪器固定专人负责管理。

3、贵生仪器必须挂牌,注明负责人和保管人。

4、无菌与非无菌的物品,要标记醒目、定点放置,不得混放。

5、在配制各种药物及做强酸强碱处理时,必须佩带劳保用品,加强劳动保护。

供应室差错事故制度预防

1、对工作要有高度的责任心,工作时严肃认真,一丝不苟。

2、严格执行各项操作规程,各类物品严格按标准处理,各种包需两人核对后包装。

3、严格交接班制度,定点放置,做到交的准、接的明,每周大交班一次。

4、各种物品器械定点放置,并保证性能良好,护士长合理安排,分清轻重缓急,有计划性,做到忙而不乱。

5、对新调入的同志、实习同学、进修人员专人带领,使其尽快熟悉工作。

6、高压的物品经监测不合格者,不允许进入无菌间,要重新灭菌。

7、消毒员在进行消毒工作前,要仔细检查仪器的性能,发现异常及时报告检修。

手术室控制感染管理制度

1、手术室人口设过渡清洁区,手术室拖鞋与私人鞋、外出鞋应分别存放。

2、进入手术室人员必须更衣、换鞋,戴好口罩、帽子,外出时更换外出衣和外出鞋。严格控制参观人数。参观者不可任意进入其他手术间。

3、手术室布局应符合无菌消毒原则,更衣室最靠外,办公室、敷料室、器械定、高压间、麻醉办公室、复苏室等应设在清洁区,手术间、洗手间、无菌物品储藏室设在无菌区内;两者应有门窗相隔。

4、一切清洁工作均应湿式清妇,每日、每周、每月定人、定点、定要求做好清洁卫生。

5、手术间应有层流净化设施及紫外线消毒灯,定期消毒,每月做细菌培养监测。

6、各种无菌包、无菌容器、使用中的消毒液由专人负现定期消毒及更换,减少使用浸泡的器械,刀片、剪刀等应高压灭菌。

7、凡做大面积清创术及破伤风、气性坏疽、绿脓杆菌感染手术应尽量缩小污染范围,在感染手术间进行手术,术后应进行严格消毒处理。

手术室抢救工作制度

1、抢救工作由科主任和护士长(或主管护师以上的)组织指挥,并指派有一定临床经验和技术水平的医师和护士参加抢救工作。抢救人员须全力以赴,明确分工,密切配合,保证抢救及时、迅速有效。

2、遇有危重和直接来手术室抢救的危重病人,值班者须及时接应病人,抢救病人,做到分秒必争。

3、抢救过程中,严格执行技术操作规程,严格交接班制度和查对制度,密切观察病情,并做好详细记录。

4、病人所用药须经两人核对无误后再用,执行口头医嘱时,应加以复述,抢救用过的安瓿应暂保留,以备查对。

5、抢救完毕,做好用过物品的消毒处理工作,并做好抢救记录,以便总结经验,提高抢救水平。

手术室消毒隔离制度

1、手术室工作人员必须严格遵守无菌操作原则,保持室内肃静和整洁。

2、手术室应严格划分无菌区、清洁区和污染区。入口处的消毒脚垫应每日更换。拖鞋与私人鞋、外出鞋应分别存放。

3、进入手术室必须更换拖鞋、衣、裤、帽。贴身内衣不可外露,处出必须更换外出衣和鞋。

4、手术室工作人员患上呼吸道感染者,面部、颈部、手部有感染者及患皮肤病者一律不准进入手术间。

5、感染手术应在感染手术间内进行,术后及时进行清洁消毒。遇有特殊菌种如:破伤风、气性坏疽、绿脓杆菌等感染手术时,应尽量缩小污染范围,术后进行严格消毒处理。

6、严格控制参观人数,参观人员不可任意进入其他手术间和无菌储物间。进手术室见习、参观,必须经科主任、护士长同意。

7、一切清洁工作均应湿式打扫。各手术间物体表面及地面每日晨用消毒液擦拭。每周手术间彻底清扫消毒 1 次,每月做细菌培养 1 次(包括空气、物体表面和无菌物品、高压锅、手术人员、使用中消毒液)并有记录。

8、所有高压灭菌物品用 3M 指示胶带固定封口,灭菌后指示条变为黑色,表示该物品已经灭菌。每个包内应放 132 指示卡,该卡经灭菌后均为黑色,证明该包已经灭菌,方可使用。

9、手术室设无菌物品贮藏间,无菌、有菌物品要分室放置,所有灭菌物品必须每日检查 1 次,按日期先后排序依次使用。

手术通知规则

1、择期手术病人先由手术科室填写好手术通知单、麻醉单,手术前一日 10:00 点前送手术室,放于规定地点,过时作废。

2、手术通知单应认真填写,如病人姓名、床号、性别、年龄、诊断、住院号、手术名称及手术部位(左、右),字迹要清楚。

3、急症手术由值班医生电话或亲自通知,同时填写急症手术通知单、麻醉单,以免发生错误。

4、如临时更换手术病人,在器械、敷料允许情况下,可安排更换,并随时更换手术通知单。

5、杜绝不送通知单而直接做手术,以免准备不足发生错误。

6、感染病人施行手术时,,应在手术通知单上注明:如乙肝、丙肝等。

手术室差错事故防范规则

1、防止接错病人:(1)到病房接病人时,应持手术通知单,核对病房、姓名、性别、床号、住院号、手术名称、手术时间,询问是否禁食、大小便,是否用过术前药。清点所带物品。(2)病人接入手术室送入所安排的手术间,值班护士再次核对。(3)麻醉前,手术开始前由麻醉医师、巡回护士、手术医师再次核对。

2、防止手术部位错误:(1)医生填写手术通知单时,必须详细写明手术名称和部位。(2)放置体位前,巡回护士必须查看病历、X线片等,认真核对手术部位。对清醒病人,可直接询问病人。(3)手术开始前,手术者再次核对X线片,以杜绝手术部位错误。

3、防止用药错误或药物过敏:(1)用药前必须严格执行"三查七对"制度。(2)使用易过敏的药物时,必须查看皮试结果。(3)手术台上用药必须由洗手护士或手术医生核对无误后使用,台上应用两种以上药物时,应做好标记,严防用错。(4)执行口头医嘱时,巡回护士应复述一遍,医生认可后,方能使用。(5)局麻药加肾上腺素时,先查看病历,如血压过高,应请示手术医生。(6)用过的安瓿、药瓶、血袋等放在因定位置,手术结束后方可丢弃。

4、防止输血错误:(1)输血前交叉配血报告必须由本科室两人核对无误,并在配血单上签名。(2)检查采血日期及血液有无凝血或溶血、血袋有无裂痕。(3)输血过程中注意速度,保持通畅,观察有无反应。(4)两次输血间隔,用0.9%生理盐水冲净。(5)用过的血瓶及血袋放在固定位置,病人离开手术室后方可处理。

5、防止电刀灼伤:(1)使用高频电刀要按操作规程进行操作,电极板要平整,放在肌肉丰满处,电极板与皮肤接触面积不得少于10cm×10cm,病人身体任何部位的皮肤不得接触手术台金属部分,严防灼伤病人。(2)使用时,"输出"旋钮从"零"位开始逐渐开大到适当位置,停止使用时,回到"零"位,关闭开关。(3)严密观察电极板附着处,如有移位,及时整理,以防灼伤。(4)严格执行手术台旁交接班。

6、防止摔伤,碰伤和坠床:(1)接送病人前,检查推车有否损坏,车轮是否灵活。(2)推送病人时,嘱咐病人不要将手脚超出推车边缘,防止进出门时碰伤。病人头部应与推车人同一端。(3)神志不清、昏迷、小儿患者接送时应加以固定,入手术室后,有人看护,必要时加以束缚。(4)全麻病人未清醒前,应加以束缚,专人年护,防止发生意外。

7、防止器械、缝针等遗留在体腔或伤口内:(1)手术开始前洗手护士和巡回护士认真清点物品,做好记录并签字。(2)手术开始前,巡回护士认真清理手术间内纱布、沙垫等,手术过程中任何人不得将纱布等拿入手术间,防止和台上相混。(3)手术过程中,手术台上增加或取下的器械、敷料等必须由巡回护士承受时记录(4)手术过程中,洗手护士应集中精力,密切观察手术进程,术中使用的纱布、纱垫等随时查点,做到时时心中有数。(5)手术结束,关闭体腔或伤口前后,洗手护士和巡回护士认真清点,确定无误方可缝合。如有疑问,术者必须认真检查伤口,必要时用X线机协助查找,并记录备案。

手术室业务学习制度

1、根据手术室工作性质,工作面广,专业多,为加强业务学习,每月进行业务学习两次。

2、学习内容:学习与本专业有关的医学基础理论,专业知识及技术操作。

3、对新开展的手术,术前认真学习手术步骤、术中配合及有关理论。

4、如有特殊情况,学习未能保证,应及时补课。

5、对新引进的医疗仪器应达到熟练掌握使用、保养、保管和清洁消毒方法。

6、认真完成护理部安排的各种业务学习,积极参加院内的考核考试。

手术室特殊感染手术处理原则

1、充分备齐术中使用物品,门上有隔离标志,须两人分内外进行巡回,严格执行隔离制度。

2、进入手术室的术者应穿两层手术衣裤、带鞋套。

3、术中不可将房间内物品带出手术间,严密控制手术人员进出,严禁参观。

4、术后污染的物品均由门外巡回人员传递。

5、术后污染的物品或敷料放在原地摆放,排列整齐充分与空气接触。污染的敷料排开放置一侧墙角,器械用1:50"84"消毒液浸泡,血纱布、分泌物及引流液、病人接触物品均用1:50"84"消毒液放置墙角。

6、医护人员脱去一层手术衣裤、鞋套,留置在房间内,方可走出手术间。

7、开放门橱、抽屉及药柜门,以1:2:4比例熏蒸房间,1m³:2gKMNO4:4ml甲醛。

8、第一次熏蒸后做空气及物品的培养后通风2小时,在指定地点涮洗器械连续高压消毒2次连续监测两次,阴性后方可使用。

9、房间熏蒸连续三次(剂量加倍),通风三次,连续监测三次均为阴性可使

10、熏蒸后房间物品,地面以1:200"84"消毒液擦拭涮洗,空气消毒机消毒(静态)后方可使用。

11、紫外线灯管、空气消毒机灯管使用寿命均为1000小时。

12、手术室内常用的灭菌和消毒法:①浸泡法:2%戊二醛②烧灼:75%酒精
③紫外线消毒(臭氧)④甲醛熏蒸⑤高压消毒:干热消毒时间30分,温度121℃
湿热消毒时间10-20分,温度134℃

手术室接送病人制度

1、接手术病人时,应按手术通知单核对病房、病员姓名、床号、住院号、手术名称、手术时间,询问是否禁食、是否大小便,术前是否用药、清点手术所带物品,如病历、X线片等,并将病人贵重物品交病房值班护士保管,常规手术于术前30分钟接入手术室。

2、病人接入手术室,应安排在指定的房间,给病人戴好帽子,由值班护士重新核对。

3、小儿、精神病患者、神志不清及危重病人应由专人守护,防止坠床。

4、手术结束后,携带病人物品,由巡回护士及麻醉师送回病房,危重病房由主治医师共同陪护送回病房,并亲自向值班护士交清术中情况、输液、引流情况及术后注意事项。

手术室安全防护制度

(一)、防止接错患者

1、到病房接患者时凭手术患者电脑打印单或手术通知单查对科室、床号、患者姓名、住院号、手术名称、手术部位(何侧)及手术时间。

2、患者接到手术室后,须送到指定手术间,由该室巡回护士第2次核对以上各项。

3、麻醉、手术开始前,由麻醉医生、第一助手第3次核对以上各项。

(二)、防止摔伤患者

1、接送患者出入门边时,注意保护患者头部及手足,防止碰伤;移动患者至手术床或

运送车时,须有人扶住车身,防止滚动摔伤;移动患者至手术床或运送车时,需有人扶住车身,防止滚动摔伤;运送途中,拉上床挡,护送员手推床头,脚在前,头在后以利观察和保持患者搬运患者时,动作轻巧、稳妥,防止意外伤。

2、患者(尤其是小儿、躁动者)躺在手术床等待手术或等待护送时,应有护士床旁守护,必要时上约束带,防止坠床;清醒患者可进行安全知识教育。

3、全麻诱导期的患者应有人在床旁照顾,注意患者肢体位置,防止挤压撞伤,必要时上约束带。

4、经常检查交换车性能,保持状态良好,防止接送途中摔伤患者。

(三)、防止手术部位错误

1、脑、颈、胸、肾、肢体等部位及疝等对称器官手术,应在手术单上注明何侧。

2、在手术开始前,手术者必须核对患者,并按病历记载、X线片等再次核对手术部位。

(四)、使用任何注射药物,应先核对瓶签,并会同另一人核对浓度、剂量方可使用。

1、使用任何注射药物,应先对瓶签,并会同另一人核对浓度、剂量方可使用。

2、瓶签脱落、字迹不清或有疑问,严禁使用。

3、用过的空安瓿,应保留至手术结束方可丢弃,以务查对。

4、局麻加肾上腺素时,应事先问明剂量再加药。

5、器械台上应有盛局麻的专用杯,以免与其他药物混淆。

6、执行口头医嘱用药时,要复诵一遍,并及时记录。

(五)、防止输错血

1、巡回护士负责取血,每次只能取一名患者所需的血液。

2、取血前,核对医嘱与术前血型报告单是否一致,防止取错血。

3、严格查对制度,取血时认真核对患者姓名、科室、床号、住院号、诊断、血型、交叉配血化验单及供血者姓名、血型、血瓶号保存期,做到巡护士取血时自查、输血前与麻醉医生共查、输血后再次查对。

4、密切观察输血后反应,及时发现异常。

5、输血后的储血袋放4℃冰箱保留24小时,然后毁形弃之。

(六)、防止烫伤、烧伤

1、使用热水袋时,要有外套、盖子拧紧,保证不漏水。清醒、能活动的成人,水温为60~70℃,小儿、昏迷、低温麻醉及瘫痪患者为40~50℃。热水袋与患者身体之间应隔一层毛毯或薄被,放好后应经常检查。

2、使用电灼器时,应将接触患者的电极板涂以导电胶或蘸湿盐水,电极板要平坦,紧贴患者皮肤,固定于患者远离心脏的肌肉丰厚处,防止电极板灼伤患者。患者身体其他部位避免与手术床上的金属部分接触。要正确接好电源。

3、使用化学药品时,要注意掌握浓度、剂量及方法,避免灼伤黏膜、皮肤。

4、保持手术床单、布垫平整、干燥。消毒时,若被消毒液浸湿应及时更换,尤其是小儿,以避免灼伤。

(七)、防止创口感染

1、所有手术人员应加强无观念,熟练无菌技术,严格执行手术室无菌技术操作常规。

2、严格管理制手术室门户,严格控制进入手术室的人数。手术人员进入手术室后,应迅速就位,尽量减少走动或频繁开关手术间门,以免尘土飞扬。

3、手术人员应经常注意自己及他人有无违反无菌技术,发现时应立即纠正。

4、凡耐高压的手术物品一律采用高压蒸汽灭菌,否则,用低温蒸气或气体消毒灭菌,不主张使用化学药液浸泡。特殊情况采用浸泡消毒时,严格按使用说明执行,每次消毒应在盒外注明消毒日期和时间,并签名。

5、保持手术切口周围、无菌器械台敷料干燥,可使用防水手术薄膜及加层铺巾保护。

6、手术进行中若有可能污染时,应注意保持切口及手术区。污染标本及器械,应放在指定盆内。

7、先做无菌手术,后做污染手术,有条件时,应划分无菌手术间、急诊手术间、感染手术间,以降低无菌手术感染率。不可同时在一个手术间施行无菌、污染两种手术。

8、加强手术技能的培训,尽量缩短手术时间,减少组织创伤。若手术时间超过6小时,手术切口应加无菌巾。

9、施行感染手术的人员,手术后应从污物通道离开限制区,否则,必须彻底沐浴、更衣、更鞋、戴口罩帽子后方可到其他手术间走动或参观。

(八)、防止燃烧、爆炸意外

1、手术室内使用电炉、酒精灯等时,应远离氧气,防止爆炸。侧灯勿靠近麻醉机、氧气筒。

2、若使用气动电钻、骨钻时,注意检查气体有无漏气。

3、氧气瓶口、压力表上应防油、防火,不可缠绕胶布或存放在高温处,使用完毕,应立即关好阀门,保持瓶内压力在490kpa以上。

4、定期检查各手术间电路、医用气体管道装置的安全性、密闭性。每月对高频电刀、无影灯以及其他设备进行测试、维修或更换。手术间设地线接口,防止电线短路。

5、术中尽可能保持手术间地面干燥,防止漏电。

(九)、防止因器械不足或不良造成意外

1、器械打包护士应根据手术通知单认真准备器械,并检查其性能是否良好、配件是否齐全、数量是否充足。

2、手术开始前,器械护士应再次检查器械是否正确、适用。发现配件不齐,及时通告巡回护士进行登记或更换;若为损坏,应交巡回护士撤出。

3、实施重大、特殊手术或新手术时,术者应十术前一日亲自到手术室挑选所需的特殊器械,并检查其他物品是否齐备及适用。

4、在进行重要步骤前,术者应先检查器械是否合适。

5、手术室应常规准备不同种类的急诊手术器械包以及常用的手术器械单包,以备急用。用后,应及时包好、灭菌。有条件的医院,应备快速高压蒸汽灭菌锅。

6、每年应进行器械大保养及检修一次。

(十)、防止气压止血带使用不当造成损伤

1、严格掌握禁忌证,当下肢动脉硬化、血栓性脉管炎、淋巴管炎、化脓性感染(坏死)等患者不使用驱血带,恶性肿瘤或局部炎症的患者,使用止血带时不驱血。

2、使用前应检查气囊、显示表(气量表)是否完好,有无漏气。

3、缚止血带的部位位于上臂上 1/3、大腿上 2/3 处,缚带时,皮肤表面垫一块布巾,缚毕有绷带固定。松紧适宜,以能伸进一指为宜。

4、工作压力,成人上肢压力为 40kpa、下肢为 80kpa,小儿上肢为 30kpa、下肢为40kpa,对于过瘦、过胖者可适应减少或增加压力;保险压力,以超过工作压力 5~10kpa 为宜。

5、若为普通气压止血带,打气应稍超过正常值后再放气至正常值时拧紧阀门;放气时应缓慢。

6、止血带充气后,应注明时间,时限 1h,最长不超过 1.5h,每次间歇 5~10min。使用中,每 15min 检查 1 次压力指数,及时提醒术者止血时间。

(十一)、防止体位不当造成损伤

1、巡回护士、手术医生在摆体位时,应遵循安全、舒适、术野充分暴露、不妨碍呼吸为原则,根据手术部位正确摆放体位。

2、患者侧卧位时,胸垫与腋下应间隔 10cm 左右;俯卧位时,腹部、会阴部勿受压;上肢外展<900;两腿不可过度伸直;骨隆突部位垫软枕,防止受压。

3、束缚带不可固定过紧,防止神经损伤。

4、加强术中观察,每 15min 检查一次,观察肢体末端血运,按摩受压肢体,3~5min/次。

(十二)、防止病理检查标本遗失或差错

1、器械护士应将所取下的标本放于盛有盐水的水杯(小碗)内,必要时用丝线结扎或钳子夹持作为标记,妥善放在器械台。若为较大的标本,,标本表面可用盐,水纱垫覆盖,,防止干燥。

2、冰冻切片的标本,巡回护士应立即将标本放入盛器内,贴上标签,写明科室、患者姓名、住院号、标本名称及采取部位,连同写好的病理标本检查单交专人立即送病理科,面交该科负责人员,并让其在病理标本登记本上签名。

3、一般病理检查标本,术毕由器械护士交巡回护士贴上标签,写明科室、患者姓名、住院员、标本名称及采取部位后,并签字。病理检查单、标本送检登记本中的内容逐项填写清楚,并与标本核对后放在指定位置。

4、病理科接到标本后,逐项检查各标本的登记情况,无误后在标本送检登记本上签名。

5、所有病理送检单、病理结果报告单、标本盛器标签以及标本送检登记本,都必须字迹工整、项目齐全。病理诊断报告以正式文字报告为准。

手术室安全管理制度

1、各种操作要严格执行查对制度,正确接送病人,术中器械、敷料、缝针、小件、、关,节等都,要经三人三次核对无误。

2、各项操作要严格执行,无菌,技术,操作原则,按操作规程完成各项工作。

3、毒、麻、限剧性药品的标志明确,专人专柜保管。

4、易燃、易爆物品、药品定位存放。

5、手术室电源、贵重物品等交接班,手术间设备检查无误,手术后关闭各种电源。

6、消防设备、灭火器材等要定位存放。

7、节日、夜间非值班人员不准进入手术室,关好门窗,外大门上锁,如有紧急情况与部值班取得联系。

8、发生意外情况向护士长及院办报告及时解决。

9、对病人提出的疑问要耐心解释,尽量保持与手术医生一致,必要时让主管医生解释,对病人的态度要和蔼。

手术室统计制度

1、必须建立健全登记制度。

2、一切记录本、表格必须完整无缺。

3、各种医疗登记表格必须认真填写,内容完整、准确、字迹清楚,妥善保管。

4、定期统计无菌手术感染率及并发症,发现问题,查明原因,改进工作。

5、按期完成各项统计报表,填写各种手术人数,月底报统计室。

6、年终做好各项工作的总结,分别进行登记,便于长期保存。

手术室物品清点制度

1、手术开始前,器械护士应对所有器械及敷料做全面整理,做到定位放置、有条不紊;与第二助手、巡回护士共同清点器械、敷料等物品数目,每次2遍,巡回护士将数字准确记录在物品登记本上;术中临时增加的器械或敷料,应及时补记;当关闭体腔或深部创口前,巡回护士、器械护士应清点登记本上各物品,并与术前登记的数字核对无误;缝合至皮下时,再清点1次。

2、清点物品前,巡回护士应将随患者带入手术间的创口敷料、绷带以及消毒手术区的纱布、纱球彻底清理,于手术开始前全部送手术间。

3、器械护士应及时收回术中使用过的器械,收回结扎、缝扎线的残端;医生不应自行拿取器械,暂不用的物品应及时交还器械护士,不得乱丢或堆在手术区。

4、深部手术填入纱布、纱垫或留置止血钳时,术者应及时报告助手和器械护士,防止遗漏,以便清点。若做深部脓肿或多发脓肿切开引流时,创口内填入的纱布、引流物,应将其种类、数量记录于麻醉单上,术毕手术医生再将其记录于手术记录内,取出时与记录单数目相符。

5、体腔或深部组织手术时,宜选用显影纱布、纱垫;凡胸、腹腔内所用纱垫,必须留有长带,带尾端放在创口外,防止敷料遗留体内。

6、器械护士应思想集中,及时、准确提供手术所需物品。

7、凡手术台上掉下的器械、敷料等物品,均应及时拣起,放在固定地方,未经巡回护士允许,任何人不得拿出室外。

8、麻醉医生和其他人员不可向器械护士要纱布、纱垫等物品做它用;麻醉台放置的小毛巾或其他形状的垫子,不可与手术用的纱布、纱垫雷同,以免混淆。

9、开展大手术、危重手术和新手术时,手术护士应坚持到底,不得中途换人进餐或从事其他工作。特殊情况确需换人时,交接人员应到现场当面交清器械、敷料等物品的数目,共同签名,否则,不得交接班。

手术室参观、见习制度

1、院外参观者,须经医务处及手术室护士长同意;院内参观者,须经手术室护士长同意后方可入内。

2、见习同学参观须在手术单上注明人数<4人由负责老师或医生带领,按所示教手术参观,不得随便走动。

3、夜间手术谢绝参观。

4、参观者按手术室要求更换鞋、衣帽方可入内。

5、参观人员必须严格遵守手术室制度及无菌原则,参观者距手术人员不得少于30cm,脚凳用完放回原处。

6、参观结束后,须将衣服、参观证等如数归还负责人。

7、不准外来人员进入手术室进行各种操作,包括调离人员。

8、乙肝手术间及特殊感染手术间不允许参观。

9、患者亲友、无关手术人员谢绝参观。

手术室节假日值班制度

1、节假日值班人员,要坚守岗位,不得擅离,随时关好门窗。

2、认真交接各种贵重仪器,并登记,发现问题及时汇报。

3、及时主动应接急症手术,准确有效的配合抢救病人工作,保证病人安全。

4、负责手术病人的费用记账,填写好各种表格,严格交接班。

5、协调各科急诊手术,及时通知总值班找听班人员。

标本存放制度

1、手术标本由洗手护士处理。

2、用10%福尔马林浸泡后将病理单右下角号码撕下放入标本盘内,并在记录本上登记、签名。

3、专人负责送标本至病理科,送前查对病理单号码与标本是否相符,并在记录本上签名。

4、必须将标本全部浸泡在液面以下并加盖。

5、特殊感染标本应有标记。

(颜伟伟　何宜臻　潘汉沛　王燕　)

第三章　临床护理文件书写要求及管理

第一节　护理文件书写规则

1.记录必须及时、准确、真实、客观、完整。

2.应用医学术语,语言要通畅,内容要简明、扼要。

3.各种表格须用水笔填写。页面整洁、字迹工整、清晰,标点符号正确。

4.表格眉栏及其他项目、页数必须填写完整。记录人签名,以明确职责。

5.度量衡单位一律使用国家统一规定的名称和标准。

6.书写过程中若出现错误,应在错字上用蓝色双线标识并签名,不得任意涂改,或用刀刮、剪贴等方法抹去原来字迹。

第二节　体温单书写方法

体温单的书写方法有以下几项。可参见本章第九节"1.体温单"。

1.一般项目,如姓名、年龄、入院日期、病房、病床号、住院号均应使用蓝色水笔填写。

2.填写住院日期时第一页的第一日应填写年、月、日,例如2007-1-2,其余6天不填写年、月,只填写日期。如在6天中遇到新的年度或月份开始时,则应填写年、月、日或月、日,换页时填写月份、日期(一月份不应写元月)。

3.在40~42℃的区域于当日相应时间格内,用红色水笔顶格竖写以下各项。

(1)入院时间　入院于×点×分。

(2)手术时间　手术于×点×分。

(3)转科时间　由转入科室填写转入于×点×分(转出科室不必填写)。

(4)分娩时间　分娩于×点×分。

(5)出院时间　出院于×点×分。

(6)死亡时间　死亡于×点×分。

(7)中医科应加上节气标记。

4.体温用蓝铅笔表示,脉搏、心率、呼吸用红铅笔表示。

(1)体温临床常简写成"T"。有以下几种。

①腋下温度以蓝色"×"表示。

②口腔温度以蓝色"?"表示。

③直肠温度以蓝色"O"表示。

④物理降温 30min 后所测的体温以红圈表示如"O",并用红色虚线与降温前的体温纵行相连。下次体温应与降温前的体温相连。

⑤两次体温之间以蓝线相连,在同一读数时也要用蓝线连接。

(2)脉搏　临床常简写成"P"。以红点表示如"?",两次之间以红线连接,两次脉搏同一读数也要用红线连接。如与体温相遇时应先画体温,然后以红圈画于体温外面,两次之间读数相同时上用蓝线,下用红线相连,如"○×=○×"。

(3)心率　以红圈表示,如"O",两次心率以红线相连。当心率与脉搏两条曲线的交点重合在同一读数时,应将脉搏红点画在内,心率以红圈画在外面,如"O"。如出现细脉,将相邻两次心率之间用红线相连,脉搏和心率之间用斜线填充。

(4)呼吸　临床常简写成"R"。在呼吸栏内用红笔上下交错填写。

(5)体温不升　可将"不升"二字写在35℃线以下。

5.在 34℃以下表格内用红色水笔填写以下各项。

(1)大便次数　用红色水笔填写在相应日期后面的小格中,如自行排便一次即写"1"。如灌肠后排便一次以叫 1/E 表示。如灌肠前排便一次,灌肠后又排便一次则以"1/E"表示,大便失禁以"*"号表示,无排便即写"0"。

(2)每日液体出入量　以毫升(ml)表示,如总入量(ml)、尿量(ml)。夜班总结 24h 总量,用红色水笔填写在相应日期后面的小格中。只写数值,不写单位,小便失禁也用"*"字记号。有假肛者排便应记录在大便次数栏内,用红色水笔以"☆"表示。体温单最后三格可根据需要酌情记录,如引流量、痰量、腹围等。

(3)血压"mmHg"　临床常简写成"B P"。用红色水笔填写在前一小格中,只写数值,不写单位,入院时的血压按时间分别填在相应格内。

(4)身高、体重　身高以"cm"、体重以"kg"表示。

①身高用红色水笔填写在相应日期前一小格中,体重写在后一小格内,均只写数值不写单位。

②病情危重不宜测体重者应用红色水笔在相应日期的体重栏内注明"平车"二字。

(5)手术、分娩日期　有手术或分娩者,应予填写。

①手术日期手术次日为术后第一天,用红色水笔填写术后天数,连续记录 1 4d。如果在 1 4d 内做第二次手术,分子为第二次手术后的天数,分母为第一次手术后天数,如"1/8"。

②分娩时间　分娩次日为第一天,一直写到出院为止。

(6)体温单页数　用红色水笔填写。

(7)烧伤休克患者可采用烧伤病房体温单。

第三节 医嘱单的书写要求

医嘱是指医师在医疗活动中,为诊治患者在医嘱单上下达的医学指令,是护士对患者实施治疗措施的客观依据,具有法律效应。医嘱单分为长期医嘱单和临时医嘱单。

一、医嘱单的书写规则

1.医嘱内容及起始、停止时间,应由医师直接书写到医嘱单上或在计算机上直接录入。

2.医嘱内容应当准确、清楚,每项医嘱应当只包含一个内容并注明下达时间,应具体到分钟。

3.医嘱不得涂改,需要取消时,医师应在其医嘱上用红色水笔标明"取消"字样并签名,注明取消时间。

4.一般情况下,医师不得下达口头医嘱。因抢救危重患者需要下达口头医嘱时,护士必须复述一遍,无误后方可执行。抢救结束后,医师应当即刻据实补写医嘱。

5.医嘱单眉栏及内容必须填写齐全。眉栏包括患者姓名、科室、住院病历号(或病案号)、页码。长期医嘱单内容包括起始日期和时间、医嘱内容、停止日期和时间、医师签名、护士签名。临时医嘱单内容包括医嘱日期、时间、医嘱内容、医师签名、执行时间、执行护士签名。

二、医嘱单书写要求

1.长期医嘱单书写要求 长期医嘱是医师根据患者病情需要而下达的医嘱,需按时执行,其有效时间在24h以上,直至医嘱停止时为止。

(1)医嘱应紧靠日期线书写或录入,不得空格。

(2)同一患者若有数条医嘱且时间相同时,只需在第一行及末一行写明时间并签名。

(3)长期备用医嘱(p.r.n医嘱),指有效时间在24h以上,需要根据限定时间执行的医嘱,每次执行后应记录在临时医嘱单上。此项医嘱必须由医师注明停止时间后失效。

(4)长期医嘱单超过3页应及时整理,即在医嘱单最末一项医嘱下面用蓝色水笔画一横线,线下正中用蓝色水笔写"重整医嘱",在日期、时间栏内写明当天日期、时间。重整医嘱时,将前面正在执行的各项有效的长期医嘱按原医嘱的起始日期和时间顺序重新抄录在"重整医嘱"格以下。重整医嘱后,由经治医师核实,医师和护士共同签名。

(5)手术、分娩、转科医嘱,应在医嘱单的最后一项医嘱下面用红色水笔画一横线,以示以前医嘱一律停止。线下正中用蓝色水笔写 "术后医嘱"、"分娩后医嘱"、"转科后医嘱"。

转科医嘱由转出科室在临时医嘱单上注明转至某科室(如"转至胸外科"),并由转入科室在临时医嘱单上注明由某科室转入(如"由心内科转入"),均在执行时间栏内写明当日时间,并由执行护士签名。

2.临时医嘱单书写要求　临时医嘱是指有效时间在 24h 之内,一般仅执行 1 次的医嘱。其中有的医嘱需即刻执行,部分医嘱在限定时间内执行,如手术医嘱、检查医嘱等。

(1)临时医嘱由医师直接书写或计算机录入到临时医嘱单上。

(2)必须由执行医嘱护士在执行者签名栏签名并注明执行时间。

(3)特殊治疗项目(如输血等治疗时)或需要将治疗性医嘱转抄在执行卡时,需两人核对后方可执行,转抄护士与执行护士都在医嘱执行卡上签名。

(4)临时备用的医嘱(S.O.S 医嘱),仅在 12h 内有效。若在 12h 内未使用,则由值班护士用红色水笔在执行时间栏内标明"未执行",并在签名栏内用蓝色水笔签名。

(5)各种药物过敏试验的医嘱,护士执行后应将结果记录在该医嘱末端,阳性结果用红色水笔记录为"(+)",阴性结果用蓝色水笔记录为"(一)"并在此医嘱后注明皮试药物生产批号。执行护士在执行时间栏内注明皮试执行时间,并在签名栏内签名。

(6)如因故未执行的医嘱,护士应在"执行时间栏"内用红色水笔标明"未执行",并用蓝色水笔在签名栏内签名,其原因可在护理记录单中予以说明。

第四节　医嘱单的处理方法

随着计算机和网络技术的发展,我国相当数量的医院已建立了网络信息管理中心,因此医嘱处理已进入了计算机网络管理系统中。由此改进了传统的医嘱处理方法,减少了护士手工转抄的过程,以保证医嘱处理的准确性。为了便于不同条件医院医嘱处理方法的实施,本节介绍计算机医嘱处理及传统医嘱处理两种方法。

一、计算机医嘱的处理方法

1.计算机医嘱的处理程序如下。

(1)医师通过医师工作站直接录入医嘱,下达护士工作站。

(2)处理医嘱护士录入工作代码和个人密码,进入护士工作站系统后提取录入医嘱。

(3)处理医嘱前首先查对医嘱,如医嘱类别、内容及执行时间等。药物治疗性医嘱需查对药名、剂量、浓度、方法、时间及医嘱类别等是否准确、完整,确定无误后方可存盘执行。对有疑问的医嘱应及时向医师查询,严防盲目执行医嘱。

(4)处理医嘱时应根据医嘱类别,遵循先急后缓,先临时后长期的原则,合理处理医嘱。

(5)录入医嘱存盘后,处理医嘱护士直接打印当天各种药物治疗单,包括注射、口服、输液等长期医嘱治疗单。长期或临时药物治疗性医嘱还应打印各类执行单,如静脉输液医嘱执行单(包括输液药物瓶签)、注射、口服药等执行单,并和执行治疗的护士(责任护士)共同核对医嘱无误后,在长期医嘱单上签名,注明处理医嘱时间。

(6)执行护士按医嘱要求准确执行,然后在医嘱执行单上的"执行栏"内注明执行时间并签名。

(7)各类通知性医嘱(如 B 超、心电图、饮食等医嘱),将其申请单送发到相应科室预约时间后,由通知患者的护士签名,通知患者的时间即为执行时间。

(8)对过敏性药物的医嘱,在未做皮试前不予执行。皮试如为阴性,则由医师录入此项医嘱。执行护士在医嘱执行单上填写皮试执行时间、皮试结果及签名。

(9)从中心药站领药后,将医嘱执行单与所领取的药物认真核对,如有误差,应及时与计算机医嘱核查。

(10)各班护士下班前必须查看医嘱是否全部处理完毕。

(11)停止医嘱时,由医师在长期医嘱单上直接填写停止日期与时间,护士应及时撤销与其相关的各类治疗单,执行后在相应签名栏中签名。

(12)当患者出院、转院或死亡时,由医师在临时医嘱单上录入医嘱,护士应及时撤销各治疗单(卡),执行后在相应栏内记录执行时间、签名,并以该医嘱为界,以示全部医嘱自动停止。

2.长期医嘱执行单的书写要求 2002 年卫生部颁发了《病历书写与基本规范>文件,其中强调护士在执行医嘱后,应注明执行时间并签全名。为落实此项规定,在医嘱处理过程中建立了长期医嘱执行单,以便临床护士在执行医嘱时进行核对、执行、签名等。医嘱执行单可通过医院信息系统读取并打印,以保证数据的真实、可靠。医嘱执行单转录后必须由执行护士查对无误后与转录者共同签字。

(1)长期医嘱执行单设计内容要完整,眉栏包括姓名、科室、床号、住院病历号(或病案号),内容包括医嘱内容、用药剂量、给药方法、执行时间及执行人签名。

(2)长期医嘱执行单(卡)用于静脉输液、静脉注射、肌内注射及皮下注射等药物治疗性医嘱的执行记录。护士执行医嘱后,及时在执行单上注明执行时间并签名。

(3)长期医嘱执行完毕,将执行单(卡)按照日期顺序粘贴在执行单的粘贴纸上存档,保存 1 个月,如有特殊情况可保存 3 个月。

(4)目前临床已采用的医嘱执行单有多种,下列几种仅供参考。

①长期药物医嘱执行单 对长期药物医嘱采用归类与分组的方法设计执行单,并将每位患者同一天的长期医嘱执行项目合并到一张执行单上。此单据可采用护士转抄记录方法,或医嘱输入后,计算机一次打印生成一日医嘱执行单。医嘱执行单可挂在患者床尾,以保证护士执行医嘱后及时记录,见本章第九节"5.长期药物医嘱执行单"。

长期医嘱的归类即按用药途径分为静脉滴注、口服、肌内注射、皮下注射、药物灌肠、药物雾化吸入等几类。归类后进行分组,如静脉滴注药物即将加入同一输液瓶(袋)的液体及药物归为一组,同时根据每组药物输入的顺序进行编号;口服药根据用药频率进行分组,如将每日 3 次、每日 2 次或餐前、餐后的药物各归为一组;有些特殊药物,如甘露醇或部分抗生素必须严格按照间隔时间执行的,可直接选择时间输入。

②各类药物医嘱执行单(卡) 药物治疗医嘱录入后,分别打印各类药物治疗执行卡,如静脉输液执行卡(本章第九节"6.静脉输液卡")、口服药物执行卡等。如无打印条件时,

可由护士转抄至各类药物执行卡。医嘱执行后,在执行卡上注明时间并签名。

3.计算机医嘱的查对方法　如下述。

(1)医嘱应做到每班查对,每日总查对,护士长每日查对,每周组织大查对。查对内容包括医嘱单、执行卡、各种标识(饮食、护理级别、隔离)等,并设医嘱查对记录本。

(2)医嘱查对方法,有以下几种。

①分类查对。根据长期、临时医嘱分类,检查有无分类错误,如将病危医嘱误放在临时医嘱单上。

②单项查对。查对医嘱格式,查对每一条医嘱种类、内容、执行时间等。

③项目查对。查对医嘱内容、执行时间及与医嘱内容相关资料等是否一致。如查医嘱用药剂量与药房供药剂量相对照,核实用药剂量;将医嘱内容与相关收费项目对照,查对收费是否准确等。

④查对护理级别、饮食等是否执行正确无误。

⑤查对全部患者医嘱后再查对各种医嘱执行单。单击医嘱菜单,如输液、服药、膳食单等,查对各类执行单有无归类混乱、有无执行缺陷等。

⑥医嘱查对后应在医嘱查对记录本上记录医嘱核实情况,注明查对时间及查对者的签名。

4.护士移动工作站是护士在实施护理操作时,手持个人掌上电脑(pe rsorlal digital assistant,PDA),进行查询、核对,确定医嘱信息并予以实施,以此减少了护士转抄医嘱的环节。实时的信息传递,使护理工作时间的记录精确到秒。

如需采集病史,测量生命体征,可通过 PDA 录入,其信息随时传入医院信息系统,医师可以通过医师工作站随时查询。这种工作模式的改变使护理工作的记录更准确,责任更明确。随着 PDA 的开发,体温单、医嘱单、治疗单、医嘱执行单等均可实行打印,取消了手动转抄的环节。

二、护士转抄处理医嘱的方法

在我国尚有部分地区或医院没有建立网络信息管理中心或未备打印系统,因此医嘱处理仍需护士转抄,其方法如下。

1.医师在医嘱单上下达医嘱后,尚需开出医嘱提示录,处理医嘱护士按其提示查找病历中医嘱单中的医嘱,并进行处理。

2.医嘱处理前确认医嘱是否正确、完整,无误后方可执行。对有疑问的医嘱必须向医师查询后执行。

3.遵循医嘱处理原则,即先急后缓,先临时后长期,合理执行。

4.医嘱处理方法,有以下几点。

(1)长期治疗性医嘱,如服药、注射等,用铅笔将医嘱转抄在大治疗单及小药卡上,并用蓝色水笔将其转抄在医嘱执行单(卡)上,如输液执行单、注射执行单、口服执行单等。转抄护士与执行护士共同核对无误后,都在医嘱执行单(卡)上签名。

(2)通知性医嘱,如饮食、禁饮水、病危等医嘱,应将通知单传送至有关科室并由负责通知患者的护士签名,通知患者的时间即为执行时间。

(3)医师停止长期医嘱或出院、转科时,应先注销大治疗单、小药卡及医嘱执行单(卡),由医嘱处理护士签名,并将医嘱执行单存档1~3个月。

(4)当医师下达"即刻"医嘱时,护士需在15min内执行,并准确注明执行时间及执行护士的签名。

(5)"重整医嘱"、"手术医嘱"、"转科医嘱"、"过敏性药物医嘱"、"p.r.n医嘱"、"s.o.s医嘱"。

5.查对方法。根据医嘱单的内容、顺序检查分级护理、饮食等医嘱执行情况。治疗性医嘱检查医嘱时应查对治疗单、医嘱执行单、小药卡等内容与医嘱单是否一致;医嘱核对后在医嘱核对本上记录医嘱核对的时间,并有核对者签名。

第五节 一般患者护理记录书写要求

一般患者护理记录是指护士根据医嘱和病情,对一般患者住院期间护理过程的客观记录。一、一般患者护理记录书写原则

1.符合病历书写基本规范

(1)护理记录书写应遵循客观、真实、准确、及时、完整的原则。

(2)记录应使用蓝色水笔书写,不能遗失、涂改或伪造。

(3)文字工整,字迹清楚,描述准确,语句通顺,标点正确,护理记录单眉栏项目填写齐全。在书写过程中出现错字时,应在错字上用蓝色水笔画双线,不得采用刮、粘、涂等方法掩盖或去除原来字迹。

(4)护理记录书写要求使用中文和医学术语,通用的外文缩写或无正式中文译名的症状、体征、疾病名称等可以使用原文。

(5)护理记录应当按照规定的内容书写并由注册护士签名。

(6)护生、进修护士书写后,必须由带教老师或值班注册护士审阅、修改后签名。上级护士有审查修改下级护士书写护理记录的责任,若修改内容,应在原文下方采用红色水笔记录,并在需修改的文字上画双线,保持原记录清晰可辨。修改后应注明修改日期及签名。

(7)因抢救危重患者未能及时记录时,值班人员应在抢救后6h内据实补记,并注明抢救完成时间及病历补记时间。

2.护理记录应当采用护理程序的方法,顺时间进程准确、客观地记录。

(1)护理记录应通过对患者的观察、交谈、测量及查阅病历资料等评估方法,准确地描述所获取的病史、症状、体征、检查结果等反映病情变化的客观资料并做好记录。避免使用含糊不清或难以衡量的主观判断用词,如"患者血压偏高"、"生命体征平稳"、"一夜睡眠尚可"等均为不规范用语,如需描述应当记录具体数值。

(2)护理记录应在收集资料的基础上客观反映患者现存、潜在高危及合作性的护理

问题、与疾病相关的阴性或阳性体征、检查结果等有针对性地制订并实施护理措施,及时评价效果,准确记录。切忌将计划性、尚未实施的护理措施及未执行的医嘱写在护理记录中,非执行人员不能代为记录。

(3)护理记录应反映护理人员对患者的连续性整体的病情观察及效果评价。当发现病情变化时,应及时记录。

3.对护理记录护士应根据专科特点,准确地评估、动态观察其症状、体征等病情变化,予以客观描述并做好记录。

4.护理记录中,关键性内容必须与医疗记录相一致。

(1)诊疗过程时间(如住院、手术、分娩、抢救、死亡等时间)及药物治疗性内容(如药名、剂量、用法、给药时间、用药后反应等),应与医疗记录、医嘱内容相一致。

(2)根据医嘱、病情及护理常规的内容准确记录,要求护理记录应当与体温单、医嘱单等相关内容保持一致。

(3)护理记录描述内容应与医疗记录相关联,如医疗病历诊断为左心衰竭,护理记录应描述与左心衰竭相关的症状、体征,遵医嘱给予治疗及护理措施等内容。

5.如患者在住院过程中发生突发事件,应给予及时、准确、真实、客观的记录。

二、一般患者护理记录的要求

1.应用一般患者护理记录单,眉栏项目填写齐全,内容包括患者姓名、科室、住院号、床号、页码、记录日期和时间。客观记录病情观察情况、护理措施和护理效果,有护士签名,并记录时间(具体到分钟)。

2.护理记录可采取阶段性的小结形式。

(1)一级护理中对病情不稳定患者,每班应有病情小结,对病情较稳定的患者,每周至少记录 3 次,并视病情变化随时进行病情记录。

(2)二级护理中病情稳定的患者,每周至少有病情小结记录 1~2 次;若有病情变化,应及时记录。

(3)三级护理的患者每周至少有病情小结记录 1 次;若有病情变化,应及时记录。

(4)一般手术后、病情尚未稳定的患者,每班至少需要有病情小结记录 1 次并根据病情随时记录。

3.对于病重、病危大抢救及大手术等需要建立危重患者护理记录单的患者,则不再使用一般患者护理记录单,但两种记录单应紧密衔接,避免遗漏或脱节。

4.新入院患者护理记录应在患者入院后 24h 内完成。记录内容包括:患者主诉;简要病史;入院时间;诊断;入院方式;入院时体温、脉搏、呼吸、血压、病情,护理级别;饮食;入院时生理、心理、社会文化等方面的情况;采取的护理措施及执行医嘱等情况。

5.手术患者护理记录,有以下几种。

(1)术前记录　一般在术前 1 日记录。

记录内容:患者拟定手术名称、麻醉方法、术前准备、患者心理状态、症状控制情况、采取护理措施及术中和术后需注意的问题,需特殊交代的问题。

（2）术后记录 患者返回病房处置后应即刻记录。

记录内容：患者手术时间、麻醉方法、手术名称、返回病房时间、护理级别、意识状态、体位、生命体征、各种引流管情况、伤口出血情况、治疗、护理措施、效果等。

6.转入或转出记录患者转入或转出科室时，应根据患者病情及转科原因做好病情小结。

7.出院小结一般于出院前 1~2d 对即将出院患者进行出院指导并记录，记录内容包括患者一般情况、住院天数、康复情况、出院时间、出院指导（如饮食、用药、管道护理、活动、休息）等。

第六节　危重患者护理记录书写要求

危重患者护理记录是指护士根据医嘱和病情，对危重患者住院期间护理过程的客观记录。

一、危重患者护理记录书写原则

同一般护理记录书写原则。

二、危重患者护理记录的要求

1.应用危重患者护理记录单，内容包括患者姓名、科室、住院病历号（或病案号）、床号、页码、记录日期、时间、出入量、体温、脉搏、呼吸、血压、需监测的各项生理指标、护理措施、效果及护士签名等，记录时间应当具体到分钟。重症监护病房可根据其监护的特殊需要设重症监护记录单。

2.对危重患者应当根据病情变化随时记录，如病情稳定，每班可以记录 1~2 次。

3.患者一旦发生病情变化，护士应准确记录病情变化、抢救、用药、各项医疗护理技术操作及特殊检查等时间，并根据相关专科的护理特点，详细描述其生命体征、意识状态、瞳孔变化、与疾病相关的阳性、阴性体征等，还应记录各种仪器监测指标以及检查结果、皮肤及管道情况、护理措施及效果等。因故不能及时记录时，应在抢救后 6h 内据实补记。

4.死亡患者应重点记录抢救时间、抢救经过及死亡时间。

5.准确记录出入量，入量包括每餐所进食物、饮水量、输液量等，出量包括尿量、呕吐量、大便、各种引流量等。

6.危重患者护理记录应有小结。小结内容包括患者生命体征、意识、特殊用药并根据专科特点记录病情变化、护理措施、效果、总结记录出入量等。小结记录时间：7am~7pm 用蓝色水笔画横线总结 12h 出入量，在横线下病情记录栏内用蓝色水笔简明扼要地记录 12h 病情变化；7pm~7am 用红色水笔在其下画横线总结 24h 出入量，在横线下病情记录栏内用红色水笔总结当班病情变化。

第七节　手术护理记录书写要求

手术护理记录是指手术室巡回护士对手术患者术中护理情况及所用器械、敷料及术毕离开手术室护理交接要点等的记录，应在手术结束后立即完成。手术护理记录书写要求包括以下几点。

1.手术护理记录内容包括患者姓名、性别、科室、年龄、住院病历号（或病案号）、手术日期、术前诊断、手术名称、手术类型、手术中护理情况、所准备的各种器械和敷料的数量、手术器械护士和巡回护士清点核对后签名等。

2.记录应逐项填写，不漏项。对于需要说明的内容应简单明了。

3.敷料、器械的清点应由巡回护士和器械护士在开始手术前、关闭手术切口之前（如关闭胸腔、腹腔等）、关闭手术切口之后三次认真清点。如在术野中有腔隙者，还需在关闭腔隙（如关闭后腹膜等）之前清点一次。写明具体数量，如实记录。术中补充敷料、器械及时记录。巡回护士和器械护士分别签名。

4.对手术前患者准备情况，如术前皮肤准备、有无压疮、管道是否通畅、牢固、术前用药情况应做好客观、真实记录。

5.手术中患者的情况，如体位及固定方法、止血带使用时间、引流管种类、液体入量、出量等应做好记录，术中如有特殊情况，应在备注栏中注明。

6.手术所用无菌包灭菌效果监测指示卡及术中体内置入物（如人工瓣膜、人工关节、股骨头、支架等）的标识，经检查后粘贴于手术护理记录单的粘贴栏内。

7.术毕应认真观察静脉穿刺部位局部有无肿胀、输液是否通畅及特殊用药等，如有特殊情况，应在备注栏中注明。

8.手术后记录单随病历带回病房，与病房护士交接完毕后，双人签名，将手术记录单保存于病历中，作为永久性存档。

9.各医院可根据本院专科特点附设手术器械物品清点记录单，随病历保存。

第八节　住院患者病情报告书写要求及范例

病情报告是临床护理工作的文字资料，是当日各班护士交流患者信息的一种方式。报告能使各班护士了解上班患者的情况，以及本班的工作重点和需要连续地观察的重点患者。通过报告的书写，有助于护士运用逻辑思维，提高分析综合的能力，它能反映护士临床业务水平和工作质量，并能为护理部提供有关信息。因此，它也可作为护理质量考评的依据之一。要写出高水平的病情报告，除要深入了解患者的整体情况外，还必须具有扎实的医学及护理专业知识，使病情报告成为有价值的科学资料。病情报告每月上交护理部审阅,一般应保存1年以备查阅。

一、目的

住院患者病情报告是值班护士以文字形势报告其在值班时间内重点患者的病情及有关事项,使接班者了解患者人数的变化,重点患者病情的变化(生理及心理方面)、治疗、护理过程或效果以及特殊的检查、试验等,以提高其预见性和计划性,为本班工作做好必要的思想和物品准备(如抢救物品和药品),以便应急时使用。同时也可通过报告有重点地进行连续性的病情观察,加强护理的目的性和针对性,确保护理质量。

二、内容和顺序

1.按报告的眉栏填写所列各项,即病房、年、月、日、患者总数、各类人数(入院、出院、转入、转出、手术、分娩、出生、病危、死亡)。

2.先填写当日离去病房的患者(出院、转出、死亡)。按顺序横式填写病床号、姓名、诊断、疾病转归(治愈、好转、恶化)、离开病房时间、出院(自动出院)或转出(转至某科)或死亡。例如5床王丽急性阑尾炎手术后治愈于上午10点出院。后空一行再写新入院患者。

3.填写住入病房的患者,如新入院或转入(注明由哪个医院、哪个科室转来)。

4.填写本班重点患者(手术前、手术后、分娩、危重及有异常特殊情况等患者)。

5.填写与护理有关的特殊检查或功能试验。

三、病情报告书写要求

1.报告书写者必须掌握本科疾病的有关知识,如发病原因、病理生理变化、临床表现、治疗原则及护理措施。

2.必须深入病房了解病情,掌握在疾病过程中患者对治疗、护理的心身反应及效果评价。

3.书写报告要重点突出,简明扼要,要具有真实性、准确性、逻辑性和全面性,要运用医学术语。

4.填写报告首页,栏目要齐全,以后每页要写明日期、页数、科室。要求字迹工整,语句通顺,不得随意涂改,签名要工整、清楚、便于识别。

5.白班报告用蓝色水笔书写,夜班报告用红色水笔书写。

6.危重患者用红色水笔在诊断下一行做"※"符号,新入院(转入)、手术、分娩者在诊断下一行用红色水笔分别写明"新"、"手术"、"分娩"字样。

7.写住院患者病情报告及护理记录时除描述上述不同的病情外,还应阐明其处理措施及效果评价。

四、不同类型病情报告书写的内容及形式

(一)新入院患者(转入)的病情报告

1.应写明患者姓名、诊断(中医应写明中医诊断及辩证分型)、性别、年龄、进入病房时间、方式(步行、平车、轮椅、他人搀扶)。

2.入院时生命体征(体温、脉搏、呼吸、血压)。

3.简要写明发病经过,即入院时主要症状、体征及处理。中医要写明舌苔、脉象,并用医学术语描述,指出辨证要点及护理。

4.入院至书写报告时,患者的主诉、病情变化、处理对策及效果。

5.个人生活习惯、饮食、需要做特殊交代的事项(回民或素食者)应注明。

6.既往重要病史,如过敏史、出血史、精神病、癔症、癫痫病史等。

7.护理需密切观察的事项。

(二)手术患者的病情报告

1.术前　应写明准备手术的日期、时间、将在何种麻醉方式下施行何种手术、术前准备(手术野的皮肤准备、胃肠道准备)、用药情况(各种试验、晚间或术前用药)、患者的心理反应等。

2.术后　对当日手术回病房的患者应写明回病房的时间、采用何种麻醉、施行何种手术、术中的情况(出血、输血、输液情况)、清醒时间、回病房后的情况,如血压的变化,伤口有无渗血、渗液,敷料有无松动、移位,各种引流管是否通畅,引流物的性质、颜色及量,手术部位,脏器功能,排尿、排气情况,伤口疼痛及镇静药的使用情况(时间、剂量),采取何种卧位,静脉输液及特殊治疗。

(三)妇产科患者的病情报告

1.妇科患者应写明月经周期情况(规则或不规则、持续天数、出血量、颜色、有无血块、有无腹痛),对大出血或慢性出血者应写明出血时间、患者一般情况、面色、精神状态、血压、脉搏、血红蛋白。

2.产科患者　产前应写明胎次、妊娠月份、胎心、胎位、血压、有无肝病及心脏病史、下肢有无水肿、宫缩开始时间、是否规律、持续间隔时间、指肠指诊检查、宫颈及宫El扩张情况、有无破水及阴道出血、分泌物。产后应写明分娩时间、方式(顺产、产钳和刮宫)、出血情况、会阴有无切口及恶露、宫底、分泌乳等情况。

(四)危重患者病情报告

危重患者、抢救、病情突变、施行特殊检查及治疗者,应写明主诉及生命体征,意识障碍者应写明其程度及开始时间和连续观察的情况,有无与疾病相关的症状,特殊抢救治疗的简要经过,效果的评价及注意事项,出入量的情况。

附1　患者入院姓名卡及床头牌

一、患者住院姓名卡

1.应用蓝色水笔填写病床号、姓名、性别、年龄、入院日期、诊断,用红色水笔填写住院号、手术日期。

2.如更改诊断,需另换一小卡,不可在原姓名卡上涂改。

3.患者姓名卡应插入一览表内。

4.小卡中央应悬挂市卫生局统一的分级护理标志。

分级护理标志:病危是红色,一级护理是绿色,二级护理为黄色。直径为 0.8cm 的圆形标志,以便于医护人员了解患者的护理等级及流动情况等。

二、床头牌

1.床头牌是护士进行各种操作及护理时查对的标记,是防止发生差错的措施之一。

2.用蓝色水笔填写病床号、住院号、姓名、年龄、入院日期、诊断。

3.饮食、护理等级应根据医嘱及时更换。

4.挂在病床尾端便于核对。

附2 患者出入院病历排序

住院与出院病历排列顺序,按病案管理要求。

一、患者入院病历排序

1.体温单(按日期先后倒排)。

2.长期医嘱单(按日期先后倒排)。

3.临时医嘱单(按日期先后倒排)。

4.入院(再入院)记录。

5.首次病程记录。

6.病程记录(包括转出及转入记录,按先后顺序接排于首次病程记录之后)。

7.手术病历

(1)术前小结。

(2)术前讨论。

(3)手术志愿协议书。

(4)麻醉计划。

(5)麻醉同意书。

(6)麻醉记录。

(7)手术记录。

(8)手术护理记录。

(9)麻醉后恢复室记录。

(10)术后病程记录。

8.疑难病例讨论、死亡病例讨论。

9.会诊记录。

10.授权委托书。

11.住院后72h病情告知书。

12.输血协议。

13.特殊检查(治疗)知情同意书。

14.病危通知单。

15.辅助报告记录(影像、心电图、超声心动图等大报告单)。

16.病理报告单(包括冰冻、病理及骨髓报告)。

17.检验粘贴记录(包括血单、非血单)。

18.重症护理记录。

19.一般护理记录。

20.住院证。

21.其他(住院协议、拒收红包责任书等)。

22.首页。

23.出院/死亡记录。

24.门诊病历。

二、患者出院病历排列顺序

1.首页。

2.出院或死亡记录。

3.入院(再入院)记录。

4.首次病程记录。

5.病程记录(包括转出及转入记录,按先后顺序接排于首次病程记录之后)。

6.手术病历

(1)术前小结。

(2)术前讨论。

(3)手术志愿协议书。

(4)麻醉计划。

(5)麻醉同意书。

(6)麻醉记录。

(7)手术记录。

(8)手术护理记录。

(9)麻醉后恢复室记录。

(１０)术后病程记录。

7.疑难病例讨论、死亡病例讨论。

8.会诊记录。

9.授权委托书。

10.住院后 72h 病情告知书。

11.输血协议。

12.特殊检查(治疗)知情同意书。

13.病危通知单。

14.辅助报告记录(影像、心电图、超声心动图等大报告单)。

15.病理报告单(包括冰冻、病理及骨髓报告)。

16.检验粘贴记录(包括血单、非血单)。

17.长期医嘱单(按日期先后顺序排列)。

18.临时医嘱单(按日期先后顺序排列)。

19.体温单(按日期先后顺序排列)。

20.重症护理记录。

21.一般护理记录。

22.住院证。

23.其他(住院协议、拒收红包责任书等)。

附3 常见症状及体征的评估与描述

一、发热

应写明发热开始的缓急、持续时间、规律、诱因、是否伴有寒战、出汗及传染病接触史等。有无其他伴随症状,如伴有关节疼痛、腹痛、腹泻、黄疸、皮下瘀斑、皮疹或伴有头痛、呕吐等。

1.发热程度的分类分为四类。

(1)低热 37.3~38℃。

(2)中等度热 38.1~39℃。

(3)高热 39.1~41℃。

(4)超高热 41℃以上。

2.发热的分型 主要分为六型。

(1)稽留热体温恒定地维持在 39~40℃以上的水平,达数天或数周,24h 内波动范围不超过 1℃。常见于大叶性肺炎、伤寒高热期。

(2)弛张热 体温常在 39℃以上,波动幅度大,24h 内波动范围 2℃,但都不在正常水平。常见于败血症、化脓性炎症。

(3)间歇热 体温骤升达高峰后持续数小时,又迅速降至正常水平,无热期(间歇期)可持续 1 天到数天,如此高热期与无热期反复交替出现。常见于疟疾、急性肾盂肾炎。

(4)波浪热体温逐渐上升至 39℃或以上,数天后又逐渐下降至正常水平,持续数天后又逐渐上升,如此反复多次。常见于布氏菌病。

(5)回归热体温急剧上升至此 39℃或以上,持续数天后骤然下降至正常水平。高热期与无热期各持续若干天后规律性地交替一次。常见于回归热。

(6)不规则热体温曲线无一定规律,可见于结核病、风湿热等。

二、疼痛

应写明起病的缓急及疼痛的发生时间、诱因、部位、性质、程度、持续时间、缓解方式、有无规律,过去有无类似发作,有无以下伴随症状。

1.头痛 应评估记录头痛的部位为单侧(偏头痛)、双侧或蔓延到整个头部;头痛的性质为搏动性、压迫性或灼热;头痛发作方式及持续时间为偶发性、反复性、急剧或慢性持续性或短暂性头痛。前额头痛,如为前额窦炎所引起的头痛则以晨间加重,下午减轻;如为屈光不正、眼肌疲劳引起的头痛则以晚间加重,晨间减轻。有无伴随症状,头痛伴有呕吐提示颅内压增高;头痛在呕吐后减轻者可见于偏头痛;头痛伴眩晕常见于小脑肿瘤,椎基底动脉供血不足;头痛伴随发热见于感染性疾病(颅内或全身感染);慢性进行性头痛伴有精神症状者应注意是否有颅内肿瘤;头痛伴有脑膜刺激症状者提示有脑膜炎或蛛网膜下腔出血。

2.胸痛 胸痛应评估记录胸痛的性质,如隐痛、压榨痛或窒息样痛。胸痛的部位,如局限性、左侧、右侧、心前区或胸骨后。胸痛发作方式是突然急性发作、缓慢发作、反复发作或持续性。胸痛有无牵涉痛,如向左肩背部、颈部、后背放射。胸痛伴随的症状:伴吞咽困难或咽下痛提示食管疾病,如食管癌、反流性食管炎;伴有呼吸困难者提示自发性气胸、肺栓塞;胸前区或胸骨后有绞榨性疼痛并向左肩或左臂放射,应考虑心绞痛;伴有面色苍白、大汗、血压下降或休克时应考虑心肌梗死。

3.腹痛 应评估记录腹痛的部位是中腹、下腹、左侧或右侧。腹痛的方式为突然急性发作、慢性反复性或持续性。腹痛的性质是绞痛、隐痛、胀痛;一般空腔脏器病变引起绞痛,如胆绞痛:实质性脏器常引起隐痛或胀痛,如肝病。腹痛的时间,如十二指肠溃疡性的时间为空腹或饭后 3~4h。有无放射性痛,局部有无触痛、反跳痛及有无肌紧张(如阑尾炎、腹膜炎)。有无肠型和蠕动波,有无肠鸣音亢进(1 min 超过 10 次)、减弱或消失(5~10min 听不到肠鸣音)。是否伴恶心、呕吐、出汗(如肾绞痛或卵巢囊肿蒂扭转),有无诱因(如胃穿孔常在饱餐后发作),促使腹痛减轻的因素(如药物、体位、进食等)。

4.腹痛及伴随症状 如突发中上腹剧烈刀割样痛、烧灼样痛,多为胃、十二指肠穿孔;上腹部阵发性剧烈绞痛,放射到右肩并有黄疸、发热等症状,应考虑胆石症、胆囊炎症。

三、咳嗽、咳痰

对呼吸系统疾病应写明有无咳嗽,咳嗽的性质、节律、时间;有无痰液,痰液的颜色、黏稠度及量。

(1)咳嗽的性质 咳嗽无痰或痰液很少称为干性咳嗽,干性或刺激性咳嗽常见于急性或慢性咽炎、喉癌。咳嗽伴有痰液称为湿性咳嗽,如慢性支气管炎。

(2)咳嗽的时间与节律 如支气管扩张多在晨起后咳嗽;左心衰竭引起的咳嗽以夜间为重,可能由于夜间肺瘀血加重及迷走神经兴奋性增高所致;突发性咳嗽由于吸入刺激性气体或异物;发作性咳嗽可见于百日咳。

(3)咳嗽的音色 金属调咳嗽见于纵隔肿瘤及主动脉瘤直接压迫气管;嘶哑可能为声带炎症压迫喉返神经所致;咳嗽声音低微或无力见于极度衰弱者、声带水肿等;轻微短促咳嗽见于结核初期、喉炎、干性胸膜炎。

(4)咳痰的性质及量 痰液的性质可分为黏液性、浆液性、脓性和血性等。要写明痰液的颜色、性质(如白色黏液痰、白色泡沫痰、黄色脓性痰)、量、有无臭味。黏液性痰见于急慢性支气管炎、支气管哮喘;浆液性痰见于肺水肿;脓性痰液见于化脓性细菌性下呼吸道感染。

(5)伴发症状 咳嗽伴发热(如感染)应写明发热程度;咳嗽伴胸痛要写明胸痛的部位、性质、是否与呼吸有关;呼吸困难者应写明发绀程度、呼吸频率、深浅度、节律。咳嗽伴呕吐者见于百日咳、咽炎;进食时咳嗽者常见于食管支气管瘘。

四、呼吸困难

呼吸困难应写明与活动、体位的关系,突然发生或缓慢发生,有无诱因,呼吸困难的表现及程度(如张口呼吸、鼻翼扇动、端坐呼吸、有无发绀等),昼夜有无区别,是无伴发热、胸痛、咳嗽、咳痰,有无咯血。

1. 呼吸困难发生的诱因 引起呼吸困难的诱因主要有呼吸系统和循环系统疾病、肾病代谢性疾病等。

2.呼吸困难的类型分为三型。

(1)吸气性呼吸困难 表现特点为吸气费力,吸气时间明显延长,吸气时胸骨上窝、锁骨上窝和肋间隙明显凹陷(称"三凹征"),常伴干咳及高调吸气性喘鸣。常见于各种原因引起的喉、气管、支气管狭窄与阻塞。如喉炎、喉水肿、喉癌、气管肿瘤或异物等。

(2)呼气性呼吸困难表现特点为呼气费力,呼气时间明显延长或缓慢,常伴哮鸣音。常见于慢性喘息型支气管炎、支气管哮喘、肺气肿等。

(3)混合性呼吸困难表现特点为吸气与呼气均感费力,呼吸浅快,常伴呼吸音的改变。常见于肺实质病变,如大面积肺炎、肺不张、肺水肿、弥漫性肺纤维化等。

3.呼吸困难的常见病因 病因如下。

(1)肺源性呼吸困难常由支气管、胸膜及纵隔内疾病,如慢性支气管炎、支气管扩张、肺癌等引起。

(2)心源性呼吸困难由于左心、右心功能不全引起,其中以左心衰竭更为显著。

左心功能不全主要表现特点为劳力性呼吸困难和夜间阵发性呼吸困难。劳力性呼吸困难常在活动后出现或加重,休息时减轻或缓解。夜间阵发性呼吸困难多在患者熟睡中出现,患者突发胸闷、憋气、被迫坐起,伴有咳嗽,轻者数分钟后症状逐渐缓解,重者极度气喘,有濒死感,面色青紫、大量出汗、哮鸣音、大量白色或粉红色泡沫痰等。

右心功能不全由于体循环瘀血导致肝大、胸水、腹水,使呼吸运动受限,半坐位可减轻呼吸困难,常见于肺心病等。

(3)中毒性呼吸困难(如代谢性酸中毒)可导致血中代谢产物增多,刺激颈动脉窦、主动脉化学感受器或直接兴奋刺激呼吸中枢引起呼吸困难,表现为深长而规则的呼吸。药物或化学物质中毒引起的呼吸困难表现为呼吸缓慢、变浅伴随有呼吸节律异常(如潮式呼吸、比奥呼吸)。

(4)神经精神性呼吸困难是呼吸中枢受增高的颅内压和供血减少的刺激,使呼吸变慢,并伴有呼吸节律的改变,如抽泣样呼吸可见于脑血管意外、癫症。

(5)血源性呼吸困难多由于红细胞携氧减少,血氧含量降低所致,表现为呼吸浅、心率快,见于重度贫血、正铁血红蛋白血症。

五、咯血、呕血及便血

评估及记录出血时间、量、颜色及全身状况(如精神、意识、面色、末梢循环、体温、脉搏、呼吸、血压),大出血休克者应注明尿量、尿比重、pH值。

(1)咯血是指喉部以下呼吸道或肺血管破裂,血液随咳嗽经口腔咯出,咯血为鲜红色或痰中带血。

(2)呕血是上消化道疾病或全身性疾病所致的急性上消化道出血,血液经口腔呕出,为暗红色或咖啡样液体,伴有不消化食物。

(3)便血 便血可随出血部位不同、出血量多少以及在肠内停留时间的长短而异。下消化道出血如量多则呈鲜红色,若停留时间较长则呈暗红色(果酱样便)或柏油便。如为鲜红色且不与粪便混合,不黏附于粪便则为痔出血、肛裂或直肠肿瘤。

六、恶心、呕吐

恶心为上腹部不适、紧迫欲吐的感觉,是呕吐的前奏,恶心之后随之呕吐。呕吐根据病因可分为中枢性呕吐和反射性呕吐。

1.中枢性呕吐　见于以下疾病。

(1)神经系统疾病,如颅内感染(各种脑炎、脑膜炎)、脑血管疾病(脑出血、脑栓塞)、颅脑外伤等。颅内压增高引起的呕吐呈喷射性,呕吐前无恶心。

(2)全身性疾病,如尿毒症、糖尿病酮症酸中毒、低血糖、低钠血症等。

2.反射性呕吐如为胃源性呕吐,吐后即感轻松。而来自胃以外的肝、胆、胰、肠等疾病引起的反射性呕吐,胃内虽已虚空,但呕吐不止,直到原发病好转为止。

呕吐应观察记录呕吐发作的诱因,如体位变化,时间,频率,病程,呕吐物的性状、气味和量,及有无头痛、发热、头晕、晕厥、抽搐、呼吸困难、消瘦、多汗、腹痛、腹泻、便秘、失眠、焦虑等相关症状。

七、黄疸

应观察记录发生时间,发展快慢,有无进行性加重,尿、粪颜色的改变,有无出血倾向,有无伴随症状(如发热、寒战、上腹痛、食欲减退、乏力消瘦等症状)。

八、水肿

应观察记录水肿开始的部位、时间、全身性或局部性、是否对称、压之有无凹陷、水肿程度、与体位变化及活动有无关系。心源性水肿常出现于身体较低部位(如踝部),可随病情加重而向上发展;肾性水肿可遍及全身,以眼睑和面部明显;局部性水肿常见于肢体血栓形成所致的血栓性静脉炎、丝虫病引起的象皮腿、局部炎症。局部性水肿要注意皮肤的颜色,局部有无红、热、痛。

水肿分为轻、中、重三度。

(1)轻度　仅见于眼睑、眼眶下软组织、胫骨前、踝部皮下组织,指压后可见轻度下陷,平复较快。

(2)中度　全身组织均见明显水肿,指压后可出现明显或较深的组织下陷,平复缓慢。

(3)重度　全身组织严重水肿,身体低位皮肤张紧发亮,甚至有液体渗出。此外,胸腔、腹腔等浆膜腔内可见积液,外阴部亦可见严重水肿。

九、皮疹

常见于多种传染病、皮肤病及药物过敏。应观察记录皮疹出现和消失的时间、发展顺序、分布部位、形状、大小、颜色、平坦或隆起、有无瘙痒或脱屑、压之是否褪色。

十、皮肤黏膜出血

多见于造血系统疾病及重症感染(如败血症、流行性脑脊髓膜炎)。根据直径大小及伴随情况分为以下几种:直径小于2mm者称为出血点,直径为3~5mm者称为紫癜,大于5mm者称为瘀斑。

十一、腹泻

应写明排便次数、量、性质(水样便、糊状便、脓血便、脂肪便),有无伴随症状(如腹痛、里急后重),排便前后腹痛的变化。小肠性腹泻为脐周围痛,排便后腹痛不缓解;结肠性腹泻排便后腹痛可缓解。

十二、意识障碍

应观察记录意识变化的时间、意识障碍的程度、瞳孔大小(正常瞳孔直径为 3~4mm)、双侧是否等大和等圆、对光反射与角膜反射是否存在、各种深浅反射的情况。意识障碍分为嗜睡、意识模糊、昏睡、昏迷四个程度。

1.嗜睡患者陷入持续的睡眠状态,可被唤醒并能正确回答和做出各种反应,但当刺激解除后很快入睡。

2.意识模糊 是深于嗜睡的一种意识障碍,患者能保持简单的精神活动,但对时间、地点、人物的定向力发生障碍。

3.昏睡 为中度意识障碍,患者处于熟睡状态,不易唤醒。虽在强烈刺激下(如压迫眶上神经,摇动患者身体时)可被唤醒,但很快又再入睡,醒时答话含糊或答非所问。

4.昏迷为最严重的意识障碍,表现为意识持续的中断或完全丧失,按其程度可分为以下几种。

(1)轻昏迷 意识大部分丧失,无自主运动。对声、光刺激无反应,对疼痛尚可出现痛苦表情或肢体退缩的防御反应。角膜反射、瞳孔对光反射、眼球运动和吞咽反射可存在。

(2)中度昏迷对周围事物及各种刺激均无反应,对剧烈刺激可出现防御反射,角膜反射减弱,瞳孔对光反射迟钝,眼球无转动。

(3)深昏迷意识完全丧失,全身肌肉松弛,对各种刺激均无反应,深、浅反射消失。

(4)谵妄是一种以兴奋性增高为主的高级神经中枢急性功能失调状态。表现为意识模糊、

定向力丧失、幻觉、错觉、躁动不安、言语杂乱等。

(何宜臻　潘汉沛　王 燕 李 红)

第四章　护理安全及风险防范

第一节　护理风险防范措施

一、对全体护理人员进行质量意识、护理缺陷安全教育,树立爱岗敬业精神,对工作具有强烈的事业心和责任感。

二、树立"以人为本,满意服务"的服务理念,用真心、真情为患者服务。

三、认真执行各项规章制度和操作规程,不断更新专业知识,熟练掌握高新仪器的使用,努力提高专业技术水平。

四、进行各项护理操作均需履行告知程序,对新技术、新业务、自费项目、创伤性操作等需履行签字手续。

五、工作时间严格遵守劳动纪律,坚守岗位,不随意脱岗。

六、维护全局,搞好医护配合,加强护患沟通。

七、按护理级别要求巡视患者,认真观察患者病情变化,按要求规范书写护理记录及一般患者护理记录。抢救病人结束后 6 小时内据实补记。

八、进行各项技术操作时,要严格按操作规程,必须严格执行"三查七对"制度。

九、进行无菌技术操作时,严格执行无菌技术操作规范。

十、注意药物配伍禁忌,密切观察药物不良反应。

十一、病房各类药品放置有序,加强安全管理,确保患者用药安全。

十二、如出现护理差错或护理投诉按规定及时上报科室领导及护理部,不得隐瞒,并保存好病历。

十三、护理用具、抢救仪器要定期检查,保证处于备用状态,护理人员要熟悉放置位置,熟练掌握各种仪器的使用方法。

十四、按规定认真交接班,危重患者、新患者、年老体弱、手术、特殊检查及突然发生病情变化等患者要床头交接班。

十五、按有关规定使用一次性医疗物品,并定期检查,防止过期、包装破损、潮湿、污染等现象发生。

十六、按规定处理医用垃圾,防止再次污染及交叉感染,给患者带来伤害。

十七、住院期间要保证患者安全,防止各种意外发生。

十八、对专科开展的新项目及新技术应及时制定护理常规,以使护理人员能够遵照执行。

第二节 护理安全管理制度与监控措施

一、管理制度

1.认真落实各级护理人员的岗位责任制,工作明确分工,团结协作,结合各科情况,制定切实可行的防范措施。

2.安全管理有专人负责,定期组织检查,发现事故隐患及时报告,采取措施及时处理。

3.严格执行交接班制度、差错事故登记报告制度与分级护理制度,按时巡视病房,认真观察病情变化。

4.严格执行查对制度和无菌技术操作规程,做好消毒隔离工作,预防院内交叉感染。

5.对危重、昏迷、瘫痪患者及小儿应加强护理,必要时加床档、约束带,以防坠床,定时翻身,防止褥疮。

6.剧、毒、麻、贵重药品专人保管,加锁,账物相符。

7.抢救器材做到四定(定物品种类、定位放置、定量保存、定人管理)三及时(及时检查、及时维修、及时补充),抢救器械做好应急准备,一般不准外借。

8.抢救器材及用物保持性能良好,按时清点交接,严防损坏和遗失。

9.做好安全防盗及消防工作,定期检查消防器材,保持备用状态。

10.对科室水、电、暖加强管理,保证不漏水、漏电、漏气.如有损坏及时维修。

11.内服药和外用药标签清楚,分别放置,以免误用。

二、监控措施

(一)氧气管理

1.用氧过程中严格遵守操作规程。

2.告知患者及家属勿在室内抽烟,氧气管道周围禁烟火和易燃品。

3.定期检查氧气接口,发现漏气及时维修。

4.中心吸氧设施有"四防"标志(防热、防油、防火、防震),并系有安全带,氧气筒内的氧气不可用尽。

(二)对危重患者及小儿防止发生意外措施

1.防坠床小儿要使用有床档的小儿床;昏迷及烦躁患者有专人守护,必要时加床档。

2.防烫伤需要热敷的患者,护士要及时巡视,严格交接班;给婴幼儿、老人、昏迷、肢体瘫痪麻痹患者用热水袋时,温度在50℃以内,热水袋不可直接接触病员的皮肤。

(三)制度落实

1.执行分级护理,进行健康教育,术后及长期卧床初起活动者,有人扶持,动作要轻慢,以防因体位变化,引起虚脱。

2.严格遵守操作规程,做好"三查七对",按时巡视病房,发现不良反应及时处理。

3.对急危重症患者,做好各项基础护理

(1)昏迷患者专人护理,床旁备好压舌板、开口器、舌钳、纱布、吸痰器等,及时清理口腔分泌物。

(2)做好皮肤护理,定时翻身、拍背、按摩,防止褥疮的发生。

(3)烦躁患者给约束带固定,注意松紧适度,观察肢体血运、温度、颜色等变化。

(4)严格执行差错事故登记报告制度,发现隐患及时讨论处理并上报。

4.消防措施:对全员进行消防知识培训,掌握灭火器的操作规程,灭火器及消防栓保持性能良好,钥匙定位放置。

第三节　重要护理操作告知制度

一、对高难度、风险性有创操作,实施前必须提前告知。

二、操作前向患者告知该项操作的目的、必要性和操作方法,以及由此带来的不适或意外,取得患者配合。

三、必要时由患者家属签字。

四、操作中关键环节仍要随时解释,尽量减轻患者痛苦。

无论何种原因导致操作失败时,应礼貌性道歉,取得患者谅解。

第四节　手术部位确认标识制度与规范

一、术前 1 日,责任护士遵医嘱对手术患者进行查对(内容包括:床号、姓名、性别、年龄、手术名称、手术部位)。

二、经查对确认无误后,对手术区域进行皮肤准备,并以无菌巾包裹,绷带固定。

三、在患者手腕上戴上腕带,标明床号、姓名、手术名称,双侧手术部位注明左、右。

四、夜班护士认真检查手术患者的术前准备情况,核对患者腕带标识是否与医嘱相符。

五、患者到手术室前,值班护士再次核对手术患者的床号、姓名、手术名称及部位,再次检查皮肤准备情况。

六、手术病人确认程序

1.接病人时,当班护士和手术室人员共同核对床号、姓名、性别、年龄、疾病诊断、手术名称,确认无误后双方签字,将患者送到手术室。

2.由手术室巡回护士核对签字。

3.麻醉师与病人沟通确认后并签字。

4.手术医生术前再次核对病人的姓名、性别、年龄、手术部位(尤其是左右侧),确认无误后签字。

第五节 使用监护仪管理办法

一、所有护理人员均应具备识别主要报警信息的基本知识与技能。

二、报警系统供应商每年检修校正一次,每3个月设备科工程师进行检修一次。

三、监护仪报警音量根据科室的具体情况设置,使护理人员能够听到报警声,但又不影响其他病人。

四、报警音出现5秒内护理人员必须进行处理,先按"静音/消音"键,使其静音,通知医师进行处理。如果病情需要重新调整报警界限,根据情况做相应处理。

五、交接班时,要查看上一班的主要报警信息,并注意观察该项体征变化情况。

六、检查指端挤压情况,每4小时将指端sa02传感器更换到对侧。

第六节 护理投诉管理制度

一、凡在护理工作中因服务态度、服务质量及自身原因或技术因素而发生的护理缺陷,引起患者或家属不满,并以书面或口头方式反映到护理部或其他部门的意见,均为护理投诉。

二、护理部设专人接待护理投诉,认真倾听投诉者意见,耐心做好安抚工作并做好记录。

三、护理部设有《护理投诉登记本》,记录投诉事件的原因分析和处理经过、整改措施等。

四、护理部接到投诉后,及时反馈给科护士长、护士长,督促有关科室认真核对事情经过,分析事发原因,总结经验、接受教训,并提出整改措施。

五、根据事件情节严重程度,给予当事人相应的处理。

1.给予当事人批评教育。

2.当事人认真做书面检查,在科内备案。

3.向患者及家属赔礼道歉,取得谅解。

4.根据情节严重程度给予相应的经济处罚。

六、因护士违反操作规程给患者造成损失或痛苦,按《医疗事故处理条例》规定处理。

七、护理部定期总结分析护理投诉并在全体护士长会上公布,将有无投诉作为评选优秀科室的重要依据。

第七节 纠纷病历管理制度

一、当出现纠纷和医疗争议,患者及家属要求封存病历时,病房要保管好病历,以免丢失。

二、完善护理记录,要求护理记录要完整、准确、及时;护理记录内容全面与医疗记录一致,如患者死亡时间、病情变化时间、疾病诊断等。

三、检查体温单、医嘱单记录是否完整,包括医生的口头医嘱是否及时记录。

四、可复印病历资料:门(急)诊病历和住院病历中的住院志(即入院记录)、体温单、医嘱单、化验单(检验报告)、医学影像检查资料、特殊检查(治疗)同意书、手术同意书、手术及麻醉记录单、病历报告、护理记录、出院记录。

五、备齐所有有关患者的病历资料。

六、迅速与科领导、医务处(晚间及节假日与院总值班)联系。

七、病历封存后,由医务处指定专人保管。

第八节　差错、事故登记报告制度

一、各科室建立差错、事故登记本。

二、发生差错、事故后,要积极采取补救措施,以减少或消除由于差错、事故造成的不良后果。

三、当事人要立即向护士长汇报,护士长逐级上报发生差错、事故的经过、原因、后果,并登记。

四、发生严重差错或事故的各种有关记录、检查报告及造成事故的药品、器械等均应妥善保管,不得擅自涂改、销毁,以备鉴定。

五、差错、事故发生后,按其性质与情节,分别组织本科室护理人员进行讨论,以提高认识,吸取教训,改进工作,并确定事故性质,提出处理意见。

六、发生差错、事故的单位或个人,如不按规定报告,有意隐瞒,事后经领导或他人发现,须按情节轻重给予严肃处理。

七、护理部定期组织有关人员分析差错、事故发生的原因,并提出防范措施。

(王　燕　潘汉沛)

第五章　呼吸系统疾病护理

第一节　急性上呼吸道感染

【概念】

急性上呼吸道感染是指鼻腔、咽或喉部急性炎症的概称。

【临床特点】

鼻塞、流涕、咽痛、轻咳、声嘶。本病全年皆可发病,冬春季节多发,多数为散发,但在气候突变时流行。

【常规护理】

1.休息　高热时应卧床休息,保持室内空气新鲜、安静、舒适。

2.饮食　易消化、高热量、高维生素、流质或半流质饮食、

3.必要时建立静脉通路。

【专科护理】

1.高热　可行物理降温,必要时药物降温,注意保持口腔清洁,退热出汗时应及时补充体液,并擦身换衣,防止虚脱和受凉。

2.缓解躯体不适,针对不同症状进行对症处理。

(1)咽痛、声嘶:用淡盐水漱口或含消炎片。

(2)鼻塞、流涕:可用萘甲唑啉。

(3)头痛:给予解热镇痛剂。

3.适当补充液体。

【病情观察】

1.观察体温变化,随时观察体温及其他生命体征的变化。

2.注意有无并发症的发生。

【健康指导】

1.避免诱发因素　帮助病人及家属掌握上呼吸道感染的常见诱因,避免受凉、过度疲劳,注意保暖;保持室内空气新鲜、阳光充足;在高发季节少去人如密集的公共场所;戒烟;防止交叉感染。

2.增强免疫力注意劳逸结合,加强体育活动,提高机体抵抗力及抗寒能力。必要时,注射疫苗预防,如流感疫苗。

3.识别并发症并及时就诊药物治疗后症状不缓解;或出现耳鸣、耳痛、外耳道流脓等中耳炎症状;或恢复期出现胸闷、心悸,眼睑浮肿、腰酸或关节痛者,应及时就诊。

第二节　慢性支气管炎

【概述】

慢性支气管炎(简称慢支)是指感染或非感染因素引起的气管、支气管黏膜及其周围组织的慢性非特异性炎症。

【临床特点】

咳嗽、咯痰、喘息及反复发作。初期症状轻微,在寒冷季节,吸烟、劳累、感冒后可引起急性发作或症状加重。重症患者四季不断发病,在冬春季节加剧,早晚加重。

1.咳嗽　一般晨起时咳嗽加重,白天较轻,睡眠时有阵咳或排痰。

2.咯痰　痰为白色黏液或浆液泡沫性,急性发作伴有细菌感染时,则变为黏液脓性,咳嗽和痰量也增加。起床后或体位变动可刺激排痰,故清晨排痰较多。

3.喘息或气喘　喘息性慢性支气管炎有支气管痉挛,可引起喘息。并发阻塞性肺气肿时可表现为劳动或活动后气急。重者休息时亦气喘,生活无法自理。

【常规护理】

1.环境　保持室内空气新鲜,流通,安静,舒适,温湿度适宜。

2.休息　急性发作期应卧床休息,取半卧位。

3.给氧　持续低流量吸氧。

4.饮食　给予高热量、高蛋白、高维生素易消化饮食。

5.建立静脉通路。

【专科护理】

1.解除气道阻塞,改善肺泡通气　及时清除痰液,神志清醒患者应鼓励咳嗽,痰稠不易咯出时,给予雾化吸入或雾化泵药物喷入,减少局部瘀血水肿,以利痰液排出。危重体弱患者,定时更换体位,叩击背部,使痰易于咯出,餐前应给予胸部叩击或胸壁震荡。方法:患者取侧卧位,护两手手指并拢,手背隆起,指关节微曲,自肺低由上向下,由外向内拍拍胸壁,震动气管,边拍边鼓励患者咳嗽,以促进痰液的排出,每侧肺叶叩击 3~5 分钟。对神志不清者,可进行机械吸痰,需注意无菌操作,抽吸压力要适当,动作轻柔,每次抽吸时间不超过 15 秒,以免加重缺氧。

2.合理用氧减轻呼吸困难 根据缺氧和二氧化碳潴留的程度不同,合理用氧,一般给予低流量、低浓度、持续吸氧,如病情需要提高氧浓度,应辅以呼吸兴奋剂刺激通气或使用呼吸机改善通气,吸氧后如呼吸困难缓解、呼吸频率减慢、节律正常、血压上升、心率减慢、心率正常、发绀减轻、皮肤转暖、神志转清、尿量增加等,表示氧疗有效。若呼吸过缓,意识障碍加深,需考虑二氧化碳潴留加重,必要时采取增加通气量措施。

3.咳嗽、咯痰的护理 观察痰液的颜色是否为白色或脓性痰,及时送检新鲜痰液,做培养及药物敏感试验,选用有效抗生素。

【病情观察】

1.严密观察生命体征变化,备好各种抢救物品及药品,随时与医生取得联系。

2.观察呼吸困难、发绀的程度。

3.观察止咳祛痰药物及抗感染药物的疗效及不良反应。

4.观察有无发热、准确记录出入量。

5.观察有无阻塞性肺气肿、肺动脉高压、肺源性心脏病的发生。

【健康指导】

1.鼓励患者要树立治疗信心,主动配合,坚持治疗,并督促协助患者按医嘱服药。

2.鼓励患者坚持锻炼,提高耐寒能力与机体免疫力,注意保暖,避免受凉,预防感冒。

3.向吸烟患者宣传吸烟的危害,积极戒烟,注意改善环境卫生,做好个人劳动保护,消除及避免烟雾、粉尘和刺激性气体等诱发因素对呼吸道的影响。

4.鼓励患者多饮水,除补充机体每日需要量外,须根据体温,痰液黏稠度,丧失的水分,估计每日水分补充量,使痰液稀释,易于排出。保证每日摄入量在 1.5~2L。

第三节 支气管扩张症

【概念】

支气管扩张症是由于支气管及其周围肺组织的慢性炎症和阻塞,导致气管管腔扩张和变形的慢性支气管化脓性疾病。

【临床特点】

长期咳嗽,咯大量脓性臭味痰,伴间断咯血为三大主要症状。此为,呼吸道的反复感染、发热、胸痛,亦是较常见的临床表现。

1.慢性咳嗽伴大量脓痰　痰量与体位改变有关,如晨起或入夜卧床时咳嗽、痰量增多。呼吸道感染急性发作时,黄绿色脓痰明显增多。有厌氧菌混合感染时有恶臭。

2.反复咯血　大多数患者有反复咯血表现,量不等,可为痰中带血、小量或大量咯血,与病情程度有时不一致。有些患者因反复咯血,平时无咳嗽、浓痰等呼吸道症状。

3.继发肺部感染　支气管引流不畅,痰不易咯出,可感到胸闷不适。炎症扩散到病变周围的肺组织,出现全身毒症状如高热、食欲缺乏、盗汗、消瘦、贫血等。

【常规护理】

1.心理护理　以尊重、亲切的态度,多与患者交谈,了解患者心理状态,解除焦虑情绪,使患者情绪稳定。

2.补充营养　以摄入高热量、高蛋白、高维生素饮食,发热患者给予高热量流质饮食,多饮水,每日饮水量在 1.5~2L。做好口腔护理,以除口臭,增进食欲,减少呼吸道感染机会。

【专科护理】

1.指导患者有效咳嗽　患者取舒适体位,先行 5~6 次深呼吸,而后于深呼气末保持张口状,连续咳嗽数次使痰到咽部附近再用力将痰排出;或合作取坐位,两腿上置一枕头顶住腹部,咳嗽时身体前倾,头颈屈曲,张口咯痰将痰液排出。应用一次性痰杯,及时倾倒痰液。

2.采取不同的体位引流　依病变部位不同,采取相应的体位,使病变部位处于高处,引流支气管开口向下。同时辅以拍背,以借重力作用使痰液流出。每次 15~20 分钟,每日 2~3 次。引流完毕,擦净口周的痰液,给予漱口,并记录排出的痰量和性质,必要时送检。引流宜在饭前进行,以免引流致呕吐。痰液黏稠者可先进行雾化吸入以提高引流效果。

3.大咯血的护理　让患者取头低脚高位轻叩背部,立即用手指套上纱布将咽喉、鼻部血块清除,如果不明显,可使用张口器将舌牵出,牵出积血,或迅速用鼻导管接吸引器插入气管内抽吸,将呼吸道分泌物和血流吸出,严重者立即气管插管或气管切开,以吸净积血,保持呼吸道通畅。气管内血块清除后,患者自主呼吸未恢复,应行人工呼吸,给高流量吸氧或遵医嘱应用呼吸中枢兴奋剂及止血药物等。被血污染的衣物应及时更换,血液和痰液及时倾倒,避免发生不良刺激。

4.遵医嘱应用抗生素和酶制剂　给予超声雾化吸入,以稀释痰液,痰液黏稠无力咳出者,可经鼻腔吸痰,每次吸引时间不超过 15 秒,两次抽吸时间一般在 3 分钟以上。

【健康指导】

1.疾病知识指导　帮助病人和家属了解疾病发生、发展与治疗、护理过程。与病人及家属共同制定长期防治计划。指导病人自我监测病情,病人和家属应学会识别病情变化和征象,一旦发现症状加重,应及时就诊。

2.生活指导　讲明加强营养对机体康复的作用,使病人能主动摄取必需的营养素,以增加机体抗病能力。鼓励病人参加体育锻炼,建立良好的生活习惯,劳逸结合,以维护心、肺功能状态。

3.预防呼吸道感染　支气管扩张与感染密切相差,积极防治百日咳、麻疹、支气管肺炎,肺结核等呼吸道感染;及时治疗上呼吸道慢性病灶(如扁桃体炎、鼻窦炎等);避免受凉,预防感冒;减少刺激性气体吸入等措施对预防支气管扩张有重要意义。戒烟、避免烟雾和灰尘刺激有助于避免疾病的复发,防止病情恶化。

4.清除痰液　强调清除痰液对减轻症状、预防感染的重要性,指导病人及其家属学习和掌握有效咳嗽、胸部叩击、雾化吸入及体位引流的排痰方法,长期坚持,以控制病情的发展。

第四节　支气管哮喘

【概念】

支气管哮喘是一种以嗜酸性粒细胞和肥大细胞反应为主的气管变应性炎症和气道高反应性为特征的疾病,导致易感染者发生不同程度的可逆性广泛性气管阻塞的症状。

【临床特点】

本病特点是吸气性呼吸困难、咳嗽和喘鸣,常在夜间及凌晨发作,接触过敏源、病毒感染或情绪波动等可诱发或加重。能自行或经治疗后缓解

【常规护理】

1.卧床休息,抬高床头使患者取半坐卧位。

2.饮食应给予低盐、高维生素清淡食物,禁食过敏性食物,如鱼、虾等,多饮水。

3.心里疏通,精神安慰,减轻患者精神紧张的心情。教会患者学会各种放松技术。

4.加强各夜间巡视,保持室内温度相对恒定。

【专科护理】

1.遵医嘱补液纠正脱水和降低痰的黏稠度。

2.教会、鼓励患者缩唇呼吸或缓慢深呼吸,以改善通气量,缓解症状,利于排痰。

3.教会患者掌握深呼吸和有效咳嗽、咯痰的技巧,协助翻身拍背,促进痰液排出。

4.教会患者使用气雾吸入器　在哮喘的防防治中,气雾剂占据最重要的地位,应教会

患者正确使用气雾吸入器。方法:摘下盖子,摇晃吸入器;起立,深呼气;把吸入器放入嘴里或刚好放在嘴的前部,当开始吸气的同时,按下吸入器的顶部并继续慢慢吸气;屏气10秒,呼气。儿童可用储雾器进行吸入:将药物一次喷入储雾器中,然后深吸气并屏气10秒,将呼气到储雾器中,再次吸气,但不用再喷药。

5.改善通气,使用支气管舒张剂、激素等药物,蒸气氧疗,雾化吸入等治疗。并注意评估其效果及不良反应。

(1)β2兴奋剂:主要不良反应为偶有头痛、头晕、心悸、手指震颤等,停药或坚持用药一段时间后症状可消失。药量过大可引起严重心律失常,甚至发生猝死。

(2)茶碱类药物:主要不良反应是胃肠道、心脏和中枢神经的毒性反应。氨茶碱用量过大或静脉注射(滴注)速度过快可引起恶心、呕吐、头痛、失眠、心律失常,严重者可引起室性心动过速、癫痫样症状、昏迷,甚至心脏骤停。

(3)激素吸入:主要不良反应为口咽部真菌感染、咳嗽和局部皮肤变薄等,应指导患者吸入激素后立即漱口、洗脸。静滴或口服激素时,应密切观察是否有消化道出血,监测血电解质,口服激素宜在饭后服用,以减少对胃肠道的刺激。

【健康指导】

1.疾病知识指导　指导病人地哮喘的激发因素、发病机制、控制目和效果的认识,以提高病人在治疗中的依从性。通过教育使病人懂得哮喘虽不能彻底治愈,但只要坚持充分的正规治疗,完全可以有效地控制哮喘的发作,即病人可达到没有或仅有轻度症状,能坚持日常工作和学习。

2.避免诱发因素　针对个体情况,气愤病人有效控制可诱发哮喘发作的各种因素,如避免摄入引起过敏的食物;避免强烈的精神刺激和剧烈运动;避免持续的喊叫等过度换气动作;不养宠物;避免接触刺激性气体及预防呼吸道感染;戴围巾或口罩避免冷空气刺激;在缓解期应加强体育锻炼、耐寒锻炼及耐力训练,以增强体质。

3.自我监测病情　指导病人识别哮喘发作的先兆表现和病情加重的征象,学会哮喘发作时进行简单的紧急自我处理方法。学会利用峰流速仪来监测最大呼气峰流速(PEFR),做好哮喘日记,为疾病预防和治疗提供参考资料。央流仪的使用方法:取站立位,尽可能深吸一口气,然后用唇齿总分包住口含器后,以最快的速度,用1次最有力的呼气吹动游标滑动,游标最终停止的刻度,就是此次峰流速值。峰流速测定是发现早期哮喘发作最简便易行的方法,在没有出现症状之前,PEFR下降,提示早期哮喘的发生。临床实验观察证实,每天测量的PEFR与标准的PEFR进行比较,不仅能早期发现哮喘发作,还能判断哮喘控制和程度和选择治疗措施。如果PEFR50%-80%,为警告区,说明哮喘加重,需及时调整治疗方案;如果PEFR<50%,为危险区,说明哮喘严重,需要立即到医院就诊。

4.用药指导　哮喘病人应了解自己所用各种药物的名称、用法、用量及注意事项,了解药物的主要不良反应及如何采取相应的措施来避免。指导病人和家属掌握正确的药物吸入技术,遵医嘱使用B2受体激动剂和(或)糖皮质激素吸入剂。与病人共同制定长期管理、防止复发的计划。

5.心理社会指导 精神心理因素在哮喘的发生发展过程中起重要作用,培养良好的情绪和战胜疾病的信心是治疗和护理的重要内容。哮喘病人的中有抑郁、焦虑、恐惧、性格改变等,给予心理疏导,使病人保持有规律的生活和乐观情绪,积极参加体育锻炼,最大程度保持劳动能力,可有效减轻病人的不良心理反应。此外,病人常有社会适应能力下降(自信心及适应能力下降、交际减少等)的表现,应指导病人充分利用社会支持动员与病人关系密切的家人或朋友参与对哮喘病人的管理,为其身心康复提供各方面的支持。

第五节　慢性呼吸衰竭

【概念】

呼吸衰竭是指由各种原因引起的肺通气或换气功能严重障碍,以及不能进行有效的气体交换,导致缺氧,伴或不伴二氧化碳潴留,从而引起一系列生理功能和代谢紊乱的临床综合征。一般来说动脉血氧分压低于 60mmHg,动脉血二氧化碳分压大于 50mmHg,为呼吸衰竭。

【临床特点】

1.呼吸困难 胸闷、发憋、呼吸费力、喘息等患者最常见的主诉,并伴"三凹征",中枢性呼吸衰竭呈现潮式、间歇或抽泣样呼吸。

2.发绀 是呼吸衰竭的主要表现。因通气不足或通气与血流比例失调所引起口唇、指甲、舌头的发绀。

3.精神神经症状 急性缺氧可出现精神错乱、躁狂、昏迷、抽搐等症状。慢性缺氧出现表情淡漠、反应迟钝、智力或定向障碍,逐渐出现头痛、多汗、烦躁、白天嗜睡、夜间失眠,严重者有谵妄、昏迷、抽搐、扑翼样震颤、视神经盘水肿,重症者可因脑水肿、脑疝而死亡。

4.血液循环系统症状 早期血压升高、心率增快;晚期严重缺氧,酸中毒引起循环衰竭、血压下降。心律失常、心脏停搏。二氧化碳潴留出现皮肤潮红、湿暖多汗。

【常规护理】

1.急性呼吸衰竭是要卧床休息,慢性呼吸衰竭代偿期可适当下床活动。

2.给予营养丰富,易消化的饮食。

3.给予持续低流量吸氧,流量为 1~2L/min。

4.准确记录出入量,注意电解质紊乱。

5.做好皮肤护理,定时翻身,防止褥疮发生。

【专科护理】

1.对于烦躁不安或出现昏迷的患者要注意安全,必要时专人护理或加床档以防坠床。

2.病情危重者做好抢救准备,如吸痰器,气管切开,呼吸机等。

3.保持呼吸道通畅,促进痰液引流。

(1)指导并协助患者进行咳嗽、咯痰。

(2)指导并协助患者更好体位,给予拍背,每1~2小时翻身1次。

(3)及时清除痰液,保持呼吸道通畅,以增加通气量,给不能咳嗽的患者经口鼻机械吸痰,建立人工气道,吸痰时注意无菌操作。

4.协助和指导患者取端坐位或半坐位,有利于呼吸。指导、教会病情稳定的患者缩唇,通过腹式呼吸时膈肌的运动和缩唇,促使气体均匀而缓慢的呼出,以增加肺的有效通气量,改善通气功能。

5.指导患者安排好适当的活动量,避免采取一切增加氧耗量的活动,以及安排合理、舒适的体位等,教会患者解决呼吸困难的办法。嘱呼吸困难明显的患者绝对卧床休息。

6.教会患者各种缓解焦虑的办法,以缓解呼吸困难,改善通气。

【健康指导】

1.向患者及其家属讲解疾病的发病机制、发展和转归,使患者理解康复保健的目的。

2.促进患者康复,延缓肺功能恶化,教会患者缩唇、腹式呼吸、体位引流、有效的咳嗽咯痰的技术。

3.遵医嘱正确用药,熟悉药物的剂量、用法和注意事项,指导家属合理的氧疗方法及注意事项。

4.增强体质,避免各种引起呼吸衰竭的诱因。教会患者预防上呼吸道感染的方法;鼓励患者加强营养,增强体质;避免吸入刺激性气体;避免日常生活中不良因素刺激;减少与感冒着接触,减少呼吸道感染的机会。

5.若痰液增多色变黄,咳嗽加剧,气急加重或出现神志改变等应尽早就医。

第六节　慢性肺源性心脏病

【概念】

慢性肺源性心脏病是由于肺、胸廓或肺动脉血管慢性病变所致的肺循环阻力增加,肺动脉高压,进而使右心肥厚,扩大甚至发生右心衰竭的疾病。

【临床特点】

其特点是肺循环阻力增高,肺动脉高压,以右心衰竭为主。疾病分功能代偿期和失代偿期。

1.功能代偿期 患者都有慢性咳嗽、咯痰或哮喘史,逐步出现乏力、呼吸困难。体检示明显肺气肿表现,如桶状胸、肺部叩诊呈过度清音、肝浊音上界下降、心浊音界缩小、甚至消失。听诊呼吸音低,可有干湿啰音。心音遥远,有时只能在剑突下听到。肺动脉区第二心音亢进,剑突下有明显心脏搏动,是病变累及心脏的主要表现。颈静脉可有轻度怒张,但静脉压并不明显增高。

2.功能失代偿期 肺组织损毁严重引起缺氧、二氧化碳潴留,可导致呼吸衰竭和(或)心力衰竭。

(1)呼吸衰竭:多见于急性呼吸道感染后。缺氧早期主要表现为发绀、心悸和胸闷等。病变进一步发展时发生低氧血症,可出现各种精神神经障碍症状,称为肺性脑病。

(2)心力衰竭:亦多发生在急性呼吸道感染后,因此常合并有呼吸衰竭,以右心衰竭为主,可出现各种心律失常。此外,由于肺心病是以心、肺病变为基础的多脏器受损害的疾病,因此在重症患者中,可有肾功能不全、弥散性血管内凝血、肾上腺皮质功能减退所致面颊色素沉着等表现。

【常规护理】

1.卧床休息,根据病情选择适当的体位,如半卧位,可减少心脏负荷和肺灌注量,仰卧位可增加静脉回流,促进利尿。

2.注意提供富有纤维素,清淡易消化的低钠饮食,防止便秘和加重心脏负担。

3.心理护理 关心和体贴患者给予心理支持,生活上多关心照顾,细心护理,减少情绪波动,以免加重心力衰竭。

4.准确记录出入量,做好口腔、皮肤和生活护理。

【专科护理】

1.及时清除痰液,鼓励患者深呼吸及有效咳嗽,经常变换体位,叩击背部或遵医嘱雾化吸入等措施使痰易于咯出。

2.送检痰标本作药敏试验,选用有效抗生素,遵医嘱给予祛痰、镇咳、解痉平喘及利尿药物,注意药物的毒性反应。

3.根据病情限制输液量,控制输液速度,及时采集血清标本、测定电解质,维持体液及酸碱的平衡。

4.根据缺氧和二氧化碳潴留的程度合理用氧,一般给予持续低流量吸氧。

【健康指导】

1.疾病知识指导 使病人和家属了解疾病发生、发展过程及防止原发病的重要性,减少反复发作的次数。积极防治原发病,避免和各种可能导致病情急性加重的诱因。坚持家庭氧疗等。

2.增强抗病力　加强饮食营养,以保证机体康复的需要。病情缓解期应根据肺、心功能及体力情况进行适当的体育锻炼和呼吸功能锻炼,如散步、气功、太极拳、腹式呼吸、缩唇呼吸等,改善呼吸功能,提高机全免疫功能。

3.定期门诊随访　告知病人及家属病情变化的征象,如体温升高、呼吸困难加重、咳嗽剧烈、咳痰不畅、尿量减少、水肿明显或发现病人神志淡漠、嗜睡、跳动、口唇发绀加重等,均提示病情变化或加重,需及时就医诊治。

第七节　肺炎

【概念】

肺炎是指包括终末气管、肺泡腔及肺间质等在内的肺实质炎症。

【临床特点】

1.肺炎球菌肺炎　高热、寒战、咳嗽、血痰、胸痛、发绀、消化道症状。

2.葡萄球菌肺炎　畏寒、高热、胸痛、脓血痰、发绀、毒血症。

3.肺炎克雷白杆菌肺炎　高热、寒战、咳嗽、胸痛、痰稠呈砖红色胶冻状,气急发绀、全身衰竭。

4.绿脓杆菌肺炎　属院内感染,毒性症状明显,脓痰呈蓝绿色。

5.支原体肺炎　发热、头痛、肌肉痛、恶心、呕吐、咳嗽、痰呈黏液腺脓痰。

【常规护理】

1.休息　急性期绝对卧床休息,恢复期适当活动。

2.饮食　给予高蛋白、高热量、高维生素流质饮食,鼓励患者多饮水。

3.保持口腔、皮肤清洁,床铺干燥。

4.观察生命体征及神志的变化,准确记录出入量。

5.建立静脉通道。

【专科护理】

1.呼吸困难发绀明显者给予吸氧,纠正缺氧状况。

2.胸痛剧烈者宜取患侧卧位,或用胶布固定胸壁,以减少患侧胸部活动,必要时可服用止痛剂。

3.高热寒战者应注意保暖,适当增加被褥,高热者头部放置冰袋或用温水、乙醇擦身,尽量不用退热药,以防止出汗过多引起虚脱,并鼓励患者多饮水,做好口腔护理。

4.及时送检痰标本,作细菌培养基药物敏感试验。

5.遵医嘱给予清火、镇咳、自持对症等治疗。

6.患者出现休克时应执行相关的护理常规。

7.保持呼吸道通畅,给予随时吸痰,并做雾化吸入治疗。

【健康指导】

1.心理指导

了解患者的心理情况,针对不同心理状况给予相应的指导。介绍疾病知识、治疗、护理、预后及注意事项,增强信心,配合治疗。长期咳嗽、咳痰病人易产生怕别人嫌弃的心理。护士应做好解释工作,使病人了解排痰是疾病病理变化过程,同时给病人创造良好的环境,如室内经常通风、保持清洁, 还有家人的关心、照顾及支持很重要。

2.饮食指导

(1)忌辛辣油腻食物

(2)水果要适量也要选择品种:肺炎患者适量饮水和进食水果有利于疾病的康复。多数水果对本病有益,但不宜吃甘温的水果,如桃、杏、李子、橘子等,以免助热生痰。即使是一些寒性水果,也非多多益善。如果过量的吃一些寒凉性质的水果,可损肺脏。

3.活动指导 发热时最好卧床休息,保证充足的睡眠时间,注意保暖,避免受寒,注意居室通风,保持空气新鲜。卧床时多翻身,多拍背,经常吐痰。缓解期要增强呼吸功能,逐渐由胸式呼吸转为腹式呼吸,即呼吸时鼓肚子以使腹肌下降,气沉丹田,动作力缓慢,以增强呼吸深度。适当的活动,避免劳累。

4.用药指导

(1)对青霉素敏感的肺炎球菌株,青霉素 G 是首选药物。

(2)其他有效的药物包括头孢霉素类,红霉素和克林霉素。

5.出院指导

(1)患者要卧床休息,注意保暖,保持舍内空气清新,要多吃高热量、高蛋白、易消化的食物。有胸痛的患者最好采取患侧卧位或者用宽胶布固定患侧胸廓,目的是减少胸廓的或是以减轻疼痛,在咳嗽、深呼吸及用手或枕头压紧胸壁,也可减轻疼痛。

(2)就是要注意咳嗽和咳痰。咳嗽、咳痰对机体起到自净和防护作用,因此,肺炎患者不能盲目止咳,应鼓励患者每隔 1 小时进行 1 次深呼吸和有效咳嗽,卧床患者应注意翻身,患者家属每隔 4 小时应为患者拍背排痰 1 次。

(3)对老年体弱者,家属要特别注意观察患者病情变化,尤其在发病初期的 24 小时,要注意其一般情况,如呼吸、脉搏、体温、血压等。

(4)治愈后的患者,在恢复期还应注意采取措施,促进机体彻底康复,如增加休息时间;坚持深呼吸锻炼至少要持续 4~6 周,这样可以减少肺不张的发生;还要避免呼吸道刺激,如吸烟、灰尘、化学飞沫等;尽可能避免去人群拥挤的地方或接触已有呼吸道感染者。

第八节　阻塞性肺气肿

【概念】

慢性阻塞性肺气肿,是指终末细支气管远端的气管弹性减退,过度膨胀,充气和肺容积增大,或同时有气管壁破坏的病理状态。

【常规护理】

1.协助患者取舒适的体位,如半坐卧位,并协助患者翻身、拍背,指导患者深呼吸后有意识地咳嗽,以利排痰,酌情采用胸部物理治疗,如胸部叩击和震颤,体位引流等。

2.饮食给营养丰富,易消化饮食,多进高纤维膳食,蔬菜和水果,避免食用产气食物以免腹部胀气。

3.呼吸困难伴低氧血症者给予氧疗。一般采用持续低流量吸氧,流量 1~2L/min,或每日 15 小时以上长期氧疗,特别是睡眠时间氧疗不可间歇。

【专科护理】

1.制订呼吸运动训练计划,指导患者进行腹式呼吸和缩唇式呼吸,能有效地加强膈肌运动,提高通气量,改善呼吸功能。

2.遵医嘱给予抗生素控制感染,给予支气管扩张剂,以缓解支气管痉挛。

【健康指导】

1.心理疏导　引导病人适应慢性病并以积极的心态对待疾病,培养生活兴趣,如听音乐、培养养花种草等爱好,以分散注意力,减少孤独感,缓解焦虑、紧张的精神状态。

2.饮食指导　呼吸功的增加可使热量和蛋白质消耗增多,导致营养不良,应制定出高热量、高蛋白、高维生素的饮食计划。正餐进食量不足时,应安排少量多餐,避免在餐前和进餐时过多饮水。餐后避免平卧。有利于消化。腹胀的病人应进软食,细嚼慢咽。避免进食产气食物,如汽水、啤酒、豆类、马铃薯和胡萝卜等;避免易引起便秘的食物,如油煎食物、干果、坚果等。

3.康复锻炼　使病人理解康复锻炼的意义,充分发挥病人进行康复的主观能动性,定个体化的锻炼计划,选择空气新鲜、安静的环境,进行步行、慢跑、气功等体育锻炼。在潮湿、大风、严寒气候时,避免室外活动。教会病人和家属依据呼吸困难与活动之间的关系,判断呼吸困难的严重程度,以便合理安排工作和生活。

4.家庭氧疗　护理人员应指导病人和家属做到以下几点:①了解氧疗的目的、必要性及注意事项。②注意安全:供氧装置周围严禁烟火,防止氧气燃烧爆炸。③氧疗装置定期更换、清洁、消毒。

第九节 肺脓肿

【概念】

肺脓肿是由于多种病原菌引起的肺部化脓性感染，早期为肺组织的感染性炎症，继而坏死、液化、外周有肉芽组织包围形成脓肿。

【临床特点】

急性吸入性肺脓肿：起病急骤，患者畏寒、发热，体温可高达 39~40℃。伴咳嗽、咯黏痰脓性痰，炎症波及局部胸膜可引起胸痛。病变范围较大者，可出现气急。此外，还可有精神不振、乏力、纳差等。7~10 日后，咳嗽加剧，肺脓肿破溃于支气管，随之咯出大量脓臭痰，每日可达 300~500ml，体温旋即下降。由于病原菌多为厌氧菌，故痰常带腥臭味。有时痰中带血或中等量咯血。慢性肺脓肿患者可有慢性咳嗽、咯脓痰、反复咯血、继发感染和不规则发热等，常有贫血、消瘦等消耗状态。

血源性肺脓肿：早期多表现畏寒、发热等脓毒血症症状，继后逐渐出现咳嗽，痰量不多，恶臭少，但为脓性，并痰中带血。

慢性肺脓肿：经常咳嗽、咯痰、反复咯血，不规则发热，贫血，消瘦，病情迁延不愈。

【常规护理】

1.休息 急性期绝对卧床休息，保持室内安静、整洁、空气新鲜。
2.饮食 给高热量、高蛋白、高维生素流质或半流质饮食，鼓励患者多饮水。
3.保持口腔内的卫生。

【专科护理】

1.控制高热，可行物理降温或药物降温。
2.保持呼吸道通畅，根据病变部位，指导患者采取体位引流，每日 2~3 次，每次 15~20 分钟。体位引流有利于排痰，促进愈合，但对脓痰甚多且体质虚弱的患者应做监护，以免大量脓痰涌出因无力咯出而致窒息。
3.遵医嘱给予祛痰药、支气管扩张剂，以保持排痰通畅，给予雾化吸入，以利痰液稀释、排出。必要时协助医生经纤维支气管镜吸痰和给药后静卧 1 小时。
4.胸痛剧烈者可取患侧卧位以减轻痛苦。
5.如需胸腔穿刺抽脓时，应备好闭式引流装置，术中观察患者反应，术后保持引流通畅，并观察记录每日引流量。

【健康指导】

1.心理指导：了解患者的心理情况,针对不同心理状况给予相应的指导。介绍疾病知识、治疗、护理、预后及注意事项,增强信心,配合治疗。长期咳嗽、咳痰病人易产生怕别人嫌弃的心理。护士应做好解释工作,使病人了解排痰是疾病病理变化过程,同时给病人创造 良好的排痰环境,如室内经常通风、痰杯及时倾倒、保持清洁,并在痰杯中倒入少量消毒液以减少痰臭味,还有家人的关心、照顾及支持很重要。

2.饮食指导　肺脓肿的肺组织,在全身消耗严重情况下,修复困难,机体需要较强的支持疗法,除给予必需的输血、补液外,主要应依靠患者自身加强营养,给予高蛋白、高维生素、高热量、易消化的食物,食欲欠佳者可少量多餐。

3.药物指导

(1)抗生素　肺脓肿的感染细菌包括大多数的厌氧菌都对青霉素敏感,疗效较佳,故最常用。嗜肺军团杆菌所致的肺脓肿。红霉素治疗有疗效。抗生素疗程一般为 8~12 周左右,或直至临床症状完全消失,X 线片显示脓腔及炎症病变完全消散, 仅残留条索状纤维阴影为止。血源性肺脓肿主要为金黄色葡萄球菌感染,可先选用苯唑素青霉素及头孢菌素。

(2)全身用药　亦可局部给药,如庆大霉素 8 万 μ,经环甲膜穿刺。鼻导管或纤维支气管镜滴入气管,宜取适当体位。患者静坐 1 小时。

(3)止咳、祛痰药物　谈浓稠者可用气道湿化,如蒸汽吸入,超声雾化吸入等。

4.出院指导

(1)保持室内空气新鲜,每日通风 2 次,每次 15~30 分钟,同时注意保暖。保持病室清洁,维持室温在 18~20 摄氏度,湿度在 50%~70%。

(2)嘱病人多饮水,每日喝水 1500~2000ml。

(3)戒烟、戒酒。

(4)注意口腔卫生,及时治疗口腔疾病。

(5)加强呼吸训练和咳嗽练习,促进肺功能恢复和气道分泌物的排出。

(6)适宜的体育锻炼,积极防治肺部感染。

(7)患者在家中出现胸闷气促、咳嗽无力、精神紧张、面色灰暗、喉部有痰鸣音等窒息先兆时,应迅速抱起其双腿呈倒立位,使上半身向下与地面呈 45 度~90 度的角度,托起头部向背屈,撬开牙关,清除口腔内痰液或血块,轻拍背部,并用 22 号导管抽液。急拨 120 救护或急送医院救治

第十节 肺结核

【概念】

肺结核是由于结核分枝杆菌引起的慢性传染病,可侵及许多脏器,以肺部受累形成肺结核最为常见。

【临床特点】

全身毒性症状表现为午后低热、乏力、食欲减退、体重减轻、盗汗。呼吸系统症状:咳嗽多为干咳或少量黏液痰,继发感染时痰液呈黏液脓性日量增多,1/3的患者有不同程度的咯血,病变累及壁层胸膜时有胸痛。重症肺结核可出现进行性呼吸困难甚至发绀如并发气胸或大量胸腔积液可急骤出现呼吸困难。

【常规护理】

1.休息 结核活动期应卧床休息,恢复期可适当运动。

2.饮食 给高热量、高蛋白、高维生素饮食。

【专科护理】

1.发热 应卧床休息,多饮水,必要时给物理降温或小剂量药物降温。

2.盗汗 注意室内通风,衣被勿太厚,及时用温毛巾帮助擦干躯体和更换衣服、被单等。同时要避免着凉。

3.咳嗽、咯痰的护理 咽痒时可用局部蒸汽湿化,痰多时采取体位引流。遵医嘱给予相应的止咳祛痰药。

4.咯血 取患侧卧位,注意保持呼吸道通畅,咯血过多时可少了输血,并给予吸氧。

5.心理护理 加强对患者及家属的心理咨询和卫生宣传,使之了解结核病是一种慢性呼吸道传染病,只有坚持合理、全程化疗,患者才可以康复。帮助患者尽快适应环境消除焦虑、紧张心理,充分调动人体内在的自身康复能力,增进机体免疫功能,树立信心,使患者积极配合治疗。

6.其他 督促患者按医嘱服药,观察药物不良反应,如有巩膜黄染、肝区疼痛及胃肠道反应,发现异常及时与医生沟通。抗结核用药时间至少半年,有时长达一年半,不规则服药或过早停药是治疗失败的重要原因。

【健康指导】

1.结核病预防控制

1)控制传染源:早期发现病人并登记管理,及时给予合理化学治疗和良好护理,是预防结核病疫情的关键。肺结核病程长、易复发和具有传染性,必须长期随访。掌握病人从发病、治疗到治愈的全过程。

2)切断传播途径:①有条件的病人尖单居一室;涂阳肺结核病人住院治疗时需进行呼吸道隔离,室内保持良好通风,每天用紫外线消毒。②注意个人卫生,严禁随地吐痰,不可面对他人打喷嚏或咳嗽,以防飞沫传播。在咳嗽或打喷嚏时,用双层纸巾遮住口鼻,纸巾焚浇处理。于容器中的痰液须经灭菌处理再弃去。接触痰液后用流水清洗双手。③餐具煮沸消毒或用消毒液浸泡消毒,同桌共餐时使用公筷,以预防传染。④被褥、书籍在烈日下暴晒 6 个小时以上。⑤病人外出时戴口罩。

3)保护易感人群:①给未受过结核分枝杆菌或感染的新生儿、儿童及青少年接种卡介苗 (活的无毒力牛型结核分枝杆菌疫苗),使人体产生对结核分枝杆菌的获得性免疫力。卡介苗不能预防感染,但可减轻感染后的发病与病情。②密切接触者应定期到医院进行有关检查, 必要时给予预防性治疗。③对受结论发枝杆菌感染易发病的高危人群,如HIV 感染者、硅沉着病、糖尿病等,可应用预防性化学治疗。

2.病人指导　①日常生活调理:嘱病人戒烟、戒酒;保证营养的补充;合理安排休息,避免劳累;避免情绪波动及呼吸道感染;信息应尽可能保持通风、干燥,有条件者可选择空气新鲜、气候温和处疗养,以促进身体的康复,增加抵抗疾病的能力。②用药指导;强调坚持规律、全程、合理用药的重要性,取得病人与家属的主动配合,使 DOTS 能得到顺利完成。③定期复本:定期复本胸片和肝、肾功能,了解治疗效果和病情变化。

第十一节　原发性支气管肺癌

【概念】

原发性支气管肺癌(简称肺癌)(lung cancer)是起源于支气管黏膜或腺体,常有区域性淋巴结转移和血道转移的肺部常见的原发性恶性肿瘤。

【临床特点】

1.由原发肿瘤引起的症状

(1)咳嗽:为肺癌早期常见的症状,阵发性刺激性干咳或少量黏液痰,继发感染时,痰量增多呈黏液脓性。咳嗽加重,为持续性高调金属音。

(2)咯血:部分患者以咯血为首发症状,常见间断或持续性痰中带血,若癌肿侵蚀大血管则有大咯血。

(3)喘鸣:由于肿瘤引起支气管部分阻塞,部分患者在吸气时可闻及局限性喘鸣音。

(4)胸闷、气急:肿瘤阻塞支气管以及肿大的肺门淋巴结压迫主支气管而引起气急;后转移至胸膜,产生大量胸腔积液;转移至心包发生大量心包积液;或有膈麻痹、上腔静脉阻塞、弥漫型的肺泡广泛播散等,均可影响肺功能而引起胸闷、气急。

(5)发热:多由于继发感染所引起,或有肿瘤坏死所致,抗生素药物治疗效果不佳。

(6)体重下降:消瘦为肿瘤常见症状之一。

2.肿瘤局部扩展引起的症状

(1)胸痛:约30%的肿瘤直接侵犯胸膜、肋骨和胸壁,出现持续、固定、剧烈的胸痛。

(2)呼吸困难:肿瘤压迫大气管,可出现吸气性呼吸困难。

(3)咽下困难:为肿瘤侵犯或压迫食管引起,还可引起支气管—食管瘘,导致肺部感染。

(4)声音嘶哑:肿瘤直接压迫或转移至纵隔淋巴结,肿大后压迫喉返神经所致。

(5)上腔静脉阻塞综合征:肿瘤侵犯纵隔、压迫上腔静脉,使头部静脉回流受阻,出现头面部、颈部和上肢水肿,以及胸前部瘀血和静脉曲张,并有头痛、头晕或眩晕等。

(6)Horner综合征:可压迫颈部交感神经,引起病侧眼睑下垂、瞳孔缩小、眼球内陷,同侧额部与胸壁无汗或少汗;压迫臂丛神经可引起同侧肩关节、上肢内侧疼痛和感觉异常,夜间尤甚。

3.由肿瘤远处转移引起的症状 脑转移,肝转移,骨转移,皮下转移可触及皮下结节。

4.肿瘤作用于其他系统引起的肺外表现 包括内分泌、神经肌肉、结缔组织、血液系统和血管的异常改变,又称副癌综合征。

【常规护理】

1.心理护理 多与患者沟通,建立良好的护患关系,正确评价目前面临的情况,根据患者的心理承受能力及个性特征,采用恰当的语言将诊断结果告知患者,对于不愿和害怕知道诊断的患者,应协调家属采取保护性医疗制度,合理隐瞒,帮助建立良好的社会支持网,鼓励家庭成员和亲朋好友定期探视患者,引导患者及时体验治疗的效果,以增加治疗的信心。

2.饮食护理 制订合理的饮食计划,如动植物蛋白的合理搭配,有吞咽困难者给予流质饮食,化疗期间少量多餐,避免过热、粗糙、酸、辣等刺激性食物,病情严重者应采取喂食、鼻饲,必要时酌情输血、血浆等增强抗病能力。

3.留取痰标本时必须新鲜痰及时送检,否则,因痰液搁置过久,癌细胞可自行溶解,而得不到正确结果。

【专科护理】

1.与患者共同寻找减轻疼痛的方法,给予舒适体位,避免剧烈咳嗽,分散注意力等;物理方法止痛,如按摩、局部冷敷、针灸等;遵医嘱使用止痛药。胸水过多,出现压迫症状者,可协助医生抽胸水。

2.化疗的护理 化疗前对患者解释化疗的目的、方法、可能产生的毒副反应。治疗前后2小时内避免进餐,若有恶心、呕吐时可减慢药物滴注速度或遵医嘱给甲氧氯普胺10~20ml肌注。严密观察血象变化,每周检查1~2次白细胞总数,当白细胞总数降至3.5×109/

L 应及时报告医生并暂停化疗药物,遵医嘱给予利血生、鲨肝醇等药物,以促进机体造血功能,当白细胞总数降至 1×109/L 应遵医嘱输白细胞及使用抗生素以预防感染,并进行保护性隔离。

化疗后患者涎液分泌常减少,出现口干、口腔 pH 值下降,易致牙周病和口腔真菌感染。口腔护理可用盐水复方硼酸液漱口,并局部涂制霉菌素。

注意保护和合理使用静脉血管。静脉给药时应在输注化疗药物前后输注无药液体,以防药液外漏使组织坏死,并可减少对血管壁的刺激。若化疗药液不慎外漏,应立即停止输注,迅速用 0.5% 普鲁卡因溶液 10~20ml 局部封闭,并用冰袋冷敷,局部外敷氟轻松或氢化可的松软膏,以减轻组织损伤,切忌热敷,以免加重组织损伤。对由于药物毒性作用使皮肤干燥、色素沉着、脱发和甲床变形者,应做好解释和安慰,向患者说明停药后可使毛发再生,以消除患者顾虑。

3.放疗的护理　对于接受放疗的患者,应向患者说明放疗的目的、方法,以及照射后可出现红斑、表皮脱屑、色素沉着、瘙痒感等,应注意有效保护,防止进一步损伤。在皮肤放射部位涂上的标志在照射后切勿擦去,皮肤照射部位忌贴胶布,不用红汞、碘酊涂擦。照射时协助患者取一定体位,不能随便移动,以免损伤其他部位皮肤。告知患者皮肤放射部位应避免搔抓、压迫和衣服摩擦,洗澡时不用肥皂和搓擦,避免阳光照射和冷热刺激。如有渗出性皮炎可暴露、局部涂具有收敛、保护作用的鱼肝油软膏。

【健康指导】

1.心理指导　做好病人及家属的心理护理,使病人尽快脱离过激的心理反应,保持的精神状态,增强治疗疾病的信心。向病人解释治疗中可能出现的反应,消除病人的恐惧心理,使病人做好必要的准备,完成治疗方案。可采取分散注意力的方式,如看书、听音乐等,以减轻痛苦。

2.疾病知识指导　对肺癌高危人群定期进行体检,以早期发现肿瘤,早期治疗。对40岁以上长期重试吸烟有下列情况者应怀疑肺癌,并进行有关排癌检查:无明显诱因的刺激性干咳持续 2-3 周,治疗无效;或原有慢性肺部疾病,咳嗽性质改变者;持续或反复无其他原因可解释的短期内痰中带血者;反复发作的同一部位的肺炎,特别是段性肺炎;原因不明的肺脓肿,无明显症状,无异物吸入史,抗炎治疗效果不佳者;原因不明的四肢关节疼痛及杵状者;原有肺结核的病灶已稳定,而形态或性质发生改变者;无中毒症状的胸腔积液,尤其是血性、进行性增加者。

3.生活指导　提倡健康的生活方式,宴会吸烟对健康的危害,提倡戒烟,并注意避免被动吸烟。改善工作和生活环境,减少或避免吸入被致癌物质污染的空气和粉尘。指导病人加强营养支持,多食高蛋白、高热量、高维生素、高纤维、易消化的饮食,尽可能改善病人的食欲。合理安排休息和活动,保持良好精神状态,避免呼吸道感染以调整机体免疫力,增加抗病能力。

4.出院指导　督促病人坚持化疗或放射治疗,并告诉病人出现呼吸困难,疼痛等症状加重或不缓解时应及时随访。对晚期癌肿转移病人,要指导家属对病人临终前的护理,告之病人及家属对症处理的措施,使病人平静地走完人生最后旅途。

第十二节 自发性气胸

【概念】

在没有创伤和人为的因素下,当肺泡和脏层胸膜破裂,空气进入胸膜腔所致的气胸。

【临床特点】

典型症状为突发性胸痛,继之有胸闷和呼吸困难,并可有刺激性咳嗽。这种胸痛常为针刺样或刀割样,持续时间很短暂。刺激性干咳因气体刺激胸膜所致。大多数起病急骤,气胸量大,或伴肺部原有病变者,则气促明显。部分患者在气胸发生前有剧烈咳嗽、用力屏气大便或提重物等的诱因,但不少患者在正常活动或安静休息时发病。年轻健康人的少量气胸很少有不适,有时患者仅在体格检查或常规胸部透视时才被发现;而有肺气肿的老年人,即使肺压缩不到10%,亦可产生明显的呼吸困难。

张力性气胸患者常表现精神高度紧张、恐惧、烦躁不安、气促、窒息感、发绀、出汗,并有脉搏细弱而快、血压下降、皮肤湿冷等休克状态,甚至出现意识不清、昏迷,若不及时抢救,往往引起死亡。

气胸患者一般无发热,白细胞数升高或血沉增快,若有这些表现,

【常规护理】

1.绝对卧床休息,避免一切增加胸腔压力的活动,如屏气、咳嗽等。

2.吸氧。

3.给予高蛋白、高维生素饮食,多进粗纤维食物,如芹菜、竹笋,多食新鲜蔬菜和水果,保持大便通畅,防止便秘,便秘者可给缓泻剂。

【专科护理】

1.协助医生进行胸腔穿刺抽气或胸腔闭式引流术,并做好术前、术后护理。

2.对于胸痛的患者,据疼痛原因采取相应的措施,减轻或控制疼痛,如深呼吸,自我放松,必要时遵医嘱给止痛药。

3.嘱患者避免用力咳嗽,必要时给镇静、镇咳,以免因咳嗽而加重气胸。

【健康指导】

1.坚持肺部基础疾病的治疗 向病人介绍继发性自发性气胸的发生是由于肺组织有基础疾病存在,因此遵医嘱积极治疗肺部基础疾病对于预防气胸的复发极为重要。

2.避免气胸诱发因素　①避免抬举生物、剧烈咳嗽、屏气、用力排便等,并采取有效的预防便秘措施。②注意劳逸结合,在所胸痊愈后的 1 个月内,不要进行剧烈运动,如打球、跑步等。③保持心情愉快,避免情绪波动。④吸烟者应指导戒烟。

3.气胸得复发的处理　一旦出现突发性胸痛,随即感到胸闷、气急时,可能为气我复发,应及时就诊。

第十三节　胸腔积液

【概念】

胸腔积液为最常见的胸膜病变,可以由多种病因引起。如损伤、感染、心血管疾患、自身免疫失调、代谢障碍和肿瘤等。

【临床特点】

1.症状　结核性胸膜炎常有发热,炎性积液常伴有胸痛及发热。积液量少于 300ml 时症状多不明显;若超过 500ml,患者渐感胸闷;大量积液时,邻近肺组织和纵隔脏器受压,患者可有心悸、呼吸困难。

2.体征　少量积液时,体征不明显。大量积液时,患侧呼吸运动受限,肋间隙较饱满,心尖冲动向健侧移位,语颤减弱或消失,积液区叩诊呈浊音,听诊积液区呼吸音减弱或消失。急性胸膜炎时,病变区可闻及胸膜摩擦音,积液增多时,摩擦音即消失。

【一般护理】

1.休息与运动　大量胸腔积液致呼吸困难或发热者,应卧床休息。待体温恢复正常或胸液抽吸或吸收后,鼓励患者逐渐下床运动,增加活动量,以防肺失去功能。

2.胸痛的护理　可嘱患者患侧卧位,必要时用宽胶布固定胸壁,以减少胸部活动幅度,减轻疼痛。或遵医嘱给予止痛药。

【健康指导】

1.促使治疗方案的有效执行　向病人及家属解释本病的主目前的病情,介绍所采用的治疗方法,药物剂量、用法和　不良反应。对结核性胸膜炎的病人需特别强调坚持用药的重要性,即使临床症状消失,也不可自行停药,应定期复本,遵从治疗廊,防止复发。

2.休息与活动　指导病人合理安排休息与活动,逐渐增加活动量,避免过度劳累。

3.加强营养　向病人及家属讲解加强营养为胸腔积液治疗的重要组成总分,需合理调配饮食,进高能量、高蛋白、富含维生素的食物,增强机体抵抗力。

(张睿　陈　晴　卢永丽　徐凤芹)

第六章 消化系统疾病

第一节 慢性胃炎

【概念】

慢性胃炎指各种病因所致的胃的慢性炎性病变,其病理特点是以淋巴细胞和浆细胞的浸润为主,有少量中性粒细胞和嗜酸性粒细胞浸润,一般无糜烂,故常称为慢性非糜烂性胃炎。

【临床特点】

临床特点是病程迁延,大多无明显症状,而部分有消化不良表现,可有上腹部不适,以进餐后为甚,和无规律的隐痛、嗳气、泛酸烧灼感、食欲不振、恶心、呕吐等,少数可有消化道出血症状,一般为少量出血。A型胃炎可以明显表现厌食和体重减轻,也可伴贫血,在有典型恶性贫血发生时,可出现舌炎、舌萎缩、周围神经病变如四肢感觉异常,特别是两足。

【常规护理】

1.缓解身心不适 指导患者避免精神紧张,如可用转移注意力、做深呼吸等方法,以利于疼痛的缓解。急性发作时应卧床休息。护理人员应为患者创造安静、舒适的修养环境,保证患者充足的睡眠。慢性胃炎急性发作或伴有消化道出血时应卧床休息,及时了解并减轻各种焦虑,以解除患者的心理负担,并注意腹部保暖。

2.饮食护理 饮食宜富有营养、易于消化、少量多餐,注意饮食卫生,纠正不良的饮食行为。进餐定时定量,避免吃生硬、油腻、辛辣等刺激性食物,忌暴饮暴食、饮烈性酒、吸烟以消除可能的致病因素。

3.胃酸缺乏时治疗 遵医嘱可口服稀盐酸,胃酶合剂。急性发作时不宜服稀盐酸,以免刺激胃黏膜,服用时应用吸管送至舌根部咽下,避免接触牙齿,服用后温开水漱口。

4.可用针灸内关、合谷、足三里等穴位缓解疼痛,也可用热水袋热敷胃部,以解除痉挛,减轻疼痛。

5.遵医嘱给患者进行灭菌治疗时,注意观察药物疗效及不良反应,如出现食欲不振、恶心、呕吐、腹泻等不良反应,应报告医生,进行对症处理。

6.鼓励患者晨起、睡前、进食前刷牙、漱口,保持口腔清洁。

7.观察并记录患者每日进餐次数、量、品种,以了解其摄入营养能否满足机体需要。

8.指导患者加强饮食卫生和强调规律进食,使生活规律化,去除病因。注意劳逸结合,保持身心健康,学会自我护理,定期复诊。

【健康指导】

1.疾病知识指导 向病人及家属介绍本病的有关病因,指导病人避免诱发因素,教育病人保持良好的心理状态,平时生活要有规律,合理安排工作和休息时间,注意劳逸结合,积极配合治疗。

2.饮食指导 指导病人加强饮食卫生和饮食营养,养成有规律的饮食习惯;避免过冷、过热、辛辣等刺激性食物及浓茶、咖啡等饮料;嗜酒者应戒酒,防止乙醇损伤胃黏膜;注意饮食卫生。

3.用药指导 根据病人的病因、具体情况进行指导,如避免使用对胃 黏膜有刺激的药物,必须使用时应同时服用制酸剂或胃黏膜保护剂;介绍药物的不良反应,如有异常及时复诊,定期门诊复查。

第二节 消化性溃疡

【概念】

消化性溃疡主要指发生在胃和十二指肠的慢性溃疡,因溃疡的形成于胃酸、胃蛋白酶消化作用有关,故称消化性溃疡。

【临床特点】

1.腹痛 本病的主要症状。胃溃疡的疼痛部位多位于剑突下正中或偏左,十二指肠溃疡常在上腹偏右。疼痛性质可为钝痛、灼痛、胀痛甚至剧痛,或呈饥饿样不适感。十二指肠的患者约2/3的疼痛呈节律性:早餐后1~3小时开始出现上腹疼痛,持续至午餐后才缓解,午餐后2~4小时又出现疼痛,进食缓慢,亦称空腹痛,约半数有午夜痛,患者常被痛醒。如此状况持续几周,并可反复发生。胃溃疡也可出现规律性疼痛,但餐后出现较早,也称餐后痛,午夜痛可出现,但较十二指肠溃疡少。部分患者无上述典型疼痛,而仅表现为无规律性较含糊的上腹隐痛不适,可因并发症的发生,疼痛的性质、程度、节律也随之发生改变。

2.其他 常有泛酸、嗳气、恶心、呕吐等胃肠道症状,也可有失眠、多汗、脉缓等自主神经功能失调的表现。少数患者首发症状可以是呕血和排黑粪。

【常规护理】

1.缓解躯体不适 观察腹痛的部位,性质与饮食、服药的关系,与患者家属共同探讨发生疼痛的诱因和生活注意事项,及时给予相应的处理,疼痛剧烈时应卧床休息。日常生活应有规律,避免过度劳累,保证充足的睡眠。

2.心理护理 长期心理应激状态,使胃黏膜损害因素增加,而保护因素削弱,因此心理护理对胃溃疡患者十分重要。护士应经常与患者接触,向患者说明本病规律及治疗效果,增强其对治疗的信息,指导患者保持乐观情绪和松弛技巧,采取分散注意力的措施,尽可能满足护理需要。

3.摄取合理营养 有效的饮食能促进溃疡愈合。

(1)选择营养丰富,易消化食物。

(2)忌食刺激性食物,食物温度适宜,过冷过热的食物也会刺激胃黏膜。

(3)进餐规律,少量多餐,每日4~5次,定时进餐,充分咀嚼。

4.消化性溃疡生活应有规律,注意劳逸结合,疾病活动期或有并发症时需要绝对卧床休息。观察、预防和处理并发症。教患者识别溃疡复发、出血的症状和体征,包括疼痛、头晕、呕血、黑便、苍白、虚弱等以便及时就诊。

5.规则治疗1月应复查胃镜。停药后有条件者定期复查胃镜,停药或服药期间出血呕血、便血、突发的上腹疼痛应随时就诊。

6.根据医嘱给患者进行药物治疗,并注意观察药效及不良反应。抗酸药如氢氧化铝凝胶等,应在饭后1小时和睡前服用。抗酸药乳剂给药前要充分摇匀,服用片剂时应嚼服。抗酸药与奶制品相互作用可形成络合物,要避免同时服用。酸性的食物及饮料不宜与抗酸药同服。H2受体拮抗剂药物应在餐中火餐后即可服用,也可把1日剂量在夜间服用,但不能与抗酸药同时服用。静脉点滴时,要注意控制速度,速度过快可引起低血压和心律失常。用药期间注意监测肝、肾功能和血象。

【健康指导】

疾病知识指导 向病人及家属讲解引起加重溃疡病的相差因素。指导病人保持乐观情绪,规律生活,避免过度紧张与劳累,选择合适的锻炼方式,提高机体抵抗力。指导病人建立合理的饮食习惯和结构,戒除避免摄入刺激性食物。

2.治疗指导 教育病人按医嘱正确服药,学会观察药效及不良反应,不随便停药或减量,防止溃疡复发。指导病人慎用或勿用致溃疡药物,如阿司匹林、咖啡因、泼尼松等。定期复诊。若上腹疼痛节律发生变化或加剧,或者出现呕血、黑便时,应立即就医

第三节　胃癌

【概念】

胃癌是常见的消化道肿瘤之一。可分为早期和进展期。癌肿局限,深度不超过黏膜及黏膜下层,不论其有无局部淋巴结转移均称为早期胃癌。进展期胃癌深度超过黏膜下层。其发病率和死亡率与国家、种族及地区有很大的关系。

【临床特点】

早期胃癌多无症状,也无体征,多在胃镜普查时发现。常见的症状:上腹疼痛、不适、呕吐、吞咽困难、呕血、黑便,晚期可出现全身症状,如消瘦、贫血、精神萎靡,中、晚期胃癌的体征以中、上腹压痛为最常见,1/3患者可在上腹部扪及肿块,肝脏因肿瘤转移而肿大,质硬表面不规则,晚期亦可有黄疸、腹水。

【常规护理】

1.休息　保持安静、整洁和舒适的环境,有利于睡眠和休息。早期胃癌患者,经过治疗后可从事一些轻工作和锻炼,应注意劳逸结合。中晚期胃癌患者需卧床休息,以减少体力消耗。

做好生活护理和基础护理,使患者心情舒畅地休息治疗。

1.注意观察疼痛的特点,遵医嘱给予相应的止痛药,或采用患者自控镇痛(PCA)法。

3.教给患者缓解疼痛的方法,如转移,当患者注意力转移时,对疼痛的敏感性可降低,为患者提供舒适的环境,保证患者休息。

4.及时了解患者的需要,给予精神上的支持,以提高患者对疼痛的耐受能力。

5.按医嘱进行化学药物治疗,以抑制杀伤癌细胞,使疼痛减轻,病情缓解。

6.饮食应以合乎患者口味,又能达到身体基本热量的需求为主要目标。给予高热量、高蛋白与易消化的食物。忌油腻、辛辣、硬固和粗纤维食物。

7.贲门癌有吞咽困难者,中、晚期患者应按医嘱静脉输入高营养物质或鼻饲,以维持机体代谢的需要。

8.幽门梗阻时,可行胃肠减压,同时遵医嘱静脉补充液体。

9.做好精神护理,树立正确对待疾病的观念,积极配合治疗。

10.有癌前病变情况者,应定期检查,以便做到早期诊断、早期根治。

11.指导患者保持乐观态度,情绪稳定,养成锻炼身体的习惯,以增强机体抵抗力,以积极的心态面对疾病。

【健康指导】

1.疾病预防指导 对健康人群开展卫生宣教,提倡多食富含维生素 C 的新鲜水果、蔬菜,多食肉类、鱼类、豆制品和乳制品;避免高盐饮食,少进咸菜、烟熏和腌制食品;食品贮存要科学,不食霉变食物,对胃癌高危人群如中度或重度胃黏膜萎缩、中度或重度肠化、不典型增生或有胃癌家族史者应遵医嘱给予根除幽门螺杆菌治疗。对癌前状态者,应定期检查,以便早期诊断及治疗。

2.病人一般指导 指导病人生活规律,保证充足的睡眠,根据病情和体力,适量活动,增强机体抵抗力。注意个人卫生,特别是体质衰弱者,应做好口腔、皮肤黏膜的护理,防止继发性感染。指导病人运用适当的心理防卫机制,保持乐观态度和良好的心理状态、以积极的心态面对疾病。

3.治疗指导 指导病人合理使用止痛药,并应发挥自身应对能力,以提高控制疼痛的效果。嘱病人定期复诊,以监测病情变化和及时调整治疗方案。教会病人及家属如何早期识别并发症,及时就诊。

第四节 上消化道出血

【概念】

上消化道出血,指屈氏韧带以上的消化道,包括食管、胃十二指肠、胃空肠吻合术的空肠以及胰胆病变的出血,是常见急症之一。

【临床特点】

呕血、黑便,常伴有出血及容量减少引起的急性周围循环衰竭。当失血量在短期内超过全身总量的 25%时,会出现心跳加快、血压下降,引起头晕、心慌、出冷汗、口渴、精神萎靡、意识模糊甚至由于灌注量不足引起休克等症状

【常规护理】

1.安慰患者,使之卧床,尽量保持镇静。呕血者抬高床头 10°~15°或保持患者头侧位,防止血液吸入呼吸道。

2.迅速建立静脉通道,宜选择粗大血管,根据生命体征适当加快补液速度,在心率、血压基本平稳后可减慢速度,以免补液量大引起肺水肿或再次出血。补液过程中注意晶体和胶体的搭配。

3.监测生命体征,观察患者神志,嘱其禁食、禁水。有条件者立即给予床旁心电、血压、血氧监测。认真记录 24 小时出入量。监测血常规、肝、肾功能及粪便潜血结果,注意患者

肠鸣音是否活跃。

4.备好抢救车、负压吸引器、麻醉机、三腔两囊管等各种抢救仪器。

5.进一步明确是否消化道出血,需与鼻出血、吞咽血液、咯血及服用某些药物所致的黑便相鉴别。

6.初步估计出血量。出血约 20ml 时,便潜血试验可为阳性;出血达 50~70ml 时,可表现为黑便;出血量为 1000ml 时,粪便为鲜红色,潜血可持续 1 周阳性,黑便可持续 1~3 日。

7.遵医嘱正确使用止血药及各种抢救用药,必要时输全血。

8.及时清理患者的呕吐物或黑便,以减少不良刺激。随时开窗通风,保持空气清新。床单整洁。

9.如果需要做内镜下止血或下三腔两囊管或手术治疗,则应做好相应准备。

10.注意保暖,加盖棉被。

11.出血活动期应禁食、禁水。出血停止 3~4 日后,可先吃冷流食。进食后未再出血可逐步过渡,忌饱餐、热饮、坚硬及刺激食物。溃疡病者遵循溃疡病饮食原则,肝硬化食管—胃底静脉曲张者遵循静脉曲张饮食原则。

【健康指导】

1.针对原发病指导　引起上消化道出血的病因很多,各原发病的健康指导参见有关章节。应帮助病人和家属掌握自我护理的有关知识,减少再度出血的危险。

2.一般知识指导　①注意饮食卫生和饮食的规律;进营养丰富、易消化的食物;避免过饥或暴饮暴食;避免粗糙、刺激性食物,或过冷、过热、产气多的食物、饮料;应戒烟、戒酒。②生活起居有规律,劳逸结合,保持乐观情绪,保证身心休息;避免长期精神紧张,过度劳累。③在医生指导下用药,以免用药不当。

3.识别出血并及时就诊　病人及家属应学会早期识别出血征象及应急措施:出现头晕、心悸等不适,或呕血、黑便时,立即卧床休息,保持安静,减少身体活动;呕吐时取侧卧位以免误吸;立即送医院治疗。慢性病者定期门诊随访。

第五节　肝硬化

【概念】

肝硬化是一种常见的慢性肝病,系由一种或多种病因长期或反复作用于肝脏而导致的弥漫性肝脏损害。病理特点为广泛的肝细胞变性坏死、再生结节形成、结缔组织增生,致使肝小叶结构破坏和假小叶形成。

【临床特点】

肝功能代偿期:症状较轻,缺乏特征表现,乏力食欲不振出现较早,较突出;其次有消化不良、恶心、厌食、腹胀、肝区不适等表现,上述症状多呈间歇性,经适当休息或治疗可缓解。

肝功能失代偿期:随着病程发展,上述症状加重,出现肝功能减退和门静脉高压的表现,并可出现各种并发症。

1.功能减退的临床表现

(1)全身表现:有消瘦、乏力、精神不振、舌炎、夜盲、营养不良、不规则低热等症状。还可见皮肤干枯、面色黝黯无光泽及水肿等。

(2)消化道症状:食欲不振、胃肠胀气、恶心、呕吐、腹泻,晚期出现中毒性鼓肠。以上症状是由于肝硬化门静脉高压时胃肠道瘀血,消化吸收障碍及肠道菌群失调等所致。半数患者有轻度黄疸,少数可出现中、重度黄疸。

(3)出血倾向及贫血:常表现为鼻出血、齿衄、皮肤黏膜出血、消化道出血,出血是由肝功能减退,合成凝血因子减少、脾功能亢进引起。贫血是由胃肠道失血和脾功能亢进等因素所致。

(4)内分泌失调:肝功能减退对雌激素、醛固酮和抗利尿激素的灭活功能减弱,使这些激素在体内蓄积增加,雌激素增多,通过负反馈,抑制垂体—性腺轴、垂体—肾上腺轴的功能,导致雄激素减少。雌激素增多出现蜘蛛痣、肝掌等。性激素失衡多表现为男性性欲减退、睾丸萎缩、毛发脱落、乳房发育,女性月经不调、闭经、不育等。醛固酮增多使钠重吸收增加,抗利尿激素增加致水重吸收增多,尿量减少,水与钠的潴留产生水肿,也是腹水形成的重要因素。肾上腺皮质功能减退则致皮肤色素沉着。

2.门脉高压的临床表现

(1)脾肿大:门静脉内压增高,致脾脏充血肿大,继发脾功能亢进,血中白细胞、红细胞及血小板减少。肿大的脾脏可在左肋弓下触及,少数患者可增大致脐,当上消化道出血后,脾脏常能缩小。若发生脾周围炎时,可出现左上腹隐痛或胀痛。

(2)侧支循环的建立和开放:肝硬化出现门静脉高压,超过200mmH2O时,消化道及脾脏回心血流经肝受阻,导致侧支循环的建立。对诊断门脉高压有特色意义。重要的侧支循环有:①食管下段和胃底静脉曲张,为门静脉系的胃冠状静脉与腔静脉系的食管静脉、肋间静脉、奇静脉等开放形成。黏膜下曲张的静脉缺乏良好的保护,常因破裂出血而发生呕血、黑粪及休克等症状;②腹壁和脐周静脉曲张,门静脉高压时脐静脉重新开放并扩张,与副脐静脉、腹壁静脉等沟通,形成以脐为中心的静脉曲张;③痔核形成,为门静脉系的直肠(痔)上静脉与腔静脉系的直肠(痔)中、下静脉吻合、扩张、形成痔核,破裂时引起便血。

(3)腹水:是肝硬化最突出的表现。大量腹水时,腹部膨隆,腹壁皮肤紧张发亮状如蛙腹,有时腹压显著增高可发生脐疝,由于横膈抬高可出现端坐呼吸。腹水的产生与下列因素有关:①门静脉压力增高使其所属腹腔脏器毛细血管滤过压增高,促使血浆外渗而形成腹水;②肝功能减退,使白蛋白合成障碍。血浆白蛋白浓度降低,胶体渗透压下降,致血浆外渗;③继发性醛固酮和抗利尿激素增多,引起钠和水的重吸收增加;④肝淋巴液生成过多,由肝包膜表面和肝门淋巴管渗出至腹腔。

【常规护理】

1.心理护理　肝硬化病程漫长,久治不愈,症状多变。尤其进入失代偿期时,患者常有消极悲观情绪,应给予精神上的安慰和支持,使其保持愉快心理,安心休养,有助于病情缓解。黄疸可致皮肤瘙痒,而患者血小板低,抵抗力差,随意搔抓易引起皮肤损伤、出血、感染。应向患者解释清楚,做好皮肤护理。

2.休息和合理营养

(1)休息可减少或者体能消耗,减轻肝脏负担、增加肝脏血流量,有助于肝细胞修复和改善腹水、水肿。充足的睡眠可以增加糖原和蛋白质的合成,代偿期可轻体力活动,失代偿期应卧床休息。

(2)宜给高热量、高蛋白、高维生素、适量脂肪的饮食。戒烟、酒,忌食粗糙、刺激性食物,肝性脑病患者宜低蛋白饮食,有腹水发生宜低盐饮食。

3.腹水的护理

(1)大量腹水患者卧床时可取半卧位,以使膈肌下降,有利于呼吸运动,减轻呼吸困难和心悸。大量腹水时,应避免使腹内压突然剧增的因素,如剧烈咳嗽、打喷嚏、用力排便等。

(2.)限制水盐摄入:一般食盐每日 2g,进水量 1000ml 左右,如显著低钠血症,应限制在 500ml 内,氯化钠 0.6~1.2g。

(3)腹腔穿刺腹水的护理:术前说明注意事项,测量体重、腹围、生命体征,排空膀胱以免误伤;术中及术后监测生命体征,观察有无不适反应;术毕用无菌敷料覆盖穿刺部位,如有溢液可用吸收性明胶海绵处置;术毕缚紧腹带,以免腹内压骤然下降;记录抽出腹水的量、性质和颜色,标本及时送检。

(4)保持皮肤完整性,并保持清洁,注意压疮等。

(5)观察腹水和下肢水肿的消长,准确记录出入量,测量腹围、体重,并教会患者正确的测量和记录方法。进食量不足、呕吐、腹泻者遵医嘱可补液治疗,或遵医嘱应用利尿剂。放腹水后更应密切观察。监测血清电解质和酸碱度的变化,以及时发现并纠正水电解质、酸碱平衡紊乱,防止肝性脑病、功能性肾衰竭的发生。

(6)使用利尿剂时,须注意水、电解质、酸碱平衡。

4.每日用温水沐浴,避免水温过高,因热水易刺激皮肤,加重干燥和瘙痒。避免使用对皮肤有刺激的皂类或沐浴液。沐浴后使用性质柔和的润肤品,以减轻皮肤干燥。

5.保持皮肤清洁,衣着宜柔软、宽大,床铺宜平整、洁净,定时更换体位,以防止局部组织长期受压、皮肤损伤、发生压疮或感染。

6.皮肤瘙痒者给予止痒处理,嘱患者勿用手搔抓,以免皮肤破损和继发感染

【健康指导】

1.疾病知识指导　　肝硬化为慢性过程,护士应　帮助病人和家属掌握本病的有关知识和自我护理方法。分析和消除不利于个人和家庭应对的各种因素,把治疗计划落实到日常生活中。①心理调适:病人应十分注意情绪的调节和稳定,在安排好治疗,身体调理的同时,勿过多考虑病情,遇事开朗,树立治病信心,保持愉快心情。②饮食调理:切实遵循环饮食治疗原则和计划,详见本节"饮食护理";禁酒。③预防感染:注意保暖和个人卫生。

2.休息与活动　　肝硬化病人的精神、体力善随病情进展而减退,疲倦乏力、精神不振逐渐加重,严重时衰弱而卧床不起。睡眠应充足,生活起居有规律。代偿期病人无明显的精神、体力减退,可参加轻工作,避免过度疲劳;失代偿期病人以卧床休息为主,但过多的躺卧易引起消化不良、情绪不佳,故应视病情适量活动,活动量以不加重疲劳感和其他症状为度。

3.用药指导　　按医师处方用药,加用药物需征得医师同意,以免服药不当而加重肝脏负担和肝功能损害。护士应向病人详细介绍所用药物的名称、剂量、给药时间和方法,教会其观察药物疗效和不良反应。例如服用利尿剂者,应记录尿量,如出现软弱无力、心悸等症状时,提示低钠、低钾血症,应及时就医。定期门诊随诊。

照顾者指导　　指导家属理解和关心病人,给予精神支持和生活照顾。细心观察、及早识别病情变化,例如当病人出现性格、行为改变等可能为肝性脑前驱症状时,或消化道出血等其他并发症时,应及时就诊。

(张睿　颜伟伟　李　红　张蕊)

第七章 血液系统疾病

第一节 巨幼红细胞性贫血

【概念】

巨幼红细胞性贫血是由于叶酸和(或)维生素 B12 缺乏或其他原因引起的一种大细胞性贫血,以外周血细胞减少,骨髓内出现巨幼红细胞和巨幼粒细胞为特征。

【临床特点】

1.贫血 常有贫血症状,患者逐渐感到无力,活动后心悸、气短,皮肤和黏膜苍白等。

2.消化系统症状 早期出现舌炎,舌尖和舌体疼痛,全舌呈绛红色,即所谓"鲜牛肉样舌",舌乳头萎缩而呈光滑的镜面舌。由于胃肠道黏膜萎缩,患者可表现食欲减退、腹胀、腹泻等症状。

3.神经系统症状 表现软弱无力、手足麻木、感觉障碍、下肢行走困难。出现不同程度的下肢软弱无力、共济失调、步态不稳、闭目难立征(Rombergs sign)阳性,锥体束征阳性。

4.其他 血小板减少时出现雨点和出血症状。

【常规护理】

1.一般护理 为患者提供安静、舒适的环境,保证休息和睡眠,减少机体消耗量,改善组织缺氧症状,保持病室整洁,空气新鲜,温度适宜;定期进行空气消毒,用消毒液擦拭家具、地面床单清洁干燥无污染,物品整齐放置。

2.饮食指导 进食高蛋白、高热量、丰富维生素、易消化的食品。包括提供富含叶酸和维生素的食品,如绿色蔬菜、水果、谷类和动物肝肾等,叶酸不耐热故食品不宜烹煮过度;维生素缺乏者多吃动物肝、肾、禽蛋、肉类以及海产品。宜进食温凉清淡饮食,采用少量多餐方式为好;对胃肠功能不良、吸收不好的可适当进行活动,有利于消化吸收。

3.用药护理 药物治疗一般采用补给方法,口服和肌内注射以增加储备,因此注意密切观察药物疗效和用药后不良反应。肌内注射维生素 B 偶有变态反应发生,维生素 C 能促进叶酸利用同时提高疗效。严重贫血者要注意观察血清钾的下降,尤其是老年人、有心血管疾患者和不能进食者应遵医嘱及时静脉补钾。

4.健康宣教 营养性巨幼红细胞性贫血预后良好,恶性贫血需终身治疗。预防主要从改善人群膳食结构和改变生活习惯着手,指导患者改善膳食结构和健康饮食,改变不良生活习惯。

【健康指导】

1.疾病知识教育　如巨幼细胞性贫血的病因、临床表现、对机体的危害性、有关实验室检查的目的、意义、配合治疗及护理的要求等,提高病人及家属对疾病的认识、治疗及护理的依从性,积极而主动地参与疾病的治疗和康复。

2.营养性巨幼细胞性贫血的预防

(1)饮食指导:纠正不良的饮食习惯;采取科学合理的烹饪方式与方法。详见本病护理诊断"营养失调:低于机体需要量"中的"饮食护理"。

(2)高危人群叶酸及维生素 B12 的预防性补充:婴幼儿要及时添加辅食,如菜泥和肝泥;生长发育期的青少年、妊娠期的妇女,要多进食富含叶酸的新鲜蔬菜和富含维生素 B12 的动物性食品,必要时可遵医嘱预防性口服小剂量叶酸和维生素 B12;对于服用核苷酸合成药物治疗的病人,如甲氨蝶呤、氨苯蝶啶和乙胺嘧啶等,也应同时补充叶酸和维生素 B12。

3.自我监测病情与并发症的预防　教会病人自我监测病情,包括贫血的一般症状、神经精神症状以及皮肤黏膜情况。贫血症状明显时要注意卧床休息,以免心脏负担过重而诱发心衰;症状纠正后可逐步增加活动量,但应保证休息和充足睡眠。注意口腔和皮肤的清洁,勤洗澡更衣,预防损伤与感染。

第二节　溶血性贫血

【概念】

溶血性贫血是指因红细胞破坏加速而骨髓造血功能代偿不足所致的贫血,与先天性红细胞内在缺陷及免疫、物理、化学、生物及感染等因素有关。当红细胞破坏增加,但骨髓造血功能足以代偿、不发生贫血时称为溶血性疾患。

【临床特点】

1.急性溶血性贫血　起病急骤,见于异型输血时出现严重的腰背及四肢酸痛,伴头痛、呕吐、寒战,随后出现高热、面色苍白、血红蛋白尿及黄疸,严重者出现肾功能衰竭。

2.慢性溶血性贫血　起病缓慢,症状轻,有贫血、黄疸、肝脾肿大三个特征。

【常规护理】

1.为患者提供安静、舒适的环境并给予生活照顾,减少机体耗氧量,改善组织缺氧症状。护理人员要根据患者个人身体情况合理制定活动、休息、睡眠计划。

2.给予高蛋白、高热量、丰富维生素、易消化的食物,补充营养成分,增强机体抵抗力,食物要新鲜、易消化,色味俱佳以增加食欲,进食方式要少量多餐,保证机体正常需要量。

3.对症处理　对缺氧症状严重者给予吸氧,减少活动,缓解组织缺氧症状;对高热患者行物理降温,及时补水补液,可给予静脉输液,避免发生周围组织循环衰竭;头痛严重者必要时可使用解热镇痛药物;伴溶血性黄疸者,嘱其勿搔抓皮肤,并定时温水擦浴。

4.病情观察　密切观察患者生命体征及神志的变化,观察皮肤、黏膜的颜色、温度、感觉,有无损伤、出血或瘀点、瘀斑;注意贫血、黄疸有无加重以及尿量、尿色有无改变,记录24小时出入量。及时了解化验结果。观察尿色、尿量的变化。出现血红蛋白尿,酱油尿者,考虑并发症肾功能衰竭,应与医生联系,做好急救准备。

5.输血护理　贫血严重时,输血是迅速的治疗方法。护士严格执行用血的各项规章制度,输血前要完善各项检查项目,认真执行查对登记制度,严格无菌技术操作,正确执行医嘱,密切观察输血过程患者的反应。血液不要放置过久加温输入,防止发生严重不良反应。病情危重者可酌情输注洗涤红细胞,注意调节滴速密切观察患者反应,防止发生充血性心力衰竭。

6.用药护理　皮质激素类药物是本病常用药,要严格用药指征,观察药物疗效,注意不同药物所产生的不良反应。应用糖皮质激素期间注意避免感染;应用环磷酰胺时指导患者多饮水,防止出血性膀胱炎;应用环孢素时定期检查肝功能。

【健康指导】

1.疾病知识教育　结合病人的具体情况,简介疾病的有关知识,如病因、主要表现、治疗与预防的方法等。告知病人及其家属,许多溶血性贫血病因未明或发病机制不清,尚无根治的方法,故预防发病很重要,使病人增强预防意识,减少或避免加重溶血的发作。

2.预防溶血的发作或加重　如已明确为化学毒物或药物引起的溶血,应避免再次接触或服用。加强输血管理,预防异型输血后溶血。阵发性睡眠性　血红蛋白尿病人忌食酸性食物和药物,如维生素C、阿司匹林、苯马比妥、磺胺等,还应避免精神紧张、感染、过劳、妊娠、输血及外科手术等诱发因素。G-6-PD缺乏者禁食蚕豆及其制品和氧化性药物,如伯氨喹、奎宁、磺胺、呋喃类、氯霉素、维生素K等。对伴有脾功能亢进和白细胞减少者,应注意个人卫生,预防各种感染。

3.生活指导　适宜的体育锻炼有助于增强体质和抗病能力,但活动量以不感觉疲劳为度,保证充足的休息和睡眠。溶血发作期间应减少活动或卧床休息,注意保暖,避免受凉;多余水、勤排尿;进食高蛋白、高维生素食物。

4.自我监测病情　主要是贫血、溶血及其相关症状或体征和药物不良反应的自我监测等,包括头晕、头痛、心悸、气促等症状、生活体征(特别是体温与脉搏),皮肤黏膜有无苍白与黄染,有无尿量减少和浓茶样或酱油样尿等。上述症状或体征的出现或加重,均提示有溶血发作或加重的可能,要留取尿液标本送检,及时向医生护士汇报或到医院就诊。

5. 疾病预防指导　对相关疾病的高发区或好发人群或有相关遗传性疾病家庭史者,

如在我国 G-6-PD 缺乏症多见于广西、海南、云南傣族和广东的客家人;地中海贫血则以华南与西南地区较为多见,特别是苗、瑶、黎、壮族最为多见,男女双方婚前均应常规进行相关的婚育咨询,以避免或减少死胎及溶血性疾病患儿的出生。对蚕豆病高发区应广泛进行卫生宣传,做好指导预防工作。

第三节 缺铁性贫血

【概念】

由于体内贮存铁(包括骨髓、肝脾及其他组织)消耗殆尽,不能满足正常红细胞生成的需要而产生的贫血,属小细胞低色素性贫血。缺铁性贫血是贫血中最常见的类型,各年龄期均可发病,以婴幼儿及育龄期妇女多见。

【临床特点】

缺铁性贫血发生缓慢,早期可没有症状或症状很轻。一般常见症状有面色苍白、倦怠乏力、心悸和心率加速,体力活动后气促、眼花、耳鸣等,踝部可出现水肿。部分患者(大多数为儿童)可有嗜食泥土、石屑、煤屑、生米等异食癖。贫血纠正后,这些症状即消失。偶尔可出现上皮组织细胞异常所产生的症状,如舌痛或萎缩性舌炎、口角炎、皮肤干燥皱缩、毛发干燥无光泽、易脱落、指甲变薄、变脆、重者变平或凹下呈勺状(反甲)以及吞咽困难等。

【常规护理】

1.一般护理

(1)适当的休息和活动:休息可减少组织氧的消耗。根据患者贫血程度及发生原因和速度制订合理的休息与活动计划,减少患者机体耗氧量。其活动量以不感到疲劳、不加重症状为度。当自测心率大于 100 次/min 时,应停止活动。

(2)饮食护理:进食高蛋白、高热量、丰富维生素、含铁丰富易消化的食物。如动物肝、肾、瘦肉、蛋黄、豆类、紫菜、海带、木耳、香菇等,向患者和家属说明进补的重要性,强调均衡饮食,不偏食不挑食,食用维生素 C 的食品促进铁的吸收和利用。

2.药物治疗及不良反应的护理

(1)用药护理:护理人员严格按医嘱正确给药外,还应注意口服铁剂时要向患者说明一切的胃肠道不良反应;铁剂注射时宜深部注射,经常更换部位促进吸收,避免硬结形成,少数患者可发生过敏反应。

(2)病情观察:观察患者的面色、皮肤和黏膜,以及自觉症状如心悸、气促、头晕有无改善,定期监测血象、血清铁蛋白等化验指标。

(3)硫酸亚铁制剂应饭后服用,可以减少胃肠道的刺激。液体铁要用吸管,同时忌茶,避免与牛奶同服,维生素 C 可促进铁的吸收。

(4)口服铁剂大便可呈黑色,属正常现象,应向患者解释清楚。

5)注射铁剂时应采取深部肌内注射,并双侧交替,若出现局部硬结可采用热敷。

3.病室环境 保持安静、清洁、舒适、阳光充足空气新鲜;物品整洁、床单干燥无感染;护理人员定期进行空气消毒,用消毒液擦拭病室内物品、地面和公共用具;每日做好晨、晚间护理,为患者营造良好的修养环境。

4.健康宣教 帮助并指导患者掌握有关疾病知识和自我护理方法,共同制订合理饮食和治疗计划,家属积极配合并正确提供富含铁的食物,及时发现本病发生原因并积极预防。

5.鼓励患者多进营养,避免偏食。尤其对妊娠期、哺乳期妇女更应强调增加营养,多进食含铁丰富的食物。对任何可引起出血的疾病均应彻底治疗,定期复查。

【健康指导】

1.疾病知识教育 如缺铁性贫血的病因、临床表现、对机体的危害性、相关实验室检查的目的、意义、治疗及护理的配合与要求等,提高病人及其家属对疾病的认识、治疗及护理的依从性,积极而主动地参与疾病治疗与康复。

2.缺铁性贫血的预防

(1)饮食指导 提倡均衡饮食,荤素结合,以保证足够热量、蛋白质、维生素及相差营养素(尤其铁)的摄入。为增加食物铁的吸收,可同时服用弱酸类食物或药物,但应尽量避免与抵制铁吸收的食物、饮料或药物同服。家庭烹饪建议使用铁制器皿,从中也可得到一定量的无机铁。

(2)高危人群食物我或口服铁剂的预防性补充:如婴幼儿要及时添加辅食,包括蛋黄、肝泥、肉末和菜泥等;生长发育期的青海年要注意补充含铁丰富的食物,避免挑食或偏食;月经期、妊娠期与哺乳期女性,应增加食物铁的补充,必要时可考虑预防性补充铁剂,特别是妊娠期的妇女,每天可口服元素铁 10-20mg。

(3)相关疾病的预防和治疗:不仅是缺铁性贫血治疗的养分,也是预防缺铁性贫血的重点。特别是慢性胃炎、消化性溃疡、肠道寄生虫感染、长期腹泻、痔疮出血或月经量过多的病人。

2.自我监测病情 监测内容主要包括自觉症状(包括原发病的症状、贫血的一般症状及缺铁性贫血的特殊表现等)、静息状态下呼吸与心跳的频率变化、能否平卧、有无水肿及尿量变化等。一旦出现自觉症状加重,静息状态下呼吸、心跳频率加快、不能平卧、下肢水肿或尿量减少,多提示病情加重、重症贫血或并发贫血性心脏病,应及时就医。

第四节 再生障碍性贫血

【概念】

再生障碍性贫血(简称再障)是一组由化学、物理、生物因素及不明原因引起的骨髓造血功能衰竭,以造血干细胞损伤、外周全血细胞减少为特征的疾病。

【临床特点】

严重的贫血、出血和感染为其主要特征。根据症状发生的急缓、贫血的严重程度,可分为重型再障及慢性再障。

1.重型再障 起病急、进展快、贫血进行性加重,伴明显乏力、头晕、心悸,出血部位广泛,皮肤、肺部严重感染。

2.慢性再障 起病慢、进展相对缓慢,贫血为主要表现,出血、感染较轻。

【常规护理】

卧床休息,病室空气清新。每日紫外线照射 1 次。床单保持整洁,减少陪探视人员,严格无菌技术操作。

【特殊护理】

1.注意口腔、鼻腔的清洁、湿润,避免剔牙及挖鼻,软毛牙刷刷牙。每日三餐前后、睡前用 2‰$NaHCO_3$ 盐水、庆大盐水、四氢叶酸钙盐水交替漱口。鼻腔可涂液状石蜡以保持湿润。

2.保持大便通畅,肛周清洁、干燥。每日便后及睡前用 1:5000 高锰酸钾水坐浴。肛周脓肿者应定时清洁创面,必要时切开引流。

3.密切观察患者病情变化 出现头痛、恶心、呕吐、视物模糊或意识改变着疑为脑出血,应保持安静,迅速平卧,头偏向一侧,保持呼吸道通畅。

4.药物治疗的护理 急性再障应用免疫抑制剂时,应予保护下隔离,防止出血及感染。观察药物不良反应,如发热、荨麻疹等。慢性再障应用雄激素治疗时可出现痤疮、毛发增多、女性闭经及男性化,应做好解释工作。长期注射丙睾不易吸收需深部注射,并更换注射部位。

【健康指导】

1.疾病知识教育 简介疾病的可能原因、临床表现及目前的主要诊疗方法,增强病人及其家属的信信心,以积极主动地配合治疗和护理。

2.自我病情监测 主要是贫血、出血、感染的症状体重和药物不良反应的自我监测,具体包括头晕、头痛、心悸、气促等症状、生命体征(特别是体温和脉搏)、皮肤黏膜(苍白与出血)、常见感染灶的症状(咽痛、咳嗽咳痰、尿路刺激征、肛周疼痛等)、内脏出血的表现(黑便与便血、血尿、阴道出血等)。若有上述症状或体征出现或加重,提示有病情恶化的可能,应及时向医生护士汇报或及时就医。

3.生活指导

(1)休息与活动:充足的睡眠与休息可减少机体的耗氧量;适当的活动可调节身心善,提高病人的活动耐力,但过度运动会增加机体耗氧量,甚至诱发心衰。睡眠不足、情绪激动则易于诱发致命性的颅内出血。因此,必须指导病人根据病情的变化做好休息与活动的自我调节。

(2)饮食指导:主要是饮食成分与方式的介绍,目的在于加强营养、增进食欲、减少消化道黏膜的刺激以及避免病从口入。

4.避免感染和加重出血　主要从个人防护及卫生习惯等方面进行指导。具体内容参见本节相关内容。

5.心理调适指导　再障病人常可出现焦虑、抑郁、甚至绝望等负性情绪,这些负性情绪可影响病人的康复信心以及配合诊疗与护理的态度和行为,从而影响疾病康复或治疗的效果及其预后。因此,必须使病人及其家属认识负性情绪的危害,指导病人学会自我调整,学会倾诉;家属要善于理解和支持病人,学会倾听;必要时应寻求有关专业人士的帮助,避免意外发生。

6.用药与随访指导　主要涉及免疫抵制剂、雄激素类药物与抗生素的治疗。为保护药物疗效的正常发挥,避免或减少药物不良反应,需向病人及其家属详细介绍所用药物的名称、用量、用法、疗程及其不良反应,应叮嘱其必须在医生指导下按时、按量、按疗程用药,不可自行更改或停用相关药物,同时还需配合做好相关不良反应的预防工作,定期复查血象,以便了解病情变化及其疗效。

7.预防疾病的发生或复发　尽可能避免或减少接触与再障发病相关的药物和理化物质。对于再障病人,要避免服用对造血系统有害的药物,如氯霉素、磺胺、保泰松、安乃近、阿司匹林等。对于疾病治疗所需应用且可能会造成骨髓抑制的药物者,如化疗药物等,要密切监测血象的变化,一旦发生要及时停药或换药,并采取相应的治疗措施,以促进骨髓造血功能的恢复。针对相关危险品的职业性接触者,如油漆工/喷漆工或从事橡胶与制鞋、传统印刷与彩印、室内装修的工人等,除了要加强生产车间或工厂的室内通风之外,必须严格遵守损伤规程,做好个人防护,定期体检、检查血象;新近进行室内装修的家居,要注意监测室内的甲醛水平,且不宜即时入住或使用。使用农药或杀虫剂时,应做好个人防护。

第五节 白血病

【概念】

白血病是起源于造血干细胞的克隆性恶性疾病,发病时骨髓中异常的原始细胞(白血病细胞)在骨髓或其他造血组织中进行性、失控制地弥漫性增生,浸润各组织脏器,使正常血细胞生成减少,产生不同程度的贫血、发热、出血和肝、脾、淋巴结肿大,周围血细胞有质和量的变化。

【临床特点】

贫血、发热、感染、出血、肝脾和淋巴结肿大及外周血液中出现幼稚细胞及器官组织浸润

【常规护理】

1.心理护理 针对患者的性格,社会文化背景及心理需要,有针对性地进行心理疏导。对患者有同情心,使患者从沉重的精神压力下解脱。患者需经常抽血及作骨髓穿刺检查,应热情、耐心地进行解释,事先说明目的、必要性以及操作过程,操作时体贴关怀患者,尽量减轻不适。介绍经过化疗缓解的典型病例,鼓励患者正视疾病,以积极态度完成化疗并介绍药物可能出现的不良反应。鼓励患者家属参与护理过程,使患者感到自己处于一个关心、同情、舒适、安全的医疗环境中,从而增强战胜疾病的信心。

2.充分休息 协助患者洗漱、进餐、大小便、翻身等,减轻患者体力消耗,是支持疗法的重要内容。有颅内出血倾向者绝对卧床休息。

3.饮食护理 因消耗增加故应给高热量、高蛋白、高维生素、易消化食物。患者常有食欲不振,及因感染和化疗发生口腔溃疡,应给少量软质清淡食物,避免刺激口腔黏膜。烹调以适合患者口味及爱好为佳,避免在化疗前后 1 小时进食,以免呕吐,并加强口腔护理。

4.出血的护理 严密观察出血的先兆,口腔黏膜血泡常意味着血小板明显减少,是严重出血的先兆;如有头晕、头痛、呕吐、黑便,提示消化道出血;如有突然视物模糊、头晕、呼吸急促、喷射性呕吐、甚至昏迷,提示颅内出血。应宽慰患者,减少紧张情绪。护理操作时动作应轻柔,尽量减少或避免肌内注射;有牙龈、鼻腔出血时给肾上腺素棉片或棉球局部压迫,局部冷敷,减少刺激。颅内出血者应头部置冰袋或冰帽,高流量吸氧,保持呼吸道通畅,按医嘱及时给药,消化道出血的患者按消化道出血进行护理。

5.感染的护理 急性白血病患者应安排在特殊病房内,如洁净单人房间,带塑料罩的密闭式隔离床或层流室内。限制探视以防止交叉感染,对患者实行保护性隔离措施。严密观察患者有无感染征象,并警惕败血症的发生。除让患者注意卫生外,还应按医嘱让患者

服用抗生素如环丙沙星常规口服,一般用量每 12 小时 500mg。如急性白血病患者体温升高达 38.5℃以上时,排除输血、输液反应,则应考虑已有感染,立即给予广谱抗生素如头孢他啶等高效抗生素静脉滴注,观察 48~72 小时,如患者体温已降,仍应用药数日。

6.缓解疼痛不适　疼痛是白血病患者最惧怕的,可调整体位使其较为舒适,可与患者聊天等使患者不专注于疼痛的体会或鼓励患者做气功等环境疼痛。必要时按医嘱给予止痛剂。

7.化疗的护理　化疗常用的药物有甲氨蝶呤、6-巯嘌呤、阿糖胞苷、环磷酰胺、长春新碱、三尖杉碱、柔红霉素、阿霉素、泼尼松、依托泊苷等。患者需反复静脉给药,而且药物刺激性强,必须保护静脉,有计划地选择应用血管,从四肢远端,左右交替使用,不宜用最细静脉以防静脉外漏、外渗。如有药物外渗、外漏时,应立即小心地回抽血液 2~3ml 或外漏的药液,拔出针头更换部位,局部冷敷或以 0.5%普鲁卡因局部封闭,如局部苍白或紫红,应立即用 0.25%芬拖拉明皮下浸润封闭,并抬高患肢。多数药物可产生骨髓抑制和胃肠道反应,使用过程中观察恶心、呕吐、口腔黏膜感染、出血等表现,柔红霉素和三尖杉碱尚可引起心肌损害,应注意心率、心律变化,为减轻化疗药物的不良反应应注意以下几点:①控制静脉滴速,不可过快,每分钟 20~40 滴为宜;②有胃肠道反应时,饮食宜清淡,必要时给多潘立酮口服;③用长春新碱可出现末梢神经炎,可补充维生素 B12;④白血病细胞破坏很多,应多饮水,使每日尿量在 1500ml 并服碳酸氢钠以碱化尿液,防止尿酸性肾病;⑤用环磷酰胺时,为防止出血性膀胱炎,应补充足够的水分,每日摄入量在 4000ml 以上;⑥鞘内注射药物后应去枕平卧 6 小时,以免头痛。

8.骨髓移植的护理

(1)移植前准备:①心理护理,向患者解释说明目的、操作方法和应配合事项,消除其顾虑及心理排斥情绪。②患者做组织配型、细胞遗传及基因型检查,并做血液学、细菌学、免疫学、肝、肾功能及心电图检查。③用免疫抑制剂及钴全身照射做预处理 2~4 日,以抑制患者的免疫系统和消灭体内白血病细胞,注意全身毒性反应及消毒隔离,防止出血和感染。④严密消毒隔离:a.患者进层流室前做好清洁工作,包括理发(要求剃光头)、洗浴、修剪指甲等;b.进层流室前 3 日开始,口腔用消毒液漱口,服肠道抗生素,饮食用蒸汽消毒后食用,水果清洗后浸泡 1:5000 高锰酸钾溶液 30 分钟,用无菌刀削皮后食用;c.进层流室当日用 1:2000 氯已定溶液进行药浴 20 分钟换消毒衣服;d. 患者用物均需消毒后使用(用紫外线照射 30 分钟)。

(2)移植时观察:移植前准备就绪,休息 1 日后,用输液器经静脉快速滴注做骨髓移植,滴注过程中注意有无输血反应和栓塞现象。

(3)移植后的护理:①输髓后患者精神负担较重,必须关心体谅患者痛苦,尽力帮助患者度过移植关;②注意有无皮疹、黄疸、腹泻等抗宿主反应现象,并及时与医生联系做必要处理。

【健康指导】

1.饮食指导　由于病人体内白血病细胞数量多,基础代谢率增加,每天所需的热量也相应增加。因此,应给病人提供高热量、高蛋白、高维生素、易消化吸收的饮食。

2.休息与活动指导　慢性期病情稳定后,病人可工作和学习,适当锻炼,但不可过劳,生活要有规律,保证充足的休息和睡眠。

3.用药指导　慢性期的病人必须主动配合治疗,以延长慢性期,减少急性变的发生。对长期应用 a-干扰素和伊马替尼治疗的病人,应注意药物不良反应。a-干扰不得常见不良为畏寒、发热、疲劳、恶心、头痛、肌肉及骨骼疼痛、骨髓抑制以及肝、肾功能异常等,故应定期查肝、肾功能及血象。伊马替尼最常见的非血液学不良反应有恶心、呕吐、腹泻、肌肉疼挛、水肿、皮疹,但一般症状轻微;血象改变较常见,可出现粒细胞缺乏、血小板减少和贫血,故应定期查血象,严重者需减量或暂时停药。

4.自我监测与随访的指导　出现贫血加重、发热、腹部剧烈疼痛,尤其是腹部受撞击可疑脾破裂时,应立即到医院检查。感染与出血的预防见急性白血病。

第六节　特发性血小板减少性紫癜

【概念】

特发性血小板减少性紫癜(ITP)是指无明显外源性病因引起的血小板破坏增加(且大多由免疫反应引起的血小板破坏增加),临床表现为自发性皮肤黏膜出血的一种常见的出血性疾病。

【临床特点】

1.主要表现为出血倾向

(1)急性型:起病急骤,可有发热、畏寒,突然发生广泛、严重的皮肤黏膜出血,皮肤瘀点、瘀斑、牙龈出血、鼻衄,胃肠道和泌尿道出血较常见,颅内出血可危及生命。

(2)慢性型:起病缓慢,可有持续性出血或反复发作,以皮肤瘀点、瘀斑为主,可有鼻出血、齿龈出血,女性患者有月经过多,少数患者也可有明显出血倾向乃至发生脑出血。

2.脾脏不增大,反复发作的患者可有轻度脾肿大。

【常规护理】

1.心理疏导,减少顾虑。

2.明显出血时卧床休息,减少活动。

3.活动　适当限制活动,预防各种创伤,严重出血者,应卧床休息,保持心情平静。

4.饮食　依病情选用流食、半流食或普食。注意食物应软食少渣。消化道出血者禁食。

【预防出血措施】

1.尽量避免肌内注射,必须注射时,选用较细针头,注射后按压10分钟左右,可局部冷敷。

2.骨髓穿刺后加压包扎。

3.测血压时,袖带不能充气过多。

4.指导患者使用软牙刷和非磨损性牙膏,不要使用牙签,不要在直肠部使用栓剂,避免阴道冲洗或使用卫生巾。不要用力擤鼻涕、咳嗽或打喷嚏。禁用电动剃须刀。

5.嘱患者保持大便通畅,养成定时排便的习惯。

【用药护理】

1.向患者解释说明长期用激素可引起库欣综合征,易并发感染、高血压、糖尿病等。

2.免疫抑制药可引起骨髓造血功能受抑制,使患者有所了解且与医护密切合作。

3.用药期间定期检查血压、血糖、血常规等。发现患者有可疑药物毒副反应时,应及时向医生报告。

【健康指导】

1.痢疾知识教育　使病人及其家属疾病的成因、主要表现及治疗方法,以积极主动地配合治疗与护理。

2.避免诱发或加重出血　指导病人避免人为损伤而诱发或加重出血,不应服用可能引起血小板减少或抑制其功能的药物,特别是非甾体类消炎药,如阿司匹林等。保持充足的睡眠、情绪稳定和大小便通畅,是避免颅内出血的有效措施,必要时可予以辅助性药物治疗,如镇静剂、安眠药或缓泻剂等。

3.治疗配合指导　服用糖皮质激素者,应告知必须按医嘱、按时、按剂量、按疗程用药,不可自行减量或停药,以免加重病情。为减轻药物的不良反应,应饭后服药,必要时可加用胃黏膜保护剂或制酸剂;注意预防各种感染。定期复查外周血象,以了解血小板数目的变化,指导疗效的判断和治疗方案的调整。

4.自我监测病情　皮肤黏膜出血的情况,如瘀点、瘀斑、牙龈出血、鼻出血等;有无内脏出血的表现,如月经量明显增多、呕血或便血、咯血、血尿、头痛、视力改变等。一旦发现皮肤黏膜出血加重或上述内脏出血的表现时,应及时就医

(陈　晴　颜伟伟　曹　丹　芦思樾)

第八章 循环系统疾病

第一节 高血压

【概念】

高血压是指体循环动脉压增高,可使收缩压或舒张压高压正常或两者均高。临床高血压常见于两类疾病,第一类为原发性高血压又称高血压病;是一种以血压升高为主要表现而病因尚未明确的独立疾病。第二类为继发性高血压又称症状性高血压。根据1999年世界卫生组织和国际高血压学会(WHO/ISH)高血压治疗指南,高血压的诊断标准为:收缩压≥140mmHg(18.7kPa)和(或)舒张压≥90mmHg(12kPa)。

【临床特点】

大多数患者起病缓慢,早期多无症状;亦可有头痛、头晕、耳鸣、失眠、乏力等症状;随着病程进展,血压持久升高,可有心、脑、肾等靶器官受损的临床表现。高血压急症是指患者血压在短时间内(数小时至数日)急剧升高,伴有心、脑、肾重要脏器损害或功能障碍的一种临床危重状态。

【常规护理】

1.心理护理 关心患者,了解患者的思想、生活及工作情况,消除患者对疾病的恐惧心理和悲观情绪;协助患者寻找引起高血压的可能因素,以便积极采取防治措施。

2.活动指导 根据血压分期决定患者的活动量。但必须以循序渐进、动静结合为原则。

(1)第Ⅰ期:不限制一般的体力活动,但必须避免重体力活动。

(2)第Ⅱ期:适当休息避免比较强的活动。

(3)第Ⅲ期:卧床休息。

3.饮食 低盐、清淡、低胆固醇和低动物脂肪食物为主。

【头痛、头晕护理】

1.保持环境安静,尽量减少探视。

2.抬高床头,使患者体位舒适。

3.遵医嘱给予适当的降压药和镇静剂。

4.用药期间应指导患者起床不宜过快,动作不宜过猛,防止头晕加重。

5.做各种操作时动作要轻巧,以免加重患者头痛。

6.高血压急症的护理

(1)绝对卧床休息,抬高床头。

(2)避免一切不良刺激,安定患者情绪,协助生活护理。

(3)保持呼吸通畅,氧气吸入。

(4)迅速建立静脉通路,及时准确遵医嘱用药,连接好心电、血压、呼吸监护等。

【健康指导】

1.疾病知识指导　让病人了解自己的病情,包括高血压、危险因素及同时存在的临床情况,了解控制血压的重要性和终身治疗的必要性。教会病人和家属测量血压方法,每次就诊携带记录,作为医生调整药量或选择用药的依据。指导病人调整心态,学会自我心理调节,避免情绪激动,以免诱发血压增高。家属应对病人充分理解、宽容和安慰。

2.饮食护理　①限制钠盐摄入,每天应低于6g。②保证充足的钾、钙摄入,多食绿色蔬菜、水果、豆类食物,油菜、芹菜、蘑菇、木耳、虾皮、紫菜等食物含钙量较高。③减少脂肪摄入,补充适量蛋白质,如蛋类、鱼类等。④增加粗纤维食物摄入,预防便秘,因用力拜倒可使收缩压上升,甚至造成血管破裂。⑤戒烟限酒。⑥控制体重,控制总热量摄入。

3.指导病人正确服用药物　①强调长期药物治疗的重要性,用降压药使血压降到理想水平后,应继续服用维持量,以保持血压相对稳定,对无症状者更应强调。②告知有关降压药物的名称、剂量、用法、作用及不良反应,并提供局面材料。嘱病人必须遵医嘱按时按量服药,如果根据自觉症状来增减药物、忘记服药或在下次吃药时补服上次忘记的药量,均可导致血压波动。③不能擅自突然停药,经治疗血压得到满意控制后,可以逐渐减少剂量,但如果突然停药,可导致血压突然升高,冠心病病人突然停用B受体阻滞剂可诱发心绞痛、心肌梗死等。

4.合理安排运动量　指导病人根据年龄和血压水平选择适宜的运动方式,对中老年人应包括有氧、伸展及增强肌力3类运动,具体项目可选择步行、慢跑、太极拳、气功等。运动强度因人而异,常用的运动强度指标为运动时最大心弦达到170减去年龄(如50岁的人运动心率为120次/分钟),运动频率一般每周3-5次,每次持续30-60min。注意劳逸结合,运动强度、时间和频度以不出现不适反应为度,避免竞技性和力量型运动。

5.定期复诊　根据病人的总危险分层及血压水平决定复诊时间。危险属低危或中危进,可安排病人每1-3个月随诊1次;若为高危者,则应至少每1个月随诊1次。

第二节 心肌病

【概念】

原发性心肌病是一组原因不明的、病变主要发生在心肌的疾病,心肌病可分为四种类型,即扩张型心肌病、肥厚型心肌病、限制型心肌病和未定型心肌病,临床类型最常见的是扩张型心肌病,其次为肥厚型心肌病。

【临床特点】

1.扩张型心肌病 起病缓慢,早期患者可有心脏扩大,但多无明显症状。后期可常见活动后气急、心悸、胸闷、乏力、夜间阵发性呼吸困难、水肿、肝大等充血性心力衰竭的表现,严重者可出现急性肺水肿和端坐呼吸。常合并各种心律失常。

2.肥厚型心肌病 部分患者可完全无自觉症状而在体检中被发现或猝死。非梗阻性肥厚性心肌病患者的临床表现类似扩张型心肌病。梗阻性肥厚型心肌病患者可有劳累性呼吸困难、心悸、乏力、头晕及晕厥甚至猝死。突然站立、运动、应用硝酸酯类药物等均可使外周阻力降低,加重左心室流出道梗阻,结果导致上述症状加重。部分患者因肥厚心肌耗氧增多而致心绞痛,但用硝酸甘油和休息多不能缓解。

【常规护理】

1.保持室内空气新鲜,温湿度适宜,预防感冒和上呼吸道感染。

2.根据病情制定适宜的活动量。症状明显者应卧床休息,避免劳累及突然站起或屏气等;对有晕厥史的心肌病患者应避免独自外出,防止意外的发生。

3.饮食宜高蛋白、高维生素、高纤维素的清淡饮食,以增强机体的抵抗力。

4.严格控制输液量及输液速度。

5.遵医嘱用药,观察疗效及不良反应。扩张型心肌病患者对洋地黄耐受性差,应警惕发生洋地黄中毒。应用 β 受体阻滞剂和钙通道阻滞剂者,应注意有无心动过缓。

6.疼痛 与肥厚心肌耗氧量增加,冠状动脉供血相对不足有关。应立即卧床休息;稳定患者情绪;给予氧气吸入;遵医嘱使用 β 受体阻滞剂或钙通道阻滞剂,不宜用硝酸酯类药物。

7.给予舒适的体位,如抬高床头、半坐位。

8.遵医嘱给患者吸氧,保持鼻导管通畅。

9.密切观察心率、心律、脉搏、血压、呼吸和尿量等变化,并注意有无水肿及栓塞症状,若有异常应及时通知医生采取相应措施。

【健康指导】

1.疾病知识指导　症状轻进可参加轻体力工作,但要避免劳累。心寒保暖,预防感冒和上呼吸道感染。肥厚型心肌病者应避免情绪激动、持重、屏气及激烈运动如球类比赛等,减少晕厥和猝死的危险。有晕厥病史或猝死家族史者应避免独自外出活动,以免发作时无人在场而发生意外。

2.饮食护理　给予高蛋白、高维生素、富含纤维素的饮食,以促进心肌代谢,增强机体抵抗力。心力衰竭时低盐饮食,限制含钠量高的食物。

用药与随访　坚持服用抗心力衰竭、抗心律失常的药物或 B 受体阻滞剂、钙通道阻滞剂等,以提高存活年限。说明药物的名称、剂量、用法,教会病人及家属观察药物疗效及不良反应。嘱病人定期门诊随访,症状加重时立即就诊,防止病情进展、恶化

第三节　心包炎

【概念】

心包炎是最常见的心包病变,可有多种致病因素引起,常是全身疾病的一部分,或由邻近组织病变蔓延而来。心包炎可分为急性和慢性两种,前者常伴有心包渗液,后者常引起心包缩窄。

【临床特点】

常见心前区痛和呼吸困难。

1.心前区痛　可表现为胸闷或呈压榨性或尖锐性痛,部位在心前区或胸骨后,在吸气或咳嗽时疼痛加重。

2.呼吸困难　是心包渗液时最突出的症状,在心包压塞时,可有端坐呼吸、身体前倾、呼吸表浅而快,伴有发绀等。

起病缓慢,可见于急性心包炎后数月至数十年,平均为 2~4 年;早期为劳累后呼吸困难,晚期在休息时也可出现呼吸困难,甚至端坐呼吸;心尖冲动减弱或消失,心音低远,心率快,可触及奇脉;约有半数患者可在胸骨左缘第 3、4 肋间听到心包摩擦音。

【常规护理】

(一)机体抵抗力减弱的护理

1.加强饮食营养,如高蛋白、高维生素、高热量的易消化饮食。

2.注意合理而充分的休息。

3.注意防寒保暖,防止感冒和呼吸道感染。

（二）舒适的护理

1.协助呼吸困难的患者取半卧位或前倾位,提供可依靠的床上小桌,氧气吸入,给予必需的生活护理。

2.嘱心前区疼痛的患者勿用力咳嗽或突然改变体位,遵医嘱给予药物止痛。

（三）心包穿刺或切开引流的护理

1.术前沟通良好,如解释手术的意义和必要性,解除思想顾虑,必要时可术前使用少量镇静剂,嘱术中勿剧烈咳嗽或深呼吸。

2.抽液过程中注意随时夹闭胶管,防止空气进入心包腔。

3.记录抽液量、性质,按要求留标本送验。

4.严密观察患者的表情变化,如有异常及时报告医生,协助处理。

5.保持静脉液路通畅,备好抢救器械和药品。

6.心包引流者需做好引流管护理。

【健康指导】

1.由于该病病程较长,有些患者出现对自己的疾病无所谓的态度,要使患者对自己的疾病给予足够的重视,以保证患者能够得到治疗;对于有悲观、绝望情绪的患者,护士要积极与患者沟通了解患者的心态,让患者了解治疗的希望,使患者坚强起来积极配合医生的治疗。

2.嘱患者必须坚持足够疗程的药物治疗(如抗结核治疗)勿擅自停药,防止复发。注意药物不良反应,定期随访。

第四节　心律失常

【概念】

正常心律起源于窦房结,频率每分钟 60~100 次、比较规则窦房结激动以一定顺序传导到心房与心室。心律失常是指心脏冲动的频率、节律、起源部位、传导速度与激动次序的异常。

【临床特点】

心悸、气短、心电图提示心律不齐。

【常规护理】

1.心律失常早期应酌情休息,严重的心律失常应绝对卧床休息。

2.向患者详细讲解监护对心律失常诊断和治疗的指导意义,消除患者的陌生感和恐惧感。

3.建立静脉通路,以方便用药。

4.鼻导管吸氧,2~4L/min。

【专科护理】

1.测量脉搏时对于各种心律失常患者,时间要1分钟以上。

2.使用抗心律失常药物过程中,要密切观察用药反应,防止毒副反应的发生。

3.常用抗心律失常药物不良反应的观察。

(1)利多卡因:其不良反应与血浆浓度过高有关,常见的有中枢神经系统不良反应和心血管不良反应。前者如呆滞、嗜睡、恶心、眩晕、视物不清,严重者可有呼吸系统抑制、惊厥;后者有窦性心动过缓、窦性停搏、房室传导阻滞、心肌收缩力下降、低血压等。

(2)普罗帕酮:不良反应较少心脏的不良反应有诱发或加重充血性心力衰竭或传导阻滞;心外不良反应最常见的是恶心、呕吐及眩晕等表现。

(3)胺碘酮:其不良反应有间质性肺泡炎、角膜微粒沉着、甲状腺功能改变、皮肤反应如光敏感,胃肠道反应如恶心、呕吐、排便习惯改变,神经系统反应如头痛、噩梦、共济失调、震颤等,心脏不良反应如心率减慢、各类房室传导阻滞和束支阻滞,甚至可发生尖端扭转型室速。

4.备好各种抢救药品及器械如除颤器、起搏器等。

【健康指导】

1.疾病知识指导　向病人及家属讲解心律失常的常见病因、诱因及防治知识。说明继续按医嘱服抗心律失常药物的重要性,不可自行减量、停药或擅自改用其他药物。告诉病人药物可能出现的不良反应,嘱有异常时及时就诊。

2.避免诱因　嘱病人注意劳逸结合、生活规律,保证充足的休息与睡眠;保持乐观、稳定的情绪;戒烟酒,避免摄入刺激性食物如咖啡、浓茶等,避免饱餐。避免劳累、感染,防止诱发心力衰竭。

3.饮食　嘱病人多食纤维素丰富的食物,保持大便通畅,心动过缓病人避免排便时度屏气,以免兴奋迷走神经而加重心动过缓。

4.家庭护理　教给病人自测脉搏的方法以利于自我监测病情;对反复发生严重心律失常,危及生命者,教会家属心肺复苏术以备应急。

第五节　心功能不全

【概念】

心功能不全系指由于各种原因引起心肌收缩力减退,使心脏排血量不能满足机体的需要(绝对的或相对的)而产生静脉系统的瘀血和动脉系统供血不足的一种综合征。按起病的急缓分为急性和慢性心功能不全,以慢性居多;按期发生的部位可分为左心、右心和全心衰竭

【临床特点】

1.左心衰竭 主要表现为肺循环瘀血和心排血量降低的综合征。常见的症状为疲劳、呼吸困难、夜间阵发性呼吸困难、端坐呼吸,可有急性肺水肿症状如喘息性呼吸、患者感到发冷、皮肤苍白、焦虑、大汗淋漓等。

2.右心衰竭 主要表现为体循环过度充盈,压力增高,各脏器瘀血、水肿及由此产生的体循环瘀血为主的综合征。可有疲劳、右上腹疼痛(肝脏瘀血所致)、畏食、腹胀,肾脏瘀血可引起尿量减少,夜尿增多等。

【减轻心脏负荷】

1.休息 限制体力活动,保证充足的睡眠。根据心功能情况决定休息原则。轻度心力衰竭者(心功能Ⅱ级)可适当活动,增加休息;中度心力衰竭者(心功能Ⅲ级)应限制活动,增加卧床休息;重度心力衰竭者(心功能Ⅳ级)应绝对休息,待病情好转后,活动量可逐渐增加以不出现心力衰竭症状为限,对需要长期卧床的患者定时帮助其进行被动的下肢运动。

2.饮食 低钠、低盐、低热量易消化饮食为宜,应少量多餐,避免过饱。控制钠盐的摄入,一般限制在每日 5g 以下,切忌盐腌制品。中度心力衰竭的患者,每日盐的摄入量应为 3g;重度者控制在 1g 以内。

3.保持大便通畅 注意患者大便情况,有便秘者饮食中需增加粗纤维食物,必要时给缓泻剂或开塞露。

【缓解呼吸困难】

1.注意室内空气的流通,患者的衣服应宽松,以减少或者的憋闷感。
2.给予舒适的体位,采取半卧或坐位。
3.一般为低流量吸氧,流量为 2L/min,肺源性心脏病为 1~2L/min。

【控制体液量】

1.精确记录液体出入量,维持液体平衡。
2.每日测量体重,宜安排在早餐前,使用同一体重计。
3.严格控制钠和水的摄入。

【药物的护理】

1.强心药物的用药观察与护理 洋地黄用量的个体差异性很大,在低钾、低镁或肾功能减退等情况下,患者对洋地黄敏感性增加,应严密观察患者用药后的反应。注意不能与奎尼丁、普罗帕酮、维拉帕米、钙剂、胺碘酮等药物合用。严格按时按医嘱给药,教会患者

自测脉搏，当脉搏<60 次/min 或节律不规则应暂停服药并报告医生。静脉注射毛花苷 C 丙火毒毛花苷 K 应稀释后缓慢给药。①洋地黄毒性反应:胃肠道反应如食欲不振、恶心、呕吐;神经系统表现如头痛、乏力、头晕、黄视、绿视;心脏毒性反应如频繁室性期前收缩呈二联律或三联律、心动过缓、房室传导阻滞等各种类型的心律失常;②一旦发生中毒，应立即协助医生处理:停用洋地黄、补充钾盐、纠正心律失常,快速性心律失常首选苯妥英钠或利多卡因,心率缓慢者可用阿托品静脉注射或临时起搏。

2.利尿剂的用药观察和护理　噻嗪类利尿剂最主要的不良反应是低钾血症,严重时伴碱中毒。故应监测血钾可食用补充含钾丰富的食物如香蕉、柑橘、蘑菇、红枣、深色蔬菜,必要时补充钾盐。口服钾盐宜在饭后服用减轻胃肠道反应,静脉补钾的浓度应小于0.3%,氨苯蝶啶是保钾利尿剂,长期用药可产生高钾血症,一般与噻嗪类利尿剂合用。另外,利尿剂的应用时间选择早晨或日间为宜,避免夜间排尿过频而影响患者的休息。

3.血管扩张剂的用药观察和护理　硝酸酯类血管扩张剂可致头痛、面红、心动过速、血压下降等不良反应,尤其是硝酸甘油静脉点滴时应严格掌握速度,监测血压;血管紧张素转换酶抑制剂的不良反应有体位性低血压、皮炎、蛋白尿、咳嗽、间质性肺炎、高钾血症等。

【健康指导】

1.环境　安静、舒适、整齐、空气新鲜、室内暖和,预防呼吸道感染。

2.饮食　清淡易消化,含适量纤维素饮食;限制钠盐,每餐不宜过饱;适当限制水分,一般患者每日 1.5~2L;戒烟酒等刺激物。

3.日常活动　根据心功能情况适度安排活动,尽量做轻工作,如看书、打字、扫地等,以不出现心悸、气短为原则。夜间睡眠须充足,白天保证午睡,避免去过度兴奋剂紧张应激的场合。

4.心理卫生　向患者说明情绪与健康的关系,保持情绪稳定极为重要,应避免焦虑、抑郁、紧张及过度兴奋,以免诱发心力衰竭。

5.医疗护理措施的配合　指导患者和家属识别常用的药物及使用剂量和方法。让患者了解常用药物的作用和不良反应,特别是毒性反应情况,有异常情况速莱医院诊治,不得自行调整药物剂量。

第六节　心绞痛

【概念】

心绞痛是一种由于冠状动脉供血不足,导致心肌急剧的。暂时的缺血与缺氧所引起的,以发作性胸痛或胸部不适为主要表现的临床综合征。心绞痛的临床分型一般为:劳累性心绞痛、自发性心绞痛、混合性心绞痛三大类。

【临床特点】

以发生性胸痛为主要临床表现。

1.部位　位于胸骨体上端或中段之后,可波及心前区,有手掌大小范围,界限不很清楚。常放射至左肩、左臂内侧无名指和小指,或至咽、颈、背、上腹部等。

2.性质　为压迫性不适或紧缩、发闷、堵塞、烧灼感,无锐痛或刺痛,偶伴濒死感。

3.诱因　常因体力劳动或情绪激动所诱发,也有在饱餐、寒冷、阴雨天气、吸烟时发病。

4.持续时间　疼痛多于停止原来的活动后,或舌下含服硝酸甘油后 1~5 分钟内缓解。可数日、数周发作 1 次,亦可 1 日内多次发作。

【常规护理】

1.心理护理　指导患者保持情绪稳定,避免精神紧张,过分悲伤或高兴。

2.饮食　应给低热量、低胆固醇饮食,进食不宜过饱。

3.戒烟酒。

4.活动　运动量以不引起心绞痛为准,必要时可事先含服异山梨酯类药物。

【疼痛的护理】

1.心绞痛发作时,立即协助患者卧床休息。

2.持续低流量吸氧,2~4L/min。

3.指导患者舌下含服硝酸甘油,观察用药效果。

4.心绞痛发作频繁和病情严重时,遵医嘱肌注哌替啶 50~100mg 或静脉点滴硝酸甘油。

5.硝酸酯制剂作用快、疗效高。这类药物可扩张冠状动脉,减轻心脏前后负荷,从而缓解心绞痛,如硝酸甘油。硝酸甘油的不良反应:①由于药物导致头面部血管扩张所致的颜面潮红、头胀痛;②低血压,在静脉滴注硝酸甘油时要注意滴速的调节。

6.β 受体阻滞剂抗心绞痛作用主要是通过降低心率计减弱心肌收缩强度,减少心肌耗氧量。如阿替洛尔能引起低血压,宜从小剂量开始。

7.钙通道阻滞剂能抑制钙离子流入动脉平滑肌细胞,从而扩张冠状动脉,解除冠状动脉痉挛;抑制心肌收缩,减少心肌氧耗;扩张周围血管,减轻心脏负担;降低血液黏度,抗血小板凝聚,改善心肌微循环,控制自发性心绞痛有效,对变异性心绞痛疗效更好。如地尔硫卓(合心爽)、维拉帕米等。

【健康指导】

1.环境舒适、温度适宜　保持舒适、安静的休息环境,避免寒冷刺激,注意保暖,保证足够睡眠。

2.合理选择食谱　应少量多餐,避免暴饮暴食,限制高脂食物,肥胖患者应控制热量,多食粗纤维食物以保持大便通畅,禁食辛辣刺激性食物。

3.合理安排日常活动　避免过度劳累。节制生活中不适当活动,如登楼、快步或逆风行走;各种活动以无疲劳感、胸部不适及气急为限度,但也不要过分限制活动使体重增加,加重心脏负荷。

4.心理卫生　说明情绪对疾病的影响,当情感压抑时应自我疏泄或向亲人倾诉;逐渐改变个性,克服不良情绪,使心情完全放松。

5.医疗护理措施的配合　坚持服用预防心绞痛的药物,随身携带保存在深色密封玻璃瓶内的硝酸甘油类药物,并注意过期更换,以备急用,定期门诊随访

第七节　心脏瓣膜病

【概念】

心脏瓣膜(包括瓣叶、腱索及乳头肌)由于炎症引起的结构毁损、纤维化、粘连、缩短、缺血性坏死、钙质沉着、黏液瘤样变性和先天发育畸形,使单个或多个瓣膜发生急性或慢性狭窄和(或)关闭不全等功能障碍者,称为心脏瓣膜病。最常受累的为二尖瓣,其次为主动脉瓣。

【临床特点】

1.二尖瓣狭窄　代偿期无症状或仅有轻微症状。失代偿期可有不同程度的呼吸困难;咳嗽常见,常呈血性或血丝痰,偶见大咯血。右心受累期可表现为食欲下降、恶心、腹胀、少尿、水肿等。

2.二尖瓣关闭不全　轻度二尖瓣关闭不全可终身无症状,严重返流时有心排血量减少,首先出现的突出症状是疲乏无力,肺瘀血的症状如呼吸困难出现较晚。

3.主动脉瓣狭窄　症状出现晚,呼吸困难、心绞痛和晕厥是主动脉瓣狭窄典型的三联征。根据主动脉瓣区收缩期杂音及收缩期震颤可做出主动脉瓣狭窄的诊断,超声心动图可证实。风湿性者常并发关闭不全及二尖瓣病变。先天性者病程较长,除显著钙化外,多有收缩期喷射性喀喇音。老年性者杂音常高调带乐性且在心尖部最响亮,侧位心脏 X 线片可见显著瓣膜钙化。

4.主动脉瓣关闭不全　早期可无症状,或仅有心悸、心前区不适、头部动脉搏动感等。病变严重时可出现劳累后呼吸困难等左心衰竭的表现。常有体位性头晕,心绞痛较主动脉瓣狭窄时少见,晕厥罕见。

【常规护理】

1.休息与活动　有心力衰竭、发热者应卧床休息,症状缓解后逐步增加活动,按心功

能状态决定活动量,避免过度劳累。

2.饮食护理 给予高热量、高蛋白、高纤维易消化饮食,有心力衰竭者应低盐饮食、少食多餐。

3.心理护理 应关心体贴患者,给予精神支持,帮助患者和家属了解疾病的特点,树立与疾病斗争的信念,并加强家庭支持。

4.观察病情的变化 注意监测生命体征,观察有无呼吸困难、乏力、食欲下降、尿少等症状,有无发热、肺部湿啰音、肝大、下肢水肿等体征,及时发现并发症。

5.口腔及皮肤护理 做好口腔护理,出汗的患者勤换衣裤、被褥,防止受凉。

【健康指导】

1.疾病知识指导 告诉病人及家属本病的病因和病程进展特点,鼓励病人树立信心,做好长期与疾病做斗争以控制病情进展的思想准备。告诉病人坚持按医嘱用药的重要性,并定期门诊复本。有手术适应证者劝病人尽早择期手术,提高生活质量,以免失去最佳时机。

2.预防感染 尽可能改善居住环境中潮湿、阴暗等不良条件,保持室内空气流通、温暖、干燥,阳光充足。日常生活中适当锻炼,加强营养,提高机体抵抗力。注意防寒保暖,避免感冒,避免与上呼吸道感染、咽炎病人接触,一旦发生感染应立即用药治疗。在拔牙、内镜检查、导尿术、分娩、人工流产等手术操作前应告诉医生自己有风心病史,以便于房生使用抗生素,劝告反复发生扁桃体炎风湿活动控制后 2-4 个月手术摘除扁桃体。

避免诱因 避免重体力劳动、剧烈运动或情绪激动。女病人注意不要因素务劳动过重而加重病情。育龄妇女要根据心功能情况在医师指导下选择好妊娠与分娩时期,病情较重不能妊娠五分娩者,做好病人及其配偶的思想工作。

第八节 心肌梗死

【概念】

心肌梗死是指在冠状动脉病变的基础上,发生冠状动脉供血急剧减少或中断,使相应心肌持久而严重的缺血所致。

【临床特点】

本病在春、冬季发病较多,与气候寒冷、气温变化大有关,常在安静或睡眠时发病,以清晨 6 时至午间 12 时发病最多。大约 1/2 的患者能查明诱发因素,如剧烈运动、过重的体力劳动、创伤、情绪激动、精神紧张或饱餐、急性失血、出血性或感染性休克,主动脉瓣狭窄、发热、心动过速等引起的心肌耗氧增加都可能是心肌梗死的诱因。在变异型心绞痛患者中,反复发作的冠状动脉痉挛也可发展为急性心肌梗死。临床表现持久的胸骨后剧烈疼痛、发热、白细胞计数和血清心肌酶增高以及心电图进行性改变;可发生心律失常、休克或心力衰竭,属冠心病的严重类型。

【常规护理】

1.休息　保持病室安静,使患者安静、舒适的休息。

2.给氧　持续吸氧 3~7 日。

3.饮食　低盐、低脂肪、易消化饮食,少量多餐,忌烟酒。

4.建立静脉通路。

【专科护理】

1.疼痛的护理　积极采取止痛措施,遵医嘱给哌替啶 50~100mg 肌内注射。若患者心情紧张、恐惧等,应给予及时安慰做好心理疏导。

2.活动指导　可根据病情分为 3 个阶段。第一阶段绝对卧床休息,由护理人员协助洗漱、饮食、大小便,并对其进行被动肢体活动;第二阶段为床上活动阶段,抬高床头,使患者容易起身,在床上进行四肢活动或轻微动作;第三阶段为离床活动,可由床边站立至室内缓步走动,教患者使用病房中的辅助设备,如床栏杆、椅背、走廊的扶手等等。活动量渐增,要询问患者有无心慌、胸闷等不适,若有异常立即停止活动。

3.防止便秘　嘱患者不要用力排便,严禁在急性期内下床排便。若 2~3 日无排便,可给缓泻剂或开塞露通便,必要时可行温盐水低压灌肠。

病情观察经常巡视病房,密切观察患者面色、心率、呼吸及血压的变化,观察有无心律失常及心源性休克的发生。持续心电、血压监测,如有异常应及时报告医生并做好记录。

【健康指导】

除参见"心绞痛"病人的健康指导外,还应注意:

1.饮食调节　急性心肌梗死恢复后的所有病人均应采用饮食调节,可减少再发,即低饱和脂肪和低胆固醇饮食,要求饱和脂肪占总热量的 7% 以下,胆固醇<200mg/d。

2.戒烟　戒烟是心肌梗死后的二级预防的重要措施,研究表明急性心肌梗死后继续吸烟再梗死和死亡危险增高 22%-47%,每次随诊都必须了解并登记吸烟情况,积极劝导病人戒烟,并实施戒烟计划。

3. 心理指导　心肌梗死后病人焦虑情绪多来自于对今后工作能力和生活质量的担心,应予以充分理解并指导病人保持乐观、平和的心情,正确对待自己的病情。告诉家属对病人要积极配合和支持,并创造一个良好的身心修养环境,生活中避免对其施加压力,当病人出现紧张、焦虑或烦躁等不良情绪时,应予以并设法进行疏导,必要时争取病人工作单位领导和同事的支持。

4.康复指导　建议病人出院后进行康复训练,适当运动可以提高病人的心理健康水平和生活质量、延长存活时间。进行康复训练时必须考虑病人的心理、社会、经济因素,体力活动量则必须考虑病人的年龄、心肌梗死前活动水平及体力状态等。运动中以达到病人最大心率的 60%-65% 的低强度长期锻炼是安全有效的。运动方式包括步行(在运动开始阶段安全可行)、慢跑、太极拳、骑自行车、流浪、健美操等,每周运动 3-4 天,开始时每次 10-15min,逐步延长到每天 30min 以上,避免剧烈活动、竞技性活动、活动时间过长。在正式的有氧运动前后应分别进行 5-10min 的热身运动和整理运动。个人卫生活动、家务劳动、娱乐活动等也对病人有益。无并发症的病人,心肌梗死后 6-8 财可恢复性生活,性生活应适度,若性生活后出现心率、呼吸持续 20-30min,感到胸痛、心悸持续 15min 或疲惫等情况,应节制性生活。经 2~4 个月的体力活动锻炼后,酌情恢复部分或轻工作。以后部分病人可恢复全天工作,但对重体力劳动、驾驶员、高空作业及其他精神紧张或工作量过大的工种应予以更换。

5.用药指导　指导病人按医嘱服药,告知药物的作用和不良反应,并教会病人定时测脉搏,定期门诊随诊。若胸痛发作频繁、程度较重、时间较长,服用硝酸酯制剂疗效较差时,提示急性心血管事件,应及时就医。

6.照顾者指导　心肌梗死是心脏性猝死的高危因素,应教会家属心肺复苏的基本技术以备急用。

(陈　晴　潘汉沛　张睿　卢永丽)

第九章 神经系统疾病

第一节 颅内感染

【概念】

颅内感染指由某种微生物(病毒、细菌,立克次体,螺旋体,寄生虫等)引起的脑部炎症的疾病。脑部炎症性疾病可分为两大类。

1.凡感染或炎性反应仅累及软脑膜者称为软脑膜炎或脑膜炎。

2.病原体的侵犯脑实质引起的炎性反应者称脑炎,无论是脑炎或脑膜炎,在疾病过程中脑膜和脑实质往往不同程度地都受到侵犯,因此常有脑膜脑炎之称。

【临床特点】

本病通常为暴发性或急性起病,少数为隐袭性发病。初期常有全身感染症状,如畏冷、发热、全身不适等。并且有咳嗽、流涕、咽痛等上呼吸道症状。头痛比较突出,伴呕吐、颈项强直、全身肌肉酸痛等,精神症状也较常见,常表现为烦躁不安、谵妄、意识蒙眬、昏睡甚至昏迷。有时可出现全身性或局限性抽搐,在儿童尤为常见。检查均可发现明显的脑膜刺激征,包括颈项强直、克尼征即布鲁津斯基阳性。视乳突可正常或充血、水肿。由于脑实质受累的部位与程度不同,可出现失语、偏瘫、单瘫,及一侧或双侧病理征阳性等神经系统的局灶性体征。由于基底部的炎症常累及颅神经,故可引起睑下垂、瞳孔散大固定、眼外肌麻痹、斜视、复视、周围性面瘫、耳聋及吞咽困难等。颅内压增高也较常见,有时可致脑疝形成。

【常规护理】

1.心理护理 关心患者,了解患者的思想及生活情况,消除患者对疾病的恐惧心理和悲观情绪,耐心解释用药目的,使患者能够积极配合治疗。

2.活动指导

(1)根据患者情况决定活动量,烦躁不安的患者要加强防护措施,防止意外发生。

(2)保持肢体功能位,进行肢体康复训练,降低致残率。

3.饮食 给予高热量、高维生素、高蛋白的饮食,必要时给予营养支持疗法。保证足够热量摄入,按患者热量需要制定饮食计划,给予高热量、清淡、易消化的流质或半流质饮食。少量多餐,预防呕吐发生。注意食物的调配,增加或者食欲。频繁呕吐不能进食者,应注意观察呕吐情况并静脉输液,维持水电解质平衡。监测患者每日热卡摄入量,及时给予

4.环境 病室光线柔和,减少噪音,避免强光刺激,病室通风,保持室内空气新鲜。

【高热护理】

1.头置冰袋,物理降温。

2.体温超过 39℃给予乙醇擦浴。

33.保持病室安静、空气新鲜。绝对卧床休息。每 4 小时测体温 1 次。并观察热型及伴随症状。鼓励患者多饮水。必要时静脉补液。出汗后及时更衣,注意保暖。体温超过 38.5℃时,及时给予物理降温或药物降温,以减少大脑对氧的消耗,防止高热惊厥,并记录降温效果。

【抽搐的护理】

1.加床档,防止坠床。对烦躁不安的患者,要加强防护措施,以免发生意外,必要时给镇静剂。

2.及时吸出呼吸道分泌物,保持呼吸道通畅,防止阻塞。

3.平卧位,头侧向一方,以利口腔分泌物和呕吐物排出,防止吸入性肺炎。

4.保护患者,四肢大关节处用约束带,防止骨折。

【日常生活护理】

协助患者洗漱、进食、大小便及个人卫生等生活护理。做好口腔护理,呕吐后帮助患者漱口,保持口腔清洁,及时清除呕吐物,减少不良刺激。做好皮肤护理,及时清除大小便,保持臀部干燥,必要时使用气垫等抗压力器材,预防压疮的发生。注意患者安全,躁动不安或惊厥时防止坠床及舌咬伤。

【健康指导】

1.饮食指导 给予高热量、高维生素、高蛋白的饮食。

2.日常活动

(1)根据患者情况决定活动量,烦躁不安的患者要加强防护措施,防止意外发生。

(2)保持肢体功能位,进行肢体康复训练,降低致残率。

3.医疗护理措施配合

(1)严格遵医嘱给抗生素,保证血药浓度。

(2)指导患者及家属了解应用抗生素治疗的原则,了解药物疗效和不良反应,及需要维持药物达到治疗水平、持续治疗的时间。

第二节 短暂性脑缺血发作

【概念】

短暂性脑缺血发作,简称 TIA,是指历时短暂并经常反复发作的脑局部供血障碍,导致供血区局限性神经功能缺失症状,其发病与动脉粥样硬化、动脉狭窄、心脏病、血液成分改变及血流动力学变化等有关。

【临床特点】

临床表现为突然的、反复发作的、局限性神经功能或视网膜功能障碍,一般持续数分钟至数十分钟,并在 24 小时内消失,无后遗症。常见症状为单瘫、偏轻瘫、身体感觉障碍、失语、一过性黑蒙、呃逆、呕吐、眩晕、跌倒发作并发意识障碍、尿便失禁、吞咽困难等。

【常规护理】

1.了解发病原因,高血压者控制血压,避免情绪激动。

2.症状发作时及时蹲下,防止跌倒。平时以卧床休息为主。

3.养成良好的饮食习惯,多吃低脂、易消化、富含维生素的食物。

4.戒烟、戒酒。

5.向患者介绍疾病知识,出现症状及时就诊。

【健康指导】

1.疾病知识指导 本病为脑卒中的一种先兆表现和警示,如未经正确治疗而任其自然发展, 约 1/3 的病人在数年内会发展成为完全性卒中。护士应评估病人及家属对脑血管疾病的认识程度;帮助病人及家属了解脑血管病的基本病因、危害、主要危险因素、早期症状、就诊时机以及治疗与预后的关系;指导掌握本病的防治措施和自我护理方法;帮助寻找和去除自身的危险因素,主动采取预防措施,改变不健康的生活方式。定期体检,了解自己的心脏功能、血糖、血指水平和血压高低。尤其有高血压病史者应经常测量血压,了解治疗效果;糖尿病病人监测血糖变化;出现肢体麻木无力、头晕、头痛、复视或突然跌倒时应引起高度重视,及时就医。积极治疗相关疾病,如高血压、动脉硬化、心脏病、糖尿病、高脂血症和肥胖症等,遵医嘱服药及调整药物剂量,切勿自行停药、减量或换药。

2.饮食指导 指导病人了解肥胖、吸烟、酗酒及饮食因素与脑血管病的关系。一般认为高钠低钙、高肉炎、高动物油的饮食摄入是促进高血压、动脉硬化的因素,故应指导病人改变不命题的饮食和饮食结构。选择低盐、低脂、充足蛋白质和丰富维生素的饮食,如多食谷类和鱼类、新鲜蔬菜、水果、豆类、坚果;少吃糖类和甜食;限制钠盐(<6g/d)和动物油的摄入;忌辛辣、油炸食物和暴饮暴食;注意粗细搭配、荤素搭配;戒烟、限酒;控制食物

热量,保持理想体重。

3.保持心态平衡　长期精神紧张不利于控制血压和改善脑部的血液供应,甚至还可以诱发某些心脑血管病。应鼓励病人积极调整心态、稳定情绪,培养自己的兴趣爱好,增加社交机会,多参加有益身心的社交活动。

第三节　脑出血

【概念】

脑出血是指非创伤性脑实质的出血。占全部脑卒中的20%~30%,死亡率高,系指脑内动脉、静脉或毛细血管病变引起的出血。常见的原因有高血压合并动脉硬化、先天性脑血管畸形、动脉瘤、血液病等。

【临床特点】

起病急骤,病情发展迅速,大多数在兴奋中或劳动中发病,数分钟或数小时达高峰,表现为头痛、恶心、呕吐、偏瘫、失语、意识障碍、大小便失禁、血压多增高,根据出血部位不同,临床表现各异。

【常规护理】

1.活动　为避免出血,加重出血或再出血,忌行走或头部剧烈运动,应卧床2~4周。有躁动现象,给予加床档,必要时使用约束带或给予镇静药,使其安静。

2.基础护理　保持床铺平整、干燥、清洁,去除对皮肤刺激的有害因素。每2小时翻身1次,并将发红部位的皮肤给予按摩,在骨隆凸处放棉垫或铺气垫床,避免使用易损伤皮肤的便器,防止压疮发生。意识障碍者做好口腔护理,有义齿应取下,防止窒息。

3.饮食　给予低盐、低脂的食物。急性脑出血重症患者发病48小时内一般禁食,以静脉输液来维持营养、补充足量的热能。每日液体量为1500~2000ml,48小时后不能进食者给予鼻饲,以混合奶或匀浆为主。鼻饲过程中注意温度和量。有消化道出血者应禁食,待无咖啡色物质排出后再进食。

4.心理护理　对意识清楚的、意识好转的患者讲解疾病的转归、治疗,消除其紧张心理,使情绪稳定利于患者康复。

【特殊护理】

1.颅高压护理

(1)体位:颅内压增高者,床头抬高15°~30°,伴昏迷者采取平卧位,头偏向一侧,或侧卧位,以利口腔分泌物引流。

（2）降温：每 4 小时测量体温 1 次，若体温高，给予头置冰袋、冰帽、冰毯等物理降温措施。体温在 38.5℃以下尽量采用物理降温。

（3）保护脑细胞：及时、准确、清楚地给予脱水剂，降低颅内压，常用 20%甘露醇，同时观察药液有无渗出到皮下，避免发生组织坏死。为减少脑细胞损坏，及时吸氧，氧流量 2~3L/min。

2.大、小便护理

（1）对有尿潴留者，禁止膀胱区加压按压，防止血压升高，应给予留置尿管，做好尿道口护理，预防泌尿系感染。

（2）尿失禁者，注意更换尿布、床单，防止尿液对皮肤刺激，发生压疮。

（3）由于疾病影响、卧床时间过久、活动减少、饮食摄入减少、肠蠕动减慢，易发生粪便潴留。3 日以上未大便应保留灌肠。

3.瘫痪的护理　注重肢体摆放及功能锻炼。

（1）急性期：应将肢体摆放于正常功能位，避免因关节位置的错误而影响肢体的活动甚至出现并发症（如肩手综合征）。

（2）恢复期或稳定期：积极进行肢体及全身的功能锻炼，促进肢体的功能恢复和预防关节变形计肌肉挛缩。

【健康指导】

1.心理指导：告知病人和家属上消化道出血的原因。上消化道出血是急性脑血管病的常见并发症，主要是因为病变导致下丘脑功能紊乱，继而引起胃肠黏膜血流量减少，胃、十二指肠黏膜出血性糜烂，点状出血和急性溃疡所致。应安慰病人，消除其紧张情绪；创造安静舒适的环境，保证病人休息。

2.饮食指导：遵医嘱禁食，或给予清淡、易消化、无刺激性、营养丰富的流质饮食，注意少量多餐和温度适宜，防止损伤胃黏膜。

3.用药指导：遵医嘱给予保护胃黏膜和止血的药物，如雷尼替丁、吉胃乐凝胶、巴曲酶、奥美拉唑等，并密切观察用药后反应。

4.避免诱因　脑出血的常见病因为高血压并发动脉硬化和颅内动脉瘤，而脑出血的发病大多因用力和情绪改变等外加因素使血压骤然升高所致，应指导病人尽量避免使血压骤然升高的各种因素。如保持情绪稳定和心态平衡，避免过分喜悦、愤怒、焦虑、恐惧、悲伤等不良心理和惊吓等刺激；建立健康的生活方式，保证充足睡眠，适当运动，避免体力或脑力的过度劳累和突然用力过猛；养成定时排便的习惯，保持大便通畅，避免用力排便；戒烟酒。

第四节 蛛网膜下腔出血

【概念】

颅内血管破裂后,血液流入蛛网膜下腔统称为蛛网膜下腔出血。分自发性、损伤性。自发性又分原发性、继发性。原发性蛛网膜下腔出血指由于脑底部或脑表面血管破裂,血液流入蛛网膜下腔。继发性蛛网膜下腔出血因脑实质出血,血液穿破脑组织或软脑膜进入蛛网膜下腔。

【临床特点】

见于青壮年,以颅内动脉瘤最多见,其次为脑血管畸形,高血压。起病急骤,大多数患者首发症状为头痛,表现为剧烈头痛,伴呕吐,脑膜刺激征阳性,腰穿呈血性脑脊液,压力高。半数人有意识障碍,无肢体活动障碍。一般预后较好,少数人可发生昏迷而死亡。

【常规护理】

1.常规护理 同脑出血护理。

2.头痛的护理 剧烈头痛不能忍受者应使用止痛剂,并给予镇静剂使患者安静休息,绝对卧床 4~6 周,利于病情好转。操作尽量集中进行。

3.血压增高的护理 避免一切能引起血压增高的因素,如有便秘,及早给予缓泻剂。保持情绪平稳,按时服用降压药物。早期使用钙离子拮抗剂(尼莫地平)使用中注意观察药物的滴速,宜缓慢。

4.心理护理 讲解病情,使患者了解疾病的发展与转归。做好患者腰穿前的心理护理和腰穿后的护理。使患者积极配合治疗与护理。

5.急危重症的观察和护理

(1)脑血管痉挛的观察

①密切观察病情变化,是否出现意识障碍、局灶性神经系统体征、精神障碍等。

②观察患者瞳孔、血压、头痛情况,15~30 分钟观察 1 次。

(2)脑血管痉挛的处理

①及早使用钙离子拮抗剂,尼莫地平 10~20mg,连用 3 周以上。

②卧床休息,头高脚低位,减少搬动患者。

③注意血压的变化,如有升高,使用有效降压药。

④给予吸氧,保护脑细胞。

⑤保护性护理,精神烦躁者加床档。

【健康指导】

1.心理指导:指导病人了解疾病的过程与预后、DSA 检查的目的与安全性等相关知识。头痛是因为出血、脑水肿致颅内压增高,血液刺激脑膜或脑血管痉挛所致,随着出血停止、血肿吸收,头痛会逐渐缓解;DSA 检查的主要目的是为了明确病因,为能彻底解除再出血的潜在隐患作准备,是一项比较安全的检查措施,目前临床应用广泛,指导病人消除紧张、恐惧、焦虑心理,增强战胜疾病的信心,配合治疗和检查。

2.用药指导:遵医嘱使用甘露醇等脱水剂治疗时应快速静滴,必要时记录 24h 尿量;使用尼莫地平等缓解脑血管痉挛的药物时可能出现皮肤发红、多汗、心动过缓或过速、胃肠不适等反应,应适当控制输液速度,密切观察有无不良反应发生。

3.活动与休息:蛛网膜下腔出血的病人应绝对卧床休息 4~6 周,告诉病人及家属绝对卧床休息的重要性,为病人提供安静、安全、舒适的休养环境,控制探视,避免不良的声、光刺激,治疗护理活动也应集中进行,避免频繁接触和打扰病人休息。如经治疗护理 1 个月左右,病人症状好转、经头部 CT 检查证实血液基本吸收或经 DSA 检查没有发现颅内血管病变者,可遵医嘱逐渐抬高床头、床上坐位、下床站立和适当活动。

4.检查指导　SAH 病人一般在首次出血 3 周后进行 DSA 检查,应告知脑血管造影的相关知识,指导病人积极配合,以明确病因,尽早手术,解除隐患或危险。

第五节　脑梗死

【概念】

脑梗死(cercbral infarction)是指脑动脉的主干局限于皮层支动脉硬化及各类动脉炎等血管病变,导致血管的管腔狭窄或闭塞,发生血栓,造成脑局部供血中断,发生脑组织缺血缺氧、软化坏死,出现相应的神经系统症状的体征

【临床特点】

急性起病,不同部位脑梗死的临床表现,常见的与如下几种:

1.颈内动脉闭塞　临床主要表现为病灶侧单眼失明,对侧肢体运动或感觉障碍及对侧同向偏盲,主侧半球受累可有运动性失语。

2.大脑中动脉闭塞　①主干闭塞:对侧偏瘫、偏身感觉障碍和偏盲,主侧半球主干闭塞可有失语、失写、失读;②大脑中动脉深支或豆纹动脉闭塞;可引起对侧偏瘫,一般无感觉障碍或同向偏盲;③大脑中动脉各皮质支闭塞:可分别引起运动性失语、感觉性失语、失读、失写、失明,偏瘫以面部及上肢为重。

3.大脑前动脉闭塞　①皮质支闭塞:对侧下肢的感觉既运动障碍,伴有尿潴留;②深

支闭塞:可致对侧中枢性面瘫、舌肌瘫及上肢瘫痪,亦可发生情感淡漠、欣快等精神障碍及强握反射。

4.大脑后动脉闭塞 ①皮层支闭塞:主要为视觉通路缺血引起的视觉障碍,对侧同向偏听、偏盲或上象限盲;②深穿支闭塞:出现典型的丘脑综合征,对侧半身感觉减退伴丘脑性疼痛、对侧肢体舞蹈样徐动症等。

5.基底动脉闭塞 常见症状为眩晕、眼球震颤、复视、交叉性瘫痪或交叉性感觉障碍、肢体共济失调,若主干闭塞则出现四肢瘫痪、眼肌麻痹、瞳孔缩小,常伴有面神经、外展神经、三叉神经、迷走神经及舌下神经的麻痹及小脑症状等,严重者可迅速昏迷,发热达41~42℃,以致死亡。

6.椎-基底动脉系统血栓形成 小脑后下动脉血栓形成是最常见的,表现为眩晕、恶心、呕吐、眼震、同侧面部感觉缺失、同侧霍纳(Horner)综合征、吞咽困难、声音嘶哑、同侧肢体共济失调、对侧面部以下痛、温觉缺失。

7.小脑后下动脉的变异 小脑后动脉闭塞所引起的临床症状较为复杂和多变,但必须具备两条基本症状即一侧后组颅神经麻痹,对侧痛、温觉消失或减退,才可诊断。

【常规护理】

1.心理护理 多与患者进行有效沟通,使其了解该病的发生、发展和预后的客观规律,主要配合治疗,树立战胜疾病的信心。

2.卧位 平卧位,以增加脑部的血液供应。

3.定时翻身,防止压疮的发生。

4.饮食 低脂、低盐、高蛋白、高维生素饮食。

【瘫痪肢体的护理】

1.避免受压,勿对患肢进行冷敷和热敷,以防冻伤和烫伤。

2.按摩患肢,促进血液循环,以防静脉血栓的发生。

3.根据病情发展的不同阶段施以相应的康复锻炼,减少后遗症。

【病情观察】

1.观察血压的变化 血压过高或过低都要通知医生,给予相应的处理。

2.观察病情的变化 语言、大脑高级神经中枢活动、肢体功能等有无变化。

【健康指导】

1.疾病知识和康复指导 应指导病人和家属了解本病的基本病因、主要危险因素和危害,告知本病的早期症状和就诊时机,掌握本病的康复治疗知识与自我护理方法,帮助分析和消除不利于疾病康复的因素,落实康复计划。偏瘫康复和语言康复都需要较长的时间,致残率较高,而且容易复发。应鼓励病人树立信心,克服急于求成心理,循序渐进,坚持锻炼。康复过程中应经常和康复治疗师联系,以便及时调整训练方案。家属应关心体贴病人,给予精神支持和生活照顾,但要避免养成病人的依赖心理,鼓励和督促病人坚持锻炼,增强自我照顾的能力。

2.心理指导:脑卒中后因为大脑左前半球受损可以导致抑郁,加之由于沟通障碍,肢体功能恢复的过程很长,速度较慢,日常生活依赖他人照顾等原因,如果缺少家庭和社会支持,病人发生焦虑、抑郁的可能性会加大,而焦虑与抑郁情绪阻碍了病人的有效康复,从而严重影响病人的生活质量,因此应重视对精神情绪变化的监控,提高对抑郁、焦虑状态的认识,及时发现病人的心理问题,进行针对性心理治疗(解释、安慰、鼓励、保证等),以消除病人思想顾虑,稳定情绪,增强战胜疾病的信心。

3.饮食指导　进食高蛋白、低盐、低脂、低热量的清淡饮食,改变不良饮食习惯,多吃新鲜蔬菜、水果、谷类、鱼类和豆类,使能量的摄入和需要达到平衡,戒烟、限酒。

4.日常生活指导　①改变不良生活方式,适当运动(如慢跑、散步等,每天30min以上),合理休息和娱乐,多参加朋友聚会和一些有益的社会活动,日常生活不要依赖家人,尽量做力所能及的家务等。②病人起床、起坐或低头系鞋带等体位变换时动作宜缓慢,转头不宜过猛过急,洗澡时间不宜过长,平日外出时有人陪伴,防止跌倒。③气候变化时注意保暖,防止感冒。

第六节　急性脊髓炎

【概念】

急性脊髓炎是指急性非特异性的局限于数个阶段的横贯性脊髓炎症。多为感染后或免疫接种后发病。临床特征为病变水平以下肢体瘫痪、各种感觉缺失和自主神经功能障碍。若病变迅速上升波及高颈段脊髓或延髓,称为上升性脊髓炎;若脊髓内有两个以上散在的病灶,称为播散性脊髓炎。

【临床特点】

以青壮年多见,无性别差异。病前1~2周多有上呼吸道感染、腹泻等症状,或有疫苗接种史。受凉、疲劳、创伤等多为发病诱因。起病较急,多以双下肢麻木、无力为首发症状,病变相应部位有背痛、病变节段束带感,多在2~3日达到高峰。病变水平以下肢体瘫痪、感觉缺失和括约肌障碍。严重者常出现脊髓休克,即瘫痪肢体肌张力低,腱反射消失,病理征引不出,尿潴留等。一般休克期为2~4周。损伤平面以下也可有其他自主神经功能障碍,如多汗或少汗,皮肤营养障碍等。若无并发症3~4周进入恢复期,表现为瘫痪肢体肌张力增高,腱反射亢进,病理反射出现,肌力常自远端开始恢复,感觉障碍平面逐渐下降。上升性脊髓炎起病急,病情发展迅速。可出现吞咽困难、构音不清、呼吸肌瘫痪,甚至死亡。

【常规护理】

1.心理护理　主动向患者介绍环境,耐心解释病情,清除患者陌生感和紧张感,与患者建立良好的护患关系,经常巡视病房,了解患者需要,帮助患者解决问题,树立战胜疾病的信心。

2.饮食　给予高热量、高蛋白、高纤维素、易消化的饮食。

【专科护理】

1.保持室内空气新鲜,每日通风2次,每次15~30分钟,定时翻身、拍背,可随时听诊肺部呼吸音,保持呼吸道通畅,预防肺部感染。

2.床铺平整,无渣屑,防止各种机械性刺激,翻身时注意观察皮肤颜色,预防压疮。

3.如患者有感觉障碍,禁用热、冷水袋,防止烫伤或冻伤。

4.保持关节功能位置,给患者讲解活动的重要性,帮助患者进行肢体活动,防止肌肉萎缩,关节强直者要鼓励患者最大程度发挥活动潜能,增强自理能力。

5.制定饮水计划,饮水后鼓励患者自行排尿,排尿时可将床头抬高,以利排尿,必要时遵医嘱留置尿管,定时开放尿管,训练膀胱功能。

6.留置尿管的患者注意观察尿的颜色,尿的性质,每日2次尿道口护理,可常规滴氯霉素眼药水,倾倒尿液时勿将尿袋高于耻骨联合,预防泌尿系感染。

【健康指导】

1.疾病知识指导

指导病人及家属掌握疾病康复知识和自我护理方法,帮助分析和去除对疾病治疗与康复不利的因素。鼓励病人树立信心,持之以恒地进行康复锻炼。

2.饮食指导

加强营养,多食瘦肉、鱼、豆制品、新鲜蔬菜、水果等高蛋白、高纤维素的食物,保持大便通畅。

3.生活与康复指导

本病恢复时间长,卧床期间应定时翻身,预防压疮;肌力开始恢复后应加强肢体的被动与主动运动,鼓励进行日常生活动作训练,做力所能及的家务和劳动。病人运动锻炼过程应予以保护,注意劳逸结合,防止受伤。平日注意增强体质,避免受凉、感染等诱因。

4.预防尿路感染

向病人及照顾者讲授留置导尿的相关知识和操作注意事项,避免集尿袋接头的反复打开,防止逆行感染。保持外阴部清洁,定时开放尿管,鼓励多喝水,以达到促进代谢产物排泄、自动冲洗膀胱的目的。告知膀胱充盈的指征与尿道感染的相关表现;如发现病人尿液引流量明显减少或无尿、下腹部膨隆、小便呈红色或混浊时应协助及时就诊。

第七节 重症肌无力

【概念】

重症肌无力是由乙酰胆碱受体抗体介导、细胞免疫依赖性、补本参与的自身免疫性疾病,病变主要累及神经、肌肉接头处突触后膜上的乙酰胆碱受体。

【临床特点】

20~40 岁,女性多见;如为 40~60 岁,以男性多见,常并发胸腺肿瘤。本病起病隐袭,绝大多数患者首发症状为眼外肌麻痹,包括上睑下垂、眼球活动受阻、出现复视,但瞳孔括约肌不受累。其次为构音不清,吞咽困难四肢无力。通常从一组肌群首先出现无力,逐渐累积其他肌群。不管何组肌群受累,其受累肌群均有"晨轻暮重"的趋势,疲劳后加重和休息后减轻等现象,此为本病的主要特征。若累及呼吸肌则出现呼吸困难称为 MG 危象,是本病致死的主要原因。心肌亦可受累可引起突然死亡。本病诱因多为感染,精神创伤、过度疲劳、妊娠、分娩等。

【常规护理】

1.心理护理 患者由于长期不能坚持正常工作、学习、生活,应耐心、细微地关心患者,鼓励患者树立长期与疾病斗争的信心,鼓励能讲话的患者慢慢表达自己的感受。

2.活动指导 根据病情决定患者的活动量,病情轻者可适当增加活动量,但应避免可加重疲劳的不必要的活动。

3.饮食 给予营养丰富、易咀嚼的食物,少量多餐、定时定量,保证患者营养摄入量,气管切开者可经鼻饲给食。

【呼吸肌麻痹的护理】

1.抬高患者床头,准备好气管插管用药。

2.呼吸肌麻痹严重者,可行气管切开,并做好气管切开的护理。

3.吸氧。

4.鼓励患者采取一些合适的交流方式,例如:写字、眨眼、点头等。

5.呼吸护理 对重症肌无力的患者,应避免感染、创伤、过度紧张等,以免诱发肌无力危象。做深呼吸和咳嗽训练,适当做呼吸操,以不疲劳为度。遵医嘱吸氧,备好气管插管及气管切开包和呼吸机。抬高患者床头,及时吸痰,清理呼吸道分泌物,必要时配合气管切开或人工呼吸机辅助呼吸。

6.密切观察病情 肌张力、呼吸频率、节律改变等。若突然出现肌无力加重特别是肋间肌、膈肌和咽喉肌无力,可致肺通气明显减少、呼吸困难、发绀、咽分泌物增多,患者无力咳嗽易造成缺氧,甚至窒息。一旦发现此情况,立即通知医生,配合抢救。

【健康指导】

1.告知患者药物的不良反应,如抗胆碱能药物的不良反应,有腹泻、尿频、失眠、出汗、唾液增多、恶心等;泼尼松的不良反应有使体重增加、食欲增加、胃肠道不适等。

2.使患者了解肺部综合征的症状与体征及避免方法,如避免上呼吸道感染,应戒烟

第八节　癫痫

【概念】

癫痫是一种临床综合征,是由多种病因引起的一种慢性脑功能障碍性疾病,均以在病程中有反复发生的大脑神经元过度放电所致的中枢神经系统功能失常为特征,以肌肉抽搐和(或)意识丧失为其重要表现,另外还可表现为感觉、运动、行为、自主神经(植物神经)等方面的障碍,具有发作性、复发性及通常能自限等特点。每次或每种发作称为癫痫。

【临床特点】

1.痫性发作　临床上大多数痫性发作者是起源于大脑皮质的局限部位,所表现的系列症状是由局灶性放电扩散至邻近区域以至远隔部位而引起的, 它的分类版块两个方面:

(1)部分性发作:是痫性发作最常见的类型,起始于一侧脑结构。发作不伴有意识障碍则为单纯部分性发作;如伴有意识障碍,发作后不能回忆,称为复杂部分性发作。

①单纯部分性发作:可分为四种亚型,部分性运动性发作,体觉性发作或特殊感觉性发作、自主神经系发作和精神性发作等。大多表现为局部肢体的抽搐、肢体的麻木感和针刺感、多汗、呕吐、遗忘等症状。

②复杂部分性发作:主要特征有意识障碍、错觉、幻觉等精神症状,自动症的呢个运动障碍。

(2)全面性发作

①强直-阵挛发作:在原发性癫痫中也称大发作,以全身抽搐和意识障碍为特征。

②失神发作:意识短暂丧失,持续 3~15 秒,无先兆和局部症状,发作和停止均突然。

③肌阵挛发作:为突然快速短暂的肌肉收缩,累及全身,也可限于面部、躯干或肢体。

④阵挛性发作:全身重复性阵挛发作。

⑤强直性发作:全身强直性肌痉挛,肢体伸直,头、眼偏向一侧,伴有苍白、潮红等。

2.癫痫症的表现　可分部分性癫痫症和全面性癫痫症。

【常规护理】

（一）一般护理

1.癫痫发作时,抽搐肢体产生不可抗拒力,强行按压易致骨折,仅关节处稍加保护。

2.许多生理因素可促使癫痫发作,内分泌特别是性腺功能对癫痫发作有一定影响,如月经期或妊娠期发作频繁,需加以注意。

3.癫痫可突然发作,故平时亦绝不能口腔测温。床旁需放防护架,以免突然发病坠床。

4.持续大发作后由于脑缺氧可产生弥漫性脑细胞变性、水肿,应予吸氧。

（二）心理护理

建立自信心,排除自卑感,癫痫患者自身极为痛苦,除非脑部有严重病变,癫痫患者在生活、工作、学习等方面与正常人没有区别。但原发性癫痫患者自幼发病,长期以药控制,智力常受影响,学习、工作亦困难。至少年期,自卑情绪更甚。成年期考虑问题复杂,情绪悲观,常形成一种癫痫性格,孤独、怪癖。已婚患者,又常忧虑疾病是否会遗传给后代。护士应从多方面多层次关心患者,使其充满治愈信心。

（三）对症护理

1.根据情况,遵医嘱给药物控制。

2.连续抽搐易导致呼吸、循环功能障碍,应及时吸出痰液和口腔分泌物,以保持呼吸道通畅,并做好口腔护理。

3.如高热应予药物及物理降温。

4.发现精神运动性发作,需严加监护,防止自伤及伤人。

5.由于抽搐体力消耗很大,应尽早给以高热量、高蛋白、高维生素和易消化饮食。

6.发作时不能强行喂食,应鼻饲。可适当补液以维持水电解质和酸碱平衡。

【康复指导】

1.嘱患者勿单独行动。

2.按医嘱定时服用抗癫痫药,切勿骤停、骤减和随意调换药物,以防发作加重或癫痫持续状态发生。

3.禁烟、酒、辛辣刺激物和神经兴奋药,勿暴饮、暴食。

4.生活要有规律,注意劳逸结合。勿登高、潜水、驾车及在危险的机器旁工作。

5.随身带"癫痫诊疗卡,"以便突然发作时的急救和与家人的联系。卡片应包括患者的姓名、年龄、住址、电话、联系人姓名等,在卡片上详细地注明首次发病时间、癫痫发作类型、癫痫病因、治疗过程等。

（陈　晴　张睿　徐凤芹）

第十章　内分泌系统疾病

第一节　糖尿病

【概念】

糖尿病（Diabetes mellitus）是一组由遗传和环境因素相互作用，因胰岛素分泌绝对火相对不足以及胰岛素敏感性降低，引起糖、蛋白、脂肪、水和电解质等一系列代谢紊乱的临床综合征。临床以高血糖为主要标志，久病可引起多个系统损害。

【临床特点】

1.无症状期　约90%是中年以上2型糖尿病者，食欲良好，体态肥胖，精神体力如常人，故称为"无声杀手"，往往因体检或检查其他疾病或妊娠检查时偶然发现食后有少量尿痛。当测定空腹尿痛时常阴性，空腹血糖正常或稍高，但饭后2小时血糖高峰超过正常，糖耐量试验往往显示糖尿病。

2.症状期　此期患者常有轻重不等的症状，且常伴有某些并发症或伴随症状。有时本病症状非常轻微，但并发症症状可非常严重，且有时先于糖尿病症状出现，或以主要症状出现而将糖尿病本身症状掩盖。如老年病者常先有冠心病症候群（心绞痛、心肌梗死、心律不齐、心力衰竭等），或脑血管意外症候群，但糖尿病症候群非常轻微，故临床上常被忽视或漏诊。中年患者可先有尿路感染、肺结核、皮肤疖痈或某些外科情况如胆囊炎、胰腺炎的呢个症状出现。幼年患者有时可以酮症酸中毒为首发症状。如空腹及餐后血糖均明显升高者，一般有下列典型症状：

（1）多尿、多饮、口干及体重减退："三多一少"症状，由于糖尿，尿渗透压升高而肾小管回吸收水减少，尿量常增多。病者尿意频频，多者1日夜尿20余次，夜间多次起床，影响睡眠。不仅每次尿多与尿频，1日尿总量常在2~3L以上，偶可达10余升。由于多尿失水，病者烦渴，喝水量及次数增多，可与血糖浓度及尿量和失糖量成正比；当胰岛素缺乏及酮症酸中毒时，钠钾离子回吸收更困难，多尿加重，常使血浆浓缩，影响渗透压可酿成高渗性昏迷等严重后果，特别是老年人常常以此为首发症状就诊。

2)善饥多食：由于失糖，糖分未能充分利用，伴以高血糖刺激胰岛素分泌，食欲常亢进，亦有饥饿感，主食有时达1~2斤，菜肴比正常人多1倍以上，尚不能满足。但有时病者食欲忽然降低，则应注意有无感染、发热、酸中毒或易诱发酮症等并发症。

(3)疲乏、无力、消瘦、虚弱:由于代谢失常,能量利用减少,负氮平衡,失水和电解质,酮症更严重,患者感疲乏、虚弱无力。尤其是幼年(1型)及重症(2型)患者消瘦明显,体重下降可达数十斤,劳动力减弱。但中年以上2型轻症患者常因多食肥胖,或反复低血糖致进食增多而肥胖。

(4)皮肤瘙痒:多见于女性外阴部,由于尿糖刺激局部所致。有时并发白念珠菌等真菌性阴道炎,瘙痒更严重,常伴以白带等分泌物增多。失水后皮肤干燥加之汗液的糖刺激可发生全身瘙痒,但较少见。

(5)其他症状:有四肢酸痛、麻木、腰痛,性欲减退、阳痿不育、月经失调、便秘、视力障碍等。有时有顽固性腹泻。

【常规护理】

1.心理护理 耐心向患者解释病情,指导患者摆脱焦虑的方法,如音乐疗法,增加有益运动。

2.知识宣教 向患者家属讲解糖尿病的概念、症状、治疗、愈后。

【专科护理】

1.饮食护理 向患者讲解饮食治疗是本病基本治疗措施,要终身坚持此疗法,具体测算:每日热量的计算,按患者的性别、年龄、身高查表或计算理想体重[理想体重(kg)=身高(cm)−105],然后参照理想体重和每日体力活动量计算每日所需的热量。成人休息时每日每公斤体重给予热量105~125kJ(25~30kcal);轻体力劳动者125~146kJ(30~35kcal);中度体力劳动者146~167kJ(35~40kcal);重体力劳动者167kJ(40kcal)以上。儿童、孕妇、哺乳母、营养不良及消耗性疾病者酌情增加,肥胖者酌减。蛋白质、脂肪、碳水化合物分配:饮食中蛋白质含量成人按每日每公斤体重0.8~1.2g计算,脂肪每日每公斤体重0.6~1.0g,其余为碳水化合物。按上述技术蛋白质量占总热量的12%~15%,脂肪约占30%,碳水化合物占50%~60%。

三餐分配:按实物成分表将上述热量这算为食谱,三餐分配一般为1/5,2/5,2/5或1/3,1/3,1/3。三餐饮食内容要搭配均匀,每餐有碳水化合物、脂肪和蛋白质,且要固定,这样有利于减缓葡萄糖的吸收,增加胰岛素的释放。

主食提倡用粗制米、面和适量杂粮,每日摄取的蛋白质中动物蛋白应占总量的1/3以保证必需氨基酸的供给。食用不饱和脂肪酸的植物油,肥胖者给予低脂饮食(<40g/d)。少食含胆固醇高的食物如动物内脏、鱼子、虾、蛋黄等。饮食中应增加纤维素含量,不少于40g/d。以延缓食物的消化和吸收,降低餐后血糖高峰,亦可防止便秘。血糖控制较好者可指导其在两餐之间或睡前适量进食水果。

2.口服降糖药物的护理 定时定量进餐,按时按剂量服药。磺脲类药物服药时间应在餐前半小时,如服药后进食量不足或进食时间延迟,可致低血糖反应。药物剂量不可随意增减。观察药物不良反应。监测血糖、尿糖。

3.胰岛素治疗的护理 让患者学会预防和处理胰岛素不良反应。包括:①低血糖:观察低血糖反应的症状,对已发生低血糖反应者,应及时测血糖,可进食含糖食物如糖果、饼干、含糖饮料等或静脉推注 50%葡萄糖 20~30ml。预防低血糖的措施包括:必须使用胰岛素注射的专用注射器并保证剂量准确;合理安排每日的运动量,按规定的时间和量进餐并注意胰岛素注射时间与进餐时间的配合;②胰岛素过敏:观察注射局部有无瘙痒和荨麻疹,发生着必须去医院就诊。按医嘱更换制剂种型,使用抗组胺药物或糖皮质激素,以及脱敏疗法;③脂肪营养不良:多部位皮下轮流注射可有效防止注射局部脂肪营养不良。避免 2 周内在同一注射点注射 2 次。

4.自我检测的护理　护理人员可帮助患者选择购买一种售后服务好的血糖仪,并教会患者使用,测试时间主要为早晨空腹、三餐前、三餐后 2 小时,告诉其血糖正常值。另可教会患者自测尿糖,测试时间同血糖。测试血糖、尿糖可协助药物、饮食的调节。

5.保持身体清洁、避免损伤　嘱患者经常用温水擦洗身体,特别注意保持口腔、会阴、足部的清洁;勤剪指甲,但要避免因剪得过短而伤及皮肤。并嘱其在皮肤瘙痒是尽量少抓,以免抓破;穿宽松柔软、透气性能良好的棉质内衣,穿干净、合脚、舒适的鞋袜。注意不要过紧,并嘱其注意足部运动;使用热水袋时水温不要超过 50℃。避免直接接触皮肤,以防烫伤。

6.体育锻炼　根据年龄、体力、病情及有无并发症,指导患者进行长期有规律的体育锻炼。体育锻炼方式包括步行、慢跑、骑自行车、健身操、太极拳、游泳及家务劳动等需氧活动。合适的活动强度为活动时患者应达到合适的心率:(200-年龄)×(60%~75%),活动时间为 20~40 分钟,可逐步延长或更久,每日 1 次,运动时间最好在饭后 1 小时以后,用胰岛素或口服降糖药物者最后每日定时活动,肥胖患者可适当增加活动次数。

7.防止呼吸道感染　保持室内通风、温湿度适宜,定期用紫外线灯照射;注意保暖;嘱患者避免接触上呼吸道感染人员;劝患者戒烟。

8.积极处理皮肤损伤及感染　一旦发现损伤往往易致感染,应积极清创、消毒、包扎,应用抗感染药物,必要时请专科处理,不得大意。

【健康指导】

糖尿病教育是糖尿病治疗手段之一。良好的健康教育和充分调动病人的主观能动性,使其积极配合治疗,有利于疾病控制达标,防止各种并发症的发生和发展,提高病人的生活质量。

1.增加对疾病的认识　采取多种方法,指导病人及家属增加对疾病的认识,如讲解、放录像、发放宣传资料等,让病人和家属了解糖尿病的病因、临床表现。诊断与治疗方法,提高病人对治疗的依从性,使之以乐观积极的态度配合治疗。

2.掌握自我监测的方法　内容包括:①指导病人学习和掌握监测血糖、血压、体重指数的方法,如微量血糖仪的使用、血压的测量方法、体重指数的计算等。②了解糖尿病的控制目标,见表 7-4。

3.提高自我护理能力　①需向病人详细讲解口服降糖药及胰岛素的名称、剂量、给药时间和方法,教会其观察药物疗效和不良反应。使用胰岛素的病人,应教会病人或其家属掌握正确的注射方法。②强调饮食治疗与运动疗法的重要性,并指导病人掌握具体及调整的原则和方法。生活规律,戒烟酒,注意个人卫生。③心理调适,说明情绪、精神压力对疾病的影响,并指导病人正确处理疾病所致的生活压力。强调糖尿病的可防可治性,解除病人及家属的思想负担,树立起与糖尿病做长期斗争及战胜疾病的信心。④病人及家属应熟悉糖尿病常见急性并发症发生时,如低血糖反应、酮症酸中毒辣、高渗性昏迷等的主要临床表现、观察方法及处理措施。⑤指导病人掌握糖尿病足的预防和护理知识。

4.指导病人定期复诊　一般每 2-3 月复检 ChbA1c,如原有血脂异常,每 1-2 月监测 1 次,如原无异常每 6-12 月监测 1 次即可。体重每 1-3 月测 1 次,以了解病情控制情况,及时调整用药剂量。每 3-6 月门诊定期复查,每年全身检查 1 次,以便尽早防治慢性并发症。

5.预防意外发生　教导病人外出时随身携带识别卡,以便发生紧急情况时及时处理。

第二节　低血糖

【概念】

低血糖不是一种独立的疾病,而是多种病因引起的血中葡萄糖水平降低导致交感神经兴奋和中枢神经系统功能障碍为突出表现的一组临床症候群,严重者可昏迷甚至死亡。成人血糖(血浆真糖)低于 2.8mmol/L 为低血糖症的诊断标准。

【临床特点】

交感神经过度兴奋症状表现为心悸、乏力、出汗、颤抖、饥饿感、焦虑、紧张、软弱无力、面色苍白、流涎、肢体震颤、收缩压轻度升高等。中枢神经系统缺糖的表现为注意力不集中、头晕、迟钝、视物不清、步态不稳,可有幻觉、躁动、行为怪癖、舞蹈样动作;严重者出现意识模糊、精神失常、肢体瘫痪,大小便失禁、昏睡、昏迷等。

【常规护理】

1.心理护理　关心患者,了解患者的工作、生活、思想情况,消除患者对疾病的恐惧及悲观情绪,协助患者寻找低血糖的原因。

2.嘱咐患者注意休息,不宜空腹运动,运动量要循序渐进、持之以恒,出现低血糖时立即停止运动并进食。

3.随身携带糖块。

4.保持周围环境的整齐,无杂物堆积。

5.应用降糖药物时应按时按量,规律进食,预防低血糖发生。

【健康指导】

1.环境:环境应整洁,地面清洁干燥,日常物品放于伸手可及之处。

2.饮食指导:选择低糖、高蛋白、肝纤维、肝脂肪饮食,以减少对胰岛素分泌的刺激,饮食要规律,宜少食多餐。

3.日常活动:劳逸结合,运动不宜在进餐前。根据血糖情况调整活动,当有低血糖发生时应立即卧床休息并进食或吃糖块。

4.心理指导:安慰患者,给予心理疏导,消除顾虑。

5.医疗护理措施的配合:指导患者坚持治疗方案,不可随意更改。应用药物者注意药物的不良反应,学会自我观察,特别是糖尿病患者应避免医源性低血糖

第三节 单纯性甲状腺肿

【概念】

单纯性甲状腺肿(simple goiter)是由于甲状腺非炎性原因阻碍甲状腺激素的合成而引起的非肿瘤性代偿性甲状腺增生肿大,一般无明显概念异常。本病分为地方性和散发性两种,前者多由缺碘所致,多见于内陆、高原和山区,我国西南、西北、华北等地区均有分布;后者多由甲状腺激素合成障碍或致甲状腺肿物质所致,散发于全国各地。由于开展了全国范围地方性甲状腺肿的普查和防治,本病发病率有显著下降。

【临床特点】

甲状腺肿大及各种压迫症,随腺体增大可出现对周围组织的压迫症状。气管受压,出现呼吸困难;压迫食管出现吞咽困难;压迫喉返神经引起声音嘶哑;压迫上腔静脉,引起上腔静脉综合征,出现面部青紫、肿胀、胸前浅静脉扩张等。

【常规护理】

1.心理护理 关心、理解患者,让患者倾诉,缓解其心理压力。

2.日常活动 注意休息,避免过度劳累。

3.饮食 给予高蛋白、高维生素、易消化饮食;如压迫食管,进食困难者,可进食流食或静脉补液。

【自我形象紊乱护理】

1.鼓励患者倾诉,表达其内心感受。

2.鼓励患者对自我形象重新设计,并进行修饰,如穿高领毛衣。

3.加强学习,提高自身素质与涵养。让患者了解到遵医嘱坚持服药并正规治疗后,甲状腺肿大症状会逐渐改善。

【健康指导】

1.饮食指导　指导病人多进食含碘丰富的食物,如海带、紫菜等海产类食品,并停用碘盐,以预防缺碘所致地方性甲状腺肿。避免摄入大量阻碍 TH 合成的食物,如卷心菜、花生、菠菜、萝卜等。

2.用药指导　嘱病人按医嘱服药,使用甲状腺制剂时应坚持长期服药,以免停药后复发。学会观察药物疗效及不良反,如出现心动过速、呼吸急促、食欲亢进、怕热多汗、腹泻等甲状腺功能亢进症表现,应及时就诊。避免服用硫氰酸盐、保泰松、碳酸锂等阻碍 TH 合成的药物。

3.预防　我国是碘缺乏病较国家之一。1996 年起,国家立法在碘缺乏地区推行食盐加碘,使碘缺乏病得到有效控制。1996 年起,我国采用全民食盐碘化的方法防治碘缺乏病。此外,在妊娠、哺乳、青春发育期应增加碘的摄入,以预防本病的发生。

第四节　甲状腺功能亢进症

【概念】

甲状腺功能亢进症(hyperthyroidism,简称甲亢)系指由多种病因导致甲状腺功能增强,从而分泌甲状腺激素(TH)过多引起的临床综合征。临床上以高代谢症候群及甲状腺肿大为主要表现。

【临床特点】

1.高代谢症候群　怕热、多汗、体重下降、神经过敏、烦躁易怒、心率过速、脉压增大、多食消瘦。

2.甲状腺肿。

3.眼征(单纯性和浸润性突眼)。

【常规护理】

1.心理护理　加强心理护理,指导患者使用自我调节的方法,如分散注意力、放松技术等,并鼓励家属于患者沟通,使患者情绪保持最佳状态,鼓励其面对现实,增强战胜疾病的信心。

2.活动指导　充分休息,避免劳累和噪音干扰,相应调整室温。并发心动过速、甲状腺危象时,应绝对卧床休息。

3.指导饮食　进食高热量、高蛋白和高维生素丰富的饮食,补充足量水分,忌饮浓茶、咖啡的呢个刺激饮品,禁食含碘类食品,如海制品等。

【眼球护理】

加强眼球护理,合并严重突眼、恶心突眼者,积极采取保护措施,睡前抬高头部,不能闭合眼睑时需涂眼膏保护球结膜,必要时带眼罩,外出时带茶色眼镜保护眼睛。

【健康指导】

1.疾病知识指导　教导病人有关甲亢的疾病知识和眼睛的保护方法,教会自我护理、指导病人注意加强自我保护,上衣领宜宽松,避免压迫甲状腺,严禁用手挤压甲状腺以免 TH 分泌过多,加重病情。对有生育需要的女性病人,应告知其妊娠可加重甲亢,一再妊娠。鼓励病人保持身心愉快,避免精神刺激或过度劳累,建立和谐的人际关系和良好的社会支持系统。

2.指导用药　指导病人坚持遵医嘱按剂量、按疗程服药,不可随意减量和停药。服用抗甲状腺药物的开始 3 个月,每周查血象 1 次,每隔 1~2 个月做甲状腺功能测定,每天清晨卧床时自测脉搏,定期测量体重,减慢、体重增加是治疗有效的标志。若出现高热、恶心、呕吐、不明原因腹泻、突眼加重等,警惕甲状腺危象可能,应及时就诊。对妊娠期甲亢病人,应指导其避免各种对母亲及胎儿造成影响的因素,宜选用抗甲状腺药物治疗,禁用 131 I 治疗,慎用普萘洛尔。产后如需继续服药,则不宜哺乳。

第五节　甲状腺功能减退症

【概念】

甲状腺功能减退症(简称甲减)是由于甲状腺激素分泌及合成不足或周围组织对甲状腺激素缺乏反应所引起的临床综合征。临床上可分为呆小病、幼年甲低、成人甲低。若甲状腺功能减退始于胎儿或新生儿期,称为克汀病;始于性发育前儿童称幼年型甲减;始于成人称成年型甲减。

【临床特点】

起病缓慢、基础代谢率下降、黏液性水肿、易疲劳、畏寒、体重增加、便秘、发凉、干燥、颜面及手肿胀。声音粗而沙哑、毛发稀少、心音慢而弱、心音低沉、智力减退、反应迟钝、记忆力下降、嗜睡、食欲减退、肠蠕动减弱、顽固性便秘。还表现为性欲减退、阳痿。

【常规护理】

1.心理护理 讲解疾病相关知识。鼓励患者参加娱乐活动,调动起参加活动的积极性。关心患者,多与患者交流,谈患者感兴趣话题,或听活泼欢快的曲子,使其心情愉快。

2.活动指导 鼓励患者进行活动,以刺激胃肠蠕动,促进排便。如严重黏液水肿患者应绝对卧床休息。昏迷着加床档,以防意外。

3.饮食指导 加强饮食护理,给营养丰富的低热、高蛋白饮食。提高饮食中纤维素的含量,多吃富含纤维素的食物,如玉米、荞麦面、豆类、芹菜、蒜苗、萝卜、香蕉等。

【感知改变的护理】

1.体温 保持室内温度在 20~28℃,如患者体温偏低,应给予热水袋保温及加盖棉被。

2.吸氧 持续低流量吸氧,氧流量为 2~4L/min。

3.如患者出现意识障碍,应注意保持呼吸道通畅。

4.因患者抵抗力差要做好口腔、泌尿系统、皮肤护理,预防各种并发症。

(1)口腔护理:清醒患者每日用冷开水,生理盐水,3%过氧化氢溶液或复方硼酸溶液清洗口腔 2 次,昏迷患者常张口呼吸,可用两层湿纱布盖于口鼻部,以便吸入的空气得到湿润,避免呼吸道干燥。

(2)泌尿系统的护理:昏迷患者留置导尿管,每 4 小时开放 1 次,每日要进行外阴部护理。

(3)皮肤护理及预防压疮:昏迷患者每 2~3 小时翻身 1 次,并用热湿毛巾擦洗患者骨隆突处及用 50%红花乙醇做局部按摩。如有排泄物污染床褥应及时更换,并保持床单的清洁、干净、平整,搬动患者时不要拖拉,应用手托起,有条件者睡气垫床。及时准确用药,尽快改善控制症状。

【健康指导】

1.防治病因、避免诱因 告知病人发病原因及注意事项,如地方性缺碘者可采用碘化盐,药物引起者应调整剂量或停药;注意个人卫生,冬季注意保暖,减少出入公共场所,以预防感染和创伤。慎用催眠、镇静、止痛、麻醉等药物。

2.配合治疗 对需终身替代治疗者,向其解释终身坚持服药的重要性和必要性。不可随意停药或变更剂量,否则可能导致心血管疾病,如心肌缺血、梗死或充血性心力衰竭。指导病人自我监测甲状腺激素服用过量的症状,如出现多食消瘦、脉搏>100 次/分、心律失常、体重减轻、发热、大汗、情绪激动等情况时,及时报告医师。替代治疗效果最佳的指标为血 TSH 恒定在正常范围内,长期替代者宜每 6-12 个月检测一次。对有心脏病、高血压、肾炎的病人,应特别注意剂量的调整,不可随意减量和增量。同时服用利尿剂时,需记录 24h 出入量。

3.自我监测 给病人讲解黏液性水肿昏迷发生的原因及表现,使病人学会自我观察,若出现低血压、心动过缓、体温<35℃等,应及时就医。

第六节 垂体功能低下症

【概念】

任何原因引起的垂体前叶激素分泌不足,称垂体功能低下症。

【临床特点】

1.性腺功能减退症候群 女性有产后大出血、休克、昏迷病史,产后无乳、乳腺不胀、月经不再来潮、性欲减退、不育、阴道分泌物减少,外阴、子宫和阴道萎缩,阴道炎、性交痛、毛发脱落,尤以阴毛、腋毛为甚。成年男性性欲减退、阳痿、睾丸松软缩小,缺乏弹性,胡须减少,腋毛、阴毛脱落,无男性气质、肌力减弱、皮脂分泌减少,骨质疏松。

2.甲状腺功能减退症候群 畏寒,趋向肥胖,皮肤干燥而粗糙、较苍白、少光泽、少弹性、少汗等,出现典型的黏液性水肿者较少见,可有食欲不振、便秘、精神抑郁、表情淡漠、记忆力减退、行动迟缓等。有时因精神失常而有幻觉、妄想、木僵,甚至狂躁,或发生精神分裂症等。

3.肾上腺皮质功能减退症候群 早期或轻症患者的症状往往有非特异的疲乏、体力虚弱,有时厌食或恶心、呕吐,以致体重大减。患者的机体免疫力、防御和监护功能较差,故易感染等。严重病例,时有发作性低血糖症候群,对胰岛素非常敏感。皮肤因促肾上腺皮质激素分泌减少而呈色泽变浅,面容苍白及乳晕等处色素变淡,与原发性肾上腺皮质功能减退症中黑色素沉着迥然不同。

4.生长激素分泌不足 在成人主要表现为胰岛素敏感性增强和低血糖。而在儿童期可引起侏儒症。

5. 垂体内或其附近肿瘤压迫症候群 头痛及视神经交叉受损引起偏盲甚至失明等。有时有颅压升高症候群。

6.垂体功能减退性危象(简称垂体危象) 临床呈现:①高热型($>40℃$);②低温型($<30℃$);③低血糖型;④低血压、循环虚脱型;⑤水中毒型;⑥混合型。各种类型可伴有相应的症状,突出表现为消化系统、循环系统和神经精神方面的症状,诸如高热循环衰竭、休克、恶心、呕吐、头痛、神志不清、谵妄、抽搐、昏迷等严重垂危状态。

【常规护理】

1.心理护理 医务人员关心体贴患者,使患者解除顾虑,避免各种不良刺激。

2.活动指导 保证患者有充足的休息和睡眠时间。

3.饮食 提供高热量、高蛋白、高维生素饮食。

【活动无耐力护理】

1.三餐定时,避免低血糖的发生。

2.室温保持在 20~28℃,如体温偏低,可给予热水袋及加盖棉被。

3.保证患者有充足的休息和睡眠时间。

【健康指导】

1.环境

(1)环境要安静、舒适,温度、湿度适宜。

(2)注意保暖。

2.饮食指导　给予患者高热量、高纤维素、高维生素、高蛋白质饮食,尤其是高纤维素饮食,以防便秘发生。

3.日常活动　嘱咐患者注意休息,保证睡眠质量。

4.心理护理

(1)讲解关于疾病的有关知识,减少患者对此病的焦虑、恐惧心理。

(2)要与患者多交谈,改善护患关系。

5.医疗护理措施

(1)向患者讲解长期按时用药的重要性。

(2)观察用药的疗效、不良反应。

(3)记录出入量。

(4)定期复查。

(陈 晴 颜伟伟 何宜臻 李 红)

第十一章 肾内科疾病

第一节 慢性肾功能衰竭

【概念】

慢性肾功能衰竭简称慢性肾衰,是由于各种慢性肾脏疾病发展到后期造成肾实质广泛性损害,使肾脏不能维持其基本功能时,出现以代谢产物潴留,水、电解质紊乱和酸碱平衡失调为主要表现的临床综合征,又称尿毒症。

【临床特点】

1.水电解质和酸碱平衡失调。

2.各系统症状 ①一般表现:面色苍白、灰暗、消瘦、营养不良状态;②皮肤表现:皮肤干燥,弹性差;皮肤瘙痒,常有搔抓伤痕;色素沉着,紫癜,尿素霜沉着;③精神神经系统变性:早期有疲乏、头痛、记忆力减退、严重失眠、烦躁不安、感觉障碍、双足及小腿灼痛、有时肌肉痉挛;晚期精神恍惚、表情淡漠、嗜睡、惊厥,甚至昏迷;④胃肠道症状:恶心、呕吐、由于尿素在肠道及口腔被细菌等分解为碳酸铵和氨的刺激而引起舌炎、口炎、腹痛、腹泻等症状;⑤心血管系统表现:高血压、心律失常、心包炎、心功能不全等;⑥造血系统表现:可出现不同程度的贫血、鼻出血、牙龈出血、皮肤瘀斑、胃肠道出血;⑦呼吸系统表现:患者呼气有氨味。酸中毒时呼吸深长。

【常规护理】

1.增进身心舒适 护士应理解和同情、关心患者,耐心向家属及患者解释疾病的有关知识,指导病情轻者可起床活动,重者卧床休息,避免劳累、受凉,加强与患者沟通,减轻患者思想苦闷和躯体不适,提高治疗信心。

2.合理营养 少量多餐,应摄取高热量、高维生素、高钙、低磷和优质低蛋白饮食,适当限制钠盐和钾盐,蛋白质量不可过多,以减轻肾脏负担,对长期热量不足的患者,需经胃肠外补充热量。

3.调整水、电解质、酸碱平衡

(1)应准确记录 24 小时出入量,行动方便时,按时测体重,保证静脉液体的有序进入,有严重高血压,心功不全及少尿、无尿者,应严格控制饮水量。

(2)长期应用利尿剂、呕吐、腹泻致脱水时,饮食中不必严格限制钠盐摄入,水过多时应限制钠盐 4~6g/d。

(3)严密观察呼吸深度、血压、心率、心律以及神志变化,遇有不适反应(血 Na+、K+过低或高),及时通知医生处理。

4.对症护理

(1)消化系统对症护理:①口腔护理,早晚及餐后协助患者漱口,防止细菌或霉菌感染,必要时口腔护理,每日 2 次;②减少恶心、呕吐,宜少量多餐,晚间、睡前饮水 1~2 次;③观察呕吐物及粪便颜色如发现有上消化道出血,应给予相应的处理。

(2)神经系统对症护理:如有头痛、失眠、多梦、躁动,应安置患者于光线暗的病室,注意安全。使用镇静剂须防止蓄积中毒。

(3)心血管系统对症护理:严密观察血压,心律和神志变化及降压药物不良反应,发现有颅压增高机心功能不全表现时,应及时告知医生处理。

(4)呼吸系统对症护理:观察患者有无咳嗽、胸闷等表现,其可提示上呼吸道感染或严重氮质血症;若出现深大呼吸伴嗜睡,提示代谢性酸中毒,应及时与医生联系做必要处理。

(5)造血系统对症护理:贫血严重者起坐、下床动作宜缓慢,并给予必要的协助,有出血倾向者应避免使用抑制凝血药物及纤溶药物,并注意防止皮肤黏膜受损。

(6)加强皮肤护理:因尿素霜刺激皮肤,患者瘙痒不适,影响睡眠,且抓破皮肤后极易感染,故应勤用温水擦洗,忌用肥皂和乙醇。勤换衣裤被单。对有严重水肿患者,经常按摩受压部位,更换卧姿,预防褥疮。

5.降低血尿素氮的治疗和护理

(1)肾必需氨基酸疗法:常用量为 250ml 缓慢静滴,隔日 1 次,滴速过快可引起恶心、呕吐、头晕和发热等不良反应,严重酸中毒者不能使用。也可口服 α-酮酸制剂(肾灵)以代替必需氨基酸静滴,可有同样疗效。

(2)胃肠吸附疗法:口服氧化淀粉可从肠腔吸附氨和氮质,常用包醛氧化淀粉 5~10g,每日 2~3 次,对轻症患者有一定疗效。注意不与碱性药物合用,以免降低药效,服药后可有头晕、恶心、腹泻等不良反应,应观察患者能否耐受。

(3)蛋白合成激素疗法:常用苯丙酸诺龙或丙酸睾酮 25~50mg 肌注,每周 2~3 次,可促进蛋白合成,减轻氮质血症。

(4)透析疗法:部分替代失去的肾脏功能,以缓解病情,维持生命的治疗方法。用于终末期尿毒症以及已有明显尿毒症症状,高血容量心力衰竭、高钾血症、酸中毒不易纠正等患者。

6.肾移植 将同种异体的健康的肾脏移植给尿毒症患者的方法。主要适用于终末期尿毒症,年龄在 50 岁以下,主要器官无重要病变,亦无使用激素和免疫抑制剂的紧急证者。

【健康指导】

1.疾病知识指导 向病人及家属讲解慢性肾衰竭的基本知识,使其理解本病虽然预后较差,但只要坚持积极治疗,消除或避免加重病情的各种因素,可以延缓病情进展,提高生存质量。指导家属参与病人的护理,给病人以情感支持,使病人操持稳定积极的情绪状态。

2.合理饮食,维持营养 强调合理饮食对治疗本病的重要性,指导病人严格遵从慢性肾衰竭的饮食原则,尤其是蛋白质和水钠限制,强调保证足够热量供给的重要性,教会其选择适合自己病情的食物品种及数量。有高钾血症时,应限制含钾量高的食物。

3.维持出入液量平衡指导病人准确记录每天的尿量和体重,并根据病情合理控制水钠的摄取,具体参见第二节"水肿"的护理。指导病人自我监测血压,每天定时测量,血压以控制在 150/90mmHg 以下宜。若血压升高、水肿和少尿时,则应严格限制水钠摄入。

4.预防感染 根据病情和活动耐力进行适当的活动,以增强机体的抵抗力,但需避免劳累,做好防寒保暖。注意个人卫生;注意室内空气清洁,经常开窗通风,但避免对流风。避免与呼吸道感染者接触,尽量避免去公共场所。指导病人监测体温变化,及时发现感染征象并及时就诊。

5.治疗指导与定期随访 遵医嘱用药,避免使用肾事不关己生药物,不要自行用药。向病人计划地使用血管以及尽量保护前臂、肘等部位的大静脉,对于以后进行血透治疗的重要性,以使病人理解并配合治疗。已行血液透析者应指导其保护好动静脉瘘管,腹膜透析者保护好腹膜透析管道。定期复查肾功能、血清电解质等。

第二节　肾病综合征

【概念】

肾病综合征(nephrotic syndrome)是指患肾脏疾病时表现出的一组临床症状,包括大量的蛋白尿、低蛋白血症、高脂血症和水肿。

【临床特点】

三高一低,即大量蛋白尿($\geqslant$3.5g/d)、水肿、高脂血症,血浆蛋白低($\leqslant$30g/L)。

【常规护理】

1.提供舒适的环境,让患者安静休息,每日通风 2 次,每次 15~20 分钟。每周紫外线消毒 1 次,指导患者不串门,防止医院感染,限制探视,防感冒,每日常规测体温 2 次,测血常规每周 1 次。注意口腔、饮食卫生。

2.指导患者穿宽松全棉内衣,舒适松口软布鞋,因患者体内蛋白质长期丢失水肿及血循环障碍,致皮肤抵抗力降低弹性差容易受伤,若病重者卧床休息更应加强皮肤护理。使用坐便器应抬高臀部,不可拖拉,以防损伤皮肤。高度水肿患者可用气垫床,床单要保持平整、干燥;督促或帮助患者经常更换体位;每日用温水擦洗皮肤,衣着宽大柔软,勤换内衣裤;每天会阴冲洗 1 次。有阴囊水肿时可用提睾带将阴囊提起,以免摩擦破溃。

3.预防并发症　肾病综合征患者易感染,好发部位为呼吸道、泌尿道、皮肤和腹膜等。注意观察感染的征象,如咳嗽、咯痰、膀胱刺激征、皮肤破损、腹痛等。各种治疗应严格无菌操作,防止交叉感染。

4.按医嘱正确使用扩容剂、抗凝剂、利尿剂、白蛋白等,观察疗效及不良反应。

5.给予高热量、高蛋白、高维生素饮食,限制水、钠(小于 3g/d)、钾的摄入量(尿少时应限制钾的摄入量)。

6.严重水肿、体腔积液应卧床休息,水肿消失、一般情况好转可起床活动。

7.严密观察体温的变化,观察患者有无出现呼吸道、泌尿系、皮肤、腹腔等部位的感染,定期监测血、尿常规等。观察水肿的部位、分布、程度、特点,定期测量体重和腹围。胸腹腔积液的患者,应注意观察胸闷、气促、腹胀等症状的变化,给予半坐卧位,必要时给予吸氧。严格记录好 24 小时的出入液量,注意尿量的变化。

【健康指导】

1.休息与运动　注意休息,避免劳累,同时应适当活动,以免发生肢体血栓等并发症。

2.饮食指导　告诉病人优质蛋白、高热量、低脂、高膳食纤维和低盐饮食的重要性,指导病人根据病情选择食物,并合理安排每天饮食。

3.预防感染　避免受凉、感冒,注意个人卫生。

4.用药指导　告诉病人不可擅自减量或停用激素,介绍各类药物的使用方法、使用时注意事项以及可能的不良反应。

5.自我病情监测与随访的指导　监测水肿、尿蛋白和肾功能的变化。注意随访。

第三节　慢性肾小球肾炎

【概念】

慢性肾小球肾炎(chronic glomerulonephritis)简称慢性肾炎,系指以蛋白质、血尿、高血压、水肿为基本临床特点,起病方式不同,病情迁延,病程进展缓慢,可有不同程度的肾功能减退,最终将发展为慢性肾衰竭的一组肾小球病。

【临床特点】

由于本组疾病的病理类型及病期不同,主要临床表现可有所不同,蛋白尿、血尿、高血压、水肿为基本临床特点,可有不同程度肾功能减退,病情迁延,渐进发展为慢性肾衰竭。

1. 慢性肾炎普通型　患者有持续性蛋白尿,24 小时尿蛋白定量,一般常在 1~3g,血尿、轻度高血压及水肿、肾功能损害,各种症状多不突出,易于误诊或漏诊。

2. 慢性肾炎高血压型　患者具有普通型的表现,但高血压较为突出,血压常持续在 21.3~14.7kPa 以上,伴有头痛、头晕、心悸等症状,可出现心脑血管病及肾功能损害,预后较差。

3. 慢性肾炎急性发作型　在某些肾炎病情稳定或缓解期中,可因感染、过劳或其他因素而引起急性发作。感染引起的急性发作,常在感染后 1~3 日内既有急性肾炎的临床表现,甚至出现肾功能不全,经治疗后又可逐渐恢复到急性发作前的情况。

【常规护理】

1、病情观察

(1)密切观察患者水肿情况,包括水肿的分布、部位、特点及消长等,注意观察患者有无出现胸腔积液、腹腔积液等全身水肿的征象。密切观察血压的变化,定期测量体重。

(2)严格记录 24 小时的出入量,尤其是尿量的变化情况。

2.饮食指导　饮食应注意易消化、热量充足和富含维生素,热量一般为 125.5kJ/(kg·d),碳水化合物和脂类在饮食热量中的比例应适当增加。明显水肿、高血压患者应限制水钠的摄入。对有氮质血症的患者,应限制蛋白质的摄入,量为 0.5~0.8g/(kg·d),其中 60% 以上应为优质蛋白。

3.用药护理　有明显水、钠潴留的患者遵医嘱用利尿剂,注意观察利尿剂的效果、不良反应,如有无电解质紊乱、有无高凝状态和加重高脂血症等。肾功能不全的患者在使用吸管紧张素转换酶抑制剂时,要注意监测有无出现高血钾等。合理应用抗生素。

【健康指导】

1.休息与饮食　嘱咐病人加强休息,以延缓肾功能减退。向病人解释优质低蛋白、低磷、低盐、高热量饮食的重要性,指导病人根据自己的病情选择合适的食物和量。

2.避免加重肾损害的因素　向病人及其家属讲解影响病情进展的因素,指导他们避免加重肾损害的因素,如预防感染,避免预防接种、妊娠主应用肾毒性药物等。

3.用药指导　介绍各类降压药的疗效、不良反应及使用时的注意事项。如告诉病人 ACE 抵制剂可至血钾升高,以及高血钾的表现等。

4.自我病情监测与随访的指导　慢性肾炎病程长,需定期随访疾病的进展,包括肾功能、血压、水肿等的变化。

第四节 急性肾小球肾炎

【概念】

急性肾小球肾炎(acute glomerulonephritis,AGN),是以急性肾炎综合征为主要临床表现的一种疾病。

【临床特点】

1.水肿 大约有90%的患者有不同程度的水肿,轻者晨起眼睑及面部水肿、下肢水肿。重者可有全身水肿甚至出现胸水、腹水。

2. 高血压 急性肾炎大约有80%患者出现高血压症状, 大部分患者血压为21.3/13.3kPa(160/100mmHg),数日后当尿量增多水肿消退,血压逐渐下降。

3.尿液的异常

(1)尿量、尿比重:每日尿量400~700ml,而比重高于1.020,1~2周后尿量逐渐增加。

(2)血尿:90%以下患者有镜下血尿,40%左右患者为肉眼血尿,呈血红色、棕褐色或酱油色。

(3)蛋白尿。

4.肾功能不全 随着尿量增多,血压下降,2~3周恢复正常。

5.其他症状 急性肾炎患者若前驱感染仍存在,常有发热,多见于儿童。常有全身不适、疲乏无力、食欲不振、腰部酸痛,少数患者有排尿不适等症状。

【常规护理】

1.提供良好、舒适的环境,保持病室空气流通、新鲜。防止呼吸道感染,避免受凉,注意保暖。

2.遵医嘱给予利尿剂,抗高血压药,并观察药物的疗效及不良反应。尽量避免肌内或皮下注射,注射后按压稍长时间,防止继发感染。

3.下肢水肿严重时,少站立,抬高下肢,会阴部肿胀明显时,应及时用纱布垫托起,防擦伤皮肤或糜烂。水肿明显者给无盐饮食,水肿减轻后,给低盐饮食不超过每日3g。

4.使用热水袋时,水温不可超过50℃,应有护垫相隔。

5.限制摄入水及液体入量,一般为前1日尿量再加500ml.

6.准确记录24小时出入量,监测体重、血压。尿少时,限制钾的摄入,出现氮质血症少尿症状时,限制蛋白质摄入量20~30g/d。给予富含维生素的低盐饮食。

7.穿舒适的全棉内衣。急性期嘱患者卧床休息,无肉眼血尿、水肿;血压正常后,可逐渐活动,避免过度劳累。

8.向患者说明疾病过程及治疗方案,讲解定期复查的必要性,70%的患者能康复,女性患者近期不宜妊娠,部分患者可能会导致慢性肾小球肾炎或急性肾衰竭。

【健康指导】

1.休息　病人应注意休息,避免劳累。急性期绝对卧床时间较急性肾小球肾炎更长。

2.预防和控制感染　本病部分病人发病与上呼吸道和皮肤感染有关,且患病后免疫功能低下,易发生感染,故应重视预防感染,避免受凉、感冒,注意个人卫生。

3.用药指导　向病人及家属强调严格遵循诊疗计划的重要性,不可擅自更改用药和停止治疗;告知激素及细胞毒药物的作用、可能出现的不良反应和服药的注意事项,鼓励病人配合治疗。

4.自我病情监测与随访的指导　向病人解释如何监测病情变化以及病情好转后仍需较长时间的随访,以防止疾病复发及恶化。

第五节　急性间质性肾炎

【概念】

急性间质性肾炎(acute interstitial nephritis,AIN)又称为急性肾小管—间质性肾炎,是一组以肾间质(炎细胞浸润)及小管(退行性变)急性病变为主要表现的疾病。

【临床特点】

原发病表现为血尿、蛋白尿、白细胞尿、肾功能损害。

【常规护理】

1.保持病室温湿度适宜,空气新鲜。

2.出汗后腰及时更换衣被,注意保暖,做好晨晚间护理,鼓励患者生活自理。

3.体温超过 38.5℃给予物理降温,慎用药物降温,因为退热剂易致敏而加重病情,物理降温半小时后侧体温并记录于体温单上。

4.指导患者识别并及时报告体温异常的早期表现和体征。

5.鼓励患者生活自理,将传呼器置于患者伸手可及的位置。

6.呼吸困难者取半卧位给氧,吞咽能力下降者应防呛咳,外出时应有专人护送,防止发生意外。

7.监测血电解质变化。

8.鼓励患者多饮水或饮料,给予清淡易消化的高热量优质蛋白流质或半流质饮食。

9.卧床休息,限制活动量。

10.主诉有疲乏、呼吸困难、肌肉酸痛、肌无力或手脚抽搐应及时通知医生。

11.指导患者避免接触紫外线,如在太阳下使用遮阳伞,禁日光浴等,正确使用护肤品及外用药。

【健康指导】

1.环境:环境清洁,舒适,空气流通。

2.饮食指导:给予清淡易消化的高热量、高蛋白的流质或半流质饮食。

3.日常活动

①鼓励患者生活自理,做好个人皮肤清洁,外出有专人护送。

②预防感冒,避免劳累,适当锻炼,提高机体抵抗力。

4.心理卫生:树立战胜疾病的信心,当有较大精神压力时应设法释放。

5.医疗护理措施的配合

①遵医嘱连续用药,定期复查。

②大多数为可逆性,愈后较好,少数 10%~25%是导致肾功能减退的常见原因。

③避免使用肾毒性药物。

第六节　肾盂肾炎

【概念】

　　肾盂肾炎是泌尿系感染中常见的临床类型,主要由于大量细菌引起的肾盂肾盏和肾实质的感染炎症,病变可累及一侧或两侧肾脏。本病是一种常见病,多见于女性,尤以已婚育龄妇女患病率高,妊娠期患病率最高,其中又以农村妇女多见。

【临床特点】

(一)急性肾盂肾炎

1.全身表现　起病急,常有寒战、高热、全身不适、疲乏无力、食欲减退、恶心呕吐,甚至腹痛、腹胀或腹泻等。如高热持续不退,提示并存尿路梗阻、肾脓肿或败血症等。

2.泌尿系统表现　常有尿频、尿急、尿痛等尿路刺激症状,多数伴腹痛或肾区不适。肾区有压痛或叩击痛。腹部上、中输尿管点和耻骨上膀胱区有压痛。

3.尿液变化　尿液混浊,可见脓尿或血尿。临床上轻症患者全身症状可不明显,仅有尿路局部表现和尿液变化;血行感染者全身症状突出,上行感染者尿路局部症状明显。

(二)慢性肾盂肾炎

慢性肾盂肾炎的临床表现复杂多样,多不典型。

1.复发型　常多次急性发作,症状类似急性肾盂肾炎。

2.低热型　以长期低热为主,可伴有乏力、腰酸、食欲降低、体重下降等。

3.血尿型 镜下或肉眼血尿为主要表现,发作时伴腰痛、腰酸和尿路刺激症状。

4.隐匿型 仅有尿液的改变,尿细菌培养可呈阳性,又称无症状性菌尿。

5.高血压型 在病程中出现高血压,偶可发展为急性进行性高血压,伴贫血,但无明显蛋白尿和水肿。

【常规护理】

(一)一般护理

1.休息 急性期肾盂肾炎应卧床休息,慢性期应维持适当的运动与休息。

2.饮食 鼓励患者多饮水,以增加尿量,保持每日尿量在 1500ml 以上,以达到冲洗尿路,促进细菌及其分泌物排除,因肾髓质及乳头部高渗环境利于细菌的繁殖。

3.排便护理 养成良好的排便习惯,擦拭时应从前至后,以防粪便或阴道分泌物污染,造成上行性尿路感染。

(二)症状护理

1.高热护理 39℃以下无特殊情况,可等抗菌药物起效后体温自行下降,要做好患者及家属的安慰解释工作,体温在 39℃以上时,可视具体情况给予物理降温或药物处理。

2.腰痛的护理 卧床休息,协助患者满足生活需要,尽可能减少应激因素。对患者主诉疼痛立即给予反应,采取相应措施等,要求患者避免紧张情绪,可以明显缓解排尿次数。

3.尿路刺激征的护理 多饮水是减轻尿路刺激征最重要措施之一。分散患者的注意力,如听音乐、看报纸杂志、与谈话等,要求患者避免紧张情绪,可以明显缓解排尿次数。

【健康指导】

1.肾盂肾炎是一种能够预防和治愈的疾病,应将本病发生原因、治疗护理措施和个人卫生防护方法告知患者:①加强体育锻炼,提高机体抵抗力;②按医嘱服药,定期检查尿液,出现症状立即就医;③平时多饮水,勤排尿,冲洗膀胱和尿道,每次排尿尽量使膀胱排空;④注意外阴部清洁,女性患者忌盆浴,搞好月经期、妊娠、产褥期卫生;女婴应勤换尿布,避免粪便污染尿道;⑤避免劳累、便秘和不必要的导尿;⑥与性生活有关的反复发作患者,应于性生活后立即排尿和行高锰酸钾坐浴;⑦育龄女性患者,急性期治愈后 1 年内应避免妊娠。

2.密切观察生命体征变化,尤其体温的变化,高热患者可采用冰敷、乙醇擦浴等物理降温的措施,并注意观察和记录降温的效果。观察腰痛的性质、部位、程度、变化,及有无伴随症状。

3.用药护理 按医嘱使用抗菌药物,让患者了解药物的作用、用法、疗程的长短。慢性肾盂肾炎患者治疗较复杂,用药时间较长,应做好药物治疗的解释和指导,使患者能遵从医嘱治疗。按医嘱使用碳酸氢钠等碱化尿液,以减轻尿路刺激症状,必要时服用解痉止痛剂。

4.做好生活护理 急性发作期患者,肾区疼痛明显的患者应注意卧床休息,嘱其尽量不要弯腰、站立或坐直。让患者尽量放松,勿过于紧张焦虑。让患者多从事自己感兴趣的活动,如阅读、看电视、听音乐等,以分散患者的注意力,有利于改善尿路刺激的症状。可指导患者对疼痛的部位进行局部按摩、热敷。

5.向患者解释各种检查的意义和方法。作尿细菌定量培养检查时,应取清晨第一次的清洁、新鲜中段尿液送检。

6.对肾周脓肿的患者,必要时配合医生做好局部切开引流术。

(颜伟伟)

第十二章 普通外科

第一节 急性乳腺炎

【概述】

急性乳腺炎是乳房的急性化脓性炎症,感染的致病菌主要是金黄色葡萄球菌,常见于产后 3~4 周的哺乳期妇女,初产妇多见。

【临床特点】

1.发病初期感乳房肿胀疼痛,局部出现红肿且具有压痛的肿块,同时可有发热等全身症状。

2.随炎症的发展,则上述症状更为加重,炎性肿块增大,疼痛呈搏动性。

3.患侧腋窝出现肿大淋巴结,疼痛或压痛。

4.白细胞计数明显升高。

5.脓肿形成,表浅脓肿易发现,深部脓肿可经穿刺或 B 超发现。脓肿可以是单房,但多房性者常见,表浅脓肿可自行溃破。

6.感染严重者可并发脓毒血症。

【常规护理】

1.加强指导,保持乳头、乳晕的清洁(尤其是初产妇)。

2.保持局部切口的清洁干燥,由于手术切口渗出液多,应随时更换辅料和内衣,并根据医嘱合理使用抗生素。

3.心理护理 关心体贴患者,解释疼痛的原因,遵医嘱可给予止痛药物。

4.饮食护理 鼓励患者食高热量、高蛋白、高维生素饮食,以促进伤口愈合。

5.终止哺乳 由于乳腺分泌乳汁不利于切口愈合,因此可服用中药,使乳腺停止分泌,以促进伤口愈合。

【健康教育】

1.保持乳头和乳晕清洁 在孕期经常用肥皂及温水清洗两侧乳头,妊娠后期每日清洗一次;产后每次哺乳前、后均需清洗乳头,保持局部清洁和干燥。

2.纠正乳头内陷 乳头内陷者于妊娠期经常挤捏、提拉乳头。

3.养成良好的哺乳习惯 定时哺乳,每次哺乳时应将乳汁吸净,如有乳汁淤积,应及时用吸乳器或手法按摩排空乳汁。养成婴儿不含乳头睡眠的良好习惯。

4.保持婴儿口腔卫生,及时治疗婴儿口腔炎。

5.及时处理乳头破损 乳头、乳晕破损或皲裂时暂停哺乳,用吸乳器吸出乳汁哺乳婴儿;局部用温水清洗后涂以抗菌药软膏,待愈合后再行哺乳;症状严重时应及时诊治。

第二节　乳腺癌

【概述】

乳腺癌是女性常见的恶性肿瘤,多见于 40 岁以上妇女。病因尚不明确。目前认为与内分泌、遗传及饮食等因素有关。临床表现为乳房肿块、乳房局部皮肤呈橘皮样改变、某些患者乳头溢液及乳房疼痛、腋下淋巴结肿大等症状。

【临床特点】

1.无痛性肿块为常见症状,少数可有疼痛,肿块质地较硬,边界不清,活动度差,表面不光滑。

2.局部皮肤凹陷、水肿,呈"橘皮样"改变,晚期可破溃、感染、坏死呈"火山口"样改变并伴有恶臭,肿瘤细胞向皮肤扩散而形成"卫星"结节。

3.乳头凹陷、抬高,可有乳头溢液(血性或浆液性)。乳头乳晕可有糜烂、渗出、皲裂、增厚等湿疹样变。

4.早期同侧腋窝淋巴结肿大,质硬、无压痛,分散分布或融合成团及锁骨上淋巴结肿大。

5.可有上肢水肿及血行转移到肺、肝、脑、骨骼而出现相应症状。

【常规护理】

1.术前护理

(1)心理护理:乳腺是女性重要的性器官,手术切除不仅对形体有影响,而且心理受到打击。应帮助患者做好充分的心理准备,接受现实,树立战胜疾病的信心。

(2)有乳头溢液或局部破溃者,应及时给予换药,保持局部清洁。

2.术后护理

(1)伤口护理:切口加压包扎,观察有无渗血及加压包扎后患肢远端血运情况。如肢端肤色发绀、温度低,应及时放松绷带。

(2)引流管护理:指导患者床上活动时保护引流管。妥善固定,防扭曲,防滑脱。观察引流是否通畅。

(3)患肢护理:术后3日内患肢制动,患侧上肢垫软枕,取抬高外展位。观察肢端血运、温度及有无肿胀。不在患侧量血压、静脉补液,避免影响淋巴和血液回流。

【健康指导】

(1)功能锻炼:术后3~5日鼓励患者活动患侧上肢,进行功能锻炼。从握拳、屈腕、屈肘开始,逐步增加肩部活动,做手指爬墙活动,直到能将患侧上肢高举过头且可以做梳头的动作为止。

(2)自我检查,提高自我保健意识。第一步:双手下垂,观察乳房外形,有无隆起或凹陷,有无橘皮样改变,乳头有无回缩、溢液,乳晕有无湿疹。第二步:两臂高举过头,看乳房外形,有无不规则凹陷或突起。第三步:仰卧,肩部垫薄枕,一侧手臂高举过头,使同侧乳腺平铺于胸壁,用对侧手沿顺时针方向仔细检查乳房各部位有无肿物。第四步:手臂放下,触摸腋窝有无肿大的淋巴结。

(3)定期复查。

(4)化疗注意事项:每隔3周化疗1次,共3次。3周之间每周复查血象。⑤根据患者需求建议患者佩戴义乳。

第三节　急腹症

【概述】

急腹症是指以急性腹痛为主要表现,需要紧急处理的腹部疾病的总称。

【临床特点】

临床特点是发病急、进展快、变化多、病情重,一旦延误诊断、抢救不及时,就可能给患者带来严重危害和生命危险。可分为炎症性、脏器穿孔性或破裂性、脏器梗阻性或绞窄性、脏器扭转性、出血性、损伤性六种类型。

【常规护理】

(一)恐惧的护理

1.患者入院时热情接待并及时安置床位,立即通知医生为其诊治。

2.提高安静、整洁、舒适的环境,避免各种不良刺激。

3.对患者的恐惧表示理解和同情,鼓励其说出自己心中的感受,并耐心倾听,给予帮助。

4.操作轻柔,尽量减少引起患者恐惧的医源性因素。

5.加强心理护理,详细介绍治疗、护理、检查的目的以及手术的必要性,使患者对诊治充满信心。

6.避免在患者面前谈论病情的严重性。

(二)疼痛的护理

1.患者主诉疼痛时应立即采取相应的处理措施,如给予舒适的体位、同情安慰患者、让患者做深呼吸等。

2.观察患者疼痛的性质、程度、时间及发作规律、伴随症状、诱发因素。

3.提供清洁、安静、舒适、安全的环境。

4.按医嘱使用抗生素,预防和控制感染。

5.严密观察病情变化,尽早确诊,积极完善术前准备,有异常情况及时通知医生处理,但在明确诊断前禁用强镇痛药物。

(三)体液不足的护理

1.按医嘱为患者静脉输液,补充足够的水、电解质,必要时输血浆或全血。

2.记录 24 小时出入水量,为补液提供有效的依据。

3.观察记录患者尿色、量,必要时记录每小时尿量。

4.有胃肠减压者观察记录胃液色、量和性质。

5.注意观察患者皮肤、黏膜情况。

6.根据病情监测血压、脉搏,呼吸,每 0.5~1 小时 1 次,并记录。

(四)自理缺陷的护理

1.评估患者自理缺陷的程度。

2.为患者提供有关疾病预后的信息。指导和鼓励患者最大限度地完成生活自理。

3.协助卧床患者完成洗漱、进食、排便及个人卫生。

4.预防患者不活动的并发症。

(1)保持肢体功能位置。

(2)协助翻身,防止局部受压过久。

(3)定期用红花乙醇按摩骨突处,促进局部血液循环,防止压疮发生。

(4)适当使用气圈、气垫床等保护性措施。

(5)鼓励深呼吸,防止肺部并发症。

(五)出血的护理

1.严密观察记录患者呕血、便血、切口出血的色、量,协助医生积极处理。

2.给予输液、止血、输血治疗,观察止血药物的疗效。

3.监测患者血压、脉搏、呼吸,每 15~30 分钟 1 次,注意有无突发的剧烈腹痛、腹胀明显等异常情况。

4.尽量减少搬动患者,保持适宜体位,防止窒息或加重休克。

5.给予氧气吸入,观察患者末梢循环情况。

6.嘱患者绝对卧床休息,及时清除血迹,减少或消除不良刺激。

7.同情安慰患者,消除其紧张心理,使其能积极配合治疗和护理。

(六)感染的护理

1.接触患者前后均用消毒水洗手,防止交叉感染。

2.为患者执行各项治疗、操作时严格遵守无菌技术。

3.有引流管者,应每日更换引流袋,防止管道扭曲、受压,保持引流通畅。

4.加强营养支持治疗,补充足够水分,必要时输注白蛋白、同型血浆,增强患者抗病能力,促进切口愈合。

5.禁食、发热、持续胃肠减压者,应用生理盐水或朵贝液口腔护理,每日 3 次,防止口腔炎的发生。

6.病情许可的情况下,适当进行室内活动,做深呼吸,防止坠积性肺炎、下肢静脉血栓形成。

7.留置导尿管者应用 0.25%络合碘消毒尿道口或擦洗外阴每日 3 次。

8.加强皮肤护理,多汗者及时擦干汗液、更换衣被,经常变换体位,按摩骨突部位,防止褥疮的发生。

9.按医嘱使用抗生素。

10.监测体温,每日 4 次,发热者应增加测量次数并及时给予降温处理。

【健康教育】

1.告知患者及家属可以导致急腹症的相关疾病,如阑尾炎、胰腺炎、肠梗阻等。

2.在震荡未完全清楚前,告知患者及家属保守疗法的重要性。

3.向患者及家属解释手术治疗的必要性。

4.向患者解释所有诊断性检查的目的、重要性,取得合作。

5.告知患者要随时报告疼痛的性质和变化的情况。

6.安慰体贴患者,认真倾听其主诉,并及时给予反馈。

7.告知患者诊断未清楚前禁止使用强镇痛剂、滥用腹部热敷的意义。

第四节　胃、十二指肠溃疡的护理

【概述】

胃、十二指肠溃疡(gastro—duodenal ulcer)是位于胃、十二指肠壁的局限性圆形或椭圆形的缺损。发病原因与胃酸分泌过多、胃黏膜屏障破坏、精神神经因素有关。

【临床特点】

主要临床表现为节律性疼痛:胃溃疡疼痛为餐后 0.5~1 小时发作,至下餐前缓解,疼痛规律为进食→疼痛→缓解。十二指肠溃疡为餐后 2~3 小时发作,持续到下次进餐前缓解,亦可发生于睡前或午夜(夜间痛),疼痛规律为空腹痛→进食→缓解。次要表现为呕吐、出血。

【常规护理】

(一)术前护理

1.心理护理 手术前要安慰患者,耐心解答患者提出的问题。

2.饮食 应少而精,如鱼、蛋、乳、巧克力等,同时食用富含维生素的水果、蔬菜。主食以软饭、面食为主,少食多餐。部分幽门梗阻患者可选用少量流食。并发出血、穿孔、完全幽门梗阻者要禁食水。

3.手术日晨留置胃管,便于手术操作,减少手术时对腹腔的污染。

4.有幽门梗阻者禁食水给予高渗盐水洗胃以减轻水肿。

(二)术后护理

1.病情观察 生命体征观察,病情较重或有休克者应及早观察患者神志、尿量、体温等。

2.体位患者神志清楚、血压平稳后给予半卧位。

3.鼓励患者深呼吸,有效咳嗽排痰,预防术后并发症。

4.胃肠减压护理 保持胃管通畅,定时冲洗胃管,妥善固定,严防脱出。嘱患者不要将痰液咽下,以免阻塞胃管。观察胃液的颜色、性质及量,并准确记录引流量。

5.饮食 术后拔除胃管后,可少量饮水,每次 4~5 汤勺,2 小时 1 次。如无不适反应,第 2 日可进流质饮食,如糖水、橘汁,每次 50~80ml。每日 6 次。第 3 日改为半流食,每次 100~150ml。并避免选用胀气的食物,以鸡蛋汤、菜汤、藕粉为宜。如一切正常,第 4 日可食用稀粥等低脂肪半流食;逐渐食用软饭,10~14 日可食用普食。主食与配菜都应软烂易于消化,每日 5~6 餐,忌食生、冷、油炸、刺激性及易胀气的食物。

6.并发症的观察 ①出血:术后 24 小时可以从胃管内引出暗红色胃液,一般不超过 300ml,并逐渐减少。如胃管内短时间大量引出鲜红色胃液,患者头昏、脉快、恶心、呕吐、黑便、血压下降应考虑胃内出血。②倾倒综合征:由于胃大部切除后丧失了幽门括约肌,食物失去控制,未与胃液充分混合即过快地进入空肠,因渗透作用将大量体液"吸收"回肠组织,使循环血量骤然下降,患者在进食后出现上腹胀痛、心悸、头晕、出汗、呕吐、腹泻,甚至虚脱。应立即使患者平卧,数分钟后可缓解。应向患者解释发生这种现象的原因。帮助患者调节饮食种类,多食易消化食物,控制糖类的摄入。指导患者取半卧位缓慢进食,进餐时和进餐后不要饮水。多数患者在 0.5~1 年内能逐渐缓解。

【健康指导】

1 饮食要有规律,1 个月内少食多餐,以后逐渐减少餐次,适应正常进餐时间;

2.禁烟酒,禁辛辣;

3.生活有规律,保持良好心情,情绪稳定;

4 注意劳逸结合。

(三)术后并发症护理

1.术后胃出血 术后短期内从胃管内流出大量鲜血,甚至呕血或黑便,持续不止,趋向休克情况,应积极保守治疗(包括禁食、止血药物、输新鲜血)。若症状未缓解,血压逐渐下降,应立即再次手术。

2.十二指肠残端破裂 术后 3~6 日,右上腹突发剧痛和局部明显压痛、腹肌紧张等急性弥漫性腹膜炎症状,酷似溃疡穿孔,需立即手术治疗。

3.术后梗阻 分为输出祥梗阻、吻合口梗阻。共同症状是大量呕吐、不能进食,治疗护理同"肠梗阻"。

第五节 胃癌

【概述】

胃癌(gastric carcinoma)是人类发病率最高的恶性肿瘤。男女发病率之比为 2:1,好发年龄在 50 岁以上。好发于胃窦部。饮食生活因素及幽门螺杆菌感染是其发生的主要因素。

【临床特点】

1.上腹痛,无规律,与饮食无关。

2.梗阻感,此多为贲门部癌。

3.呕吐、呕血、黑便。

4.体重减轻。

5.上腹部扪及肿块。

6.钡剂造影可见充盈缺损。

7.胃镜活检进行病理学诊断。

【常规护理】

1.术前护理

(1)心理护理:向患者耐心解释胃癌手术的必要性、可治性。用实例说明手术的效果,解除患者的顾虑,消除其悲观情绪,增强患者对治疗的信心,积极配合治疗和护理。

(2)增强营养的摄入量:因患者进食后常有胃部饱胀感及疼痛,导致食欲不振,进食量过少。指导患者进食新鲜易消化的食物,减少脂肪、蛋白含量多的食物,多食绿色蔬菜和水果,少量多餐。如患者进食量过少,可给予静脉补液或给肠外营养。

(3)洗胃:幽门梗阻患者术前 3 日用生理盐水洗胃,以减轻胃黏膜水肿。

(4)术前 1 日准备同基本外科护理常规。

2.术后护理

(1)同全麻术后护理常规。

(2)胃管的护理:胃管要妥善固定,严防脱出。保持胃管通畅,每日用生理盐水冲洗胃管 4 次,每次不超过 10ml,冲洗胃管时动作要轻,胃管不通及时通知医生。注意观察胃液的颜色、性质和量,并准确记录24小时胃液量。

(3)并发症的观察:①出血:术后24小时胃液量一般不超过600ml,呈咖啡色或暗红色。如胃管内每小时胃液量超过150ml呈鲜红色,应考虑出血,应通知医生并立即建立两条静脉通路,给予心电监测,配血。②梗阻:患者进食后腹胀、恶心呕吐,24小时内无排气,提示患者有肠梗阻,应立即嘱患者禁食并通知医生。③倾倒综合征:患者进食时或进食后5~30分钟出现上腹饱胀、心悸、出汗、头晕、恶心、呕吐等症状。可持续15~30分钟,平卧15~30分钟后,症状可逐渐减轻或消失。这是吻合口过大,食物排空过快,高渗食物进入空肠,吸入大量细胞外液和刺激腹腔神经丛所致,应嘱患者少食多餐,饭后平卧20~30分钟,饮食以高蛋白质、高脂肪和低碳水化合物为主,不吃过甜、过浓的饮食,多数可在1~2年内自行减轻或消失。

(4)饮食护理:术后待肛门排气后拔除胃管,拔管当日饮少量水,每次1~2汤匙,每1~2小时1次;第2日给清流食,每次50~100ml,每2小时1次;第3~4日给流食,每次100~200ml,拔管后第5日给半流食。术后1个月内应少食多餐,禁食酸辣和粗纤维食物。

【健康指导】

饮食要规律,1个月内少食多餐,禁食刺激性食物,1个月后可逐渐增加进食量,减少进餐次数。

第六节　肝脓肿

【概述】

肝脏受感染后,因未及时处理或不正确处理而形成脓肿。全身各部化脓性感染,尤其腹腔内感染,可通过胆管、门静脉、肝动脉或直接蔓延等途径进入肝脏,其他尚有创伤、异物等所引起者,亦有来源不明者。机体抵抗力减弱也是本病发病的重要内因。有细菌性和阿米巴性两种。

【临床特点】

1.寒战高热　体温可高达39~40℃,多表现为弛张热,伴有或无大量出汗、恶心、呕吐、食欲不振和全身乏力。

2.肝肿大和肝区疼痛　肝区持续性钝痛或胀痛,刺激性咳嗽和呼吸时疼痛加重,可伴有右肩牵涉痛。

3.较重的病例可有黄疸、贫血或水肿。

4.白细胞计数和中性粒细胞比例增高。

5.B超　分辨直径>2cm的脓肿病灶,并明确其部位和大小,为首选的检查方法。

6.胸腹透视 右叶脓肿可见右膈肌升高,运动受限;肝阴影增大或有局限性隆起;有时出现右侧反应性胸膜炎或胸腔积液。

7.在 B 超或 CT 定位下距病灶最近处进行肝脏穿刺抽脓,对诊断价值较大。

【常规护理】

(一)常规护理

1.心理护理 了解患者及家属的心理活动,做好解释工作,尽量减轻他们不良的心理反应,使其保持最佳心理状态,配合治疗和护理。以保证手术的顺利进行。

2.了解患者的全身情况,协助患者做好各项术前检查及准备工作,如有异常及时通知医生择期手术。

3.根据手术方式及患者的情况,对其进行卫生宣教、术后注意事项及与医护配合等方面的指导。

4.做好卫生处置工作(洗澡、更衣、理发、剪指甲等),根据手术部位的不同做好手术区的皮肤准备,根据医嘱给患者做交叉配血的准备。

5.术前 12 小时禁食,4~6 小时禁水。

6.肠道准备 于术前晚、术日晨常规用 0.1%~0.2%肥皂水清肠 1 次。必要时给予甘露醇进行全肠道灌洗。

7.术前晚根据患者情况酌情使用镇静剂,保证其充分休息。

(二)手术日晨护理

1.测量体温、脉搏、呼吸、血压,如有异常报告医生,决定是否延期手术。

2.嘱患者排尿,必要时遵医嘱给予留置尿管,并妥善固定。

3.检查手术区皮肤准备是否符合要求。

4.根据医嘱留置胃管,并妥善固定。

5.取下假牙、发夹、贵重物品交于家属或护士长保管。

6.准备手术室所需的物品如病例、X 线片、CT 片、药品等一起带入手术室。

7.患者进入手术室后根据手术麻醉情况准备床及物品,停止执行术前医嘱。

(三)术后护理

1.了解患者术中情况,当患者回房后,通过了解患者的手术方式和术中病情变化,做了哪些相应的处理,以便制定相应的术后护理措施。

2.体位 根据病情及麻醉方式改变体位。

3.生命体征的检测 根据手术的大小及病情定时检测体温、血压、脉搏、呼吸,做好记录。

4.切口、引流物的观察 术后应观察切口有无出血、渗血、渗液、敷料脱落及感染的征象。引流管应保持通畅,防止阻塞、扭曲、折叠、脱落,严密观察并记录引流液的量、色及性状。发现异常及时通知医生。

5.疼痛护理 麻醉作用消失后,患者会感到切口疼痛,24 小时内较明显,遵医嘱使用止痛药物,并观察止痛药应用后的效果。

6.恶心、呕吐、腹胀的护理 术后恶心、呕吐常为麻醉反应,待麻醉作用消失后症状自行消失。若持续不止或反复发作,应根据患者的情况综合分析、对症处理。防止水、电解质紊乱。

7.术后 6~8 小时未排尿者,观察膀胱充盈程度,先诱导排尿,必要时给予留导尿管。

8.饮食和输液 手术后患者的营养和水的摄入非常重要,它直接关系到患者的代谢功能和术后的康复。禁食期间,应经静脉补充水、电解质和营养。

9.基础护理 加强口腔、尿道、压疮护理,防止并发症发生。

10.活动 术后无禁忌,应早期活动,包括深呼吸、咳嗽、翻身和肢体活动,但对休克,极度衰弱或手术后需要限制活动者,则不宜早期活动。

11.向患者家属交代疾病的转归及注意事项。

(四)病情观察

全身中毒症状严重者,应密切观察患者神志、体温、脉搏、呼吸、血压,有无感染性休克症状。一旦出现及时与医生联系进行处理。

(五)高热的护理

患者持续高热时应给与头部置冰袋,物理降温、鼓励患者多饮水,随时测体温、脉搏、呼吸,观察记录降温效果,必要时药物退热、镇静并给予吸氧,及时补充水电解质维持酸碱平衡。

(六)饮食护理

给高热量、高维生素易消化饮食。

(七)抗生素治疗

遵医嘱应用敏感抗生素,密切观察药物的疗效及毒副反应。

(八)疼痛的护理

与患者交谈分散注意力,必要时遵医嘱应用止痛药物。

(九)引流者的护理

半卧位有利于呼吸和引流。保持引流通畅,观察引流液的性质、脓液的黏稠度,有无坏死组织,用生理盐水反复冲洗腹腔,记录每日引流脓液量。少于 10ml 或脓腔容量少于 15ml 即可拔管,改换凡士林纱布条引流。

(十)间隔换药至脓腔闭合。

第七节 肝癌

【概述】

原发性肝癌是我国和某些亚非地区常见癌症,全世界每年约发生肝癌 25 万余例,其中 45% 发生在中国。我国肝癌的年死亡率约 10/10 万人,仅次于胃癌和肺癌居第三位原发性肝癌多见于中壮年男性,男女之比为(3~6):1。它可发生在任何年龄组,以 30~60 岁最多见,低发区老年发病率高,在高发区患者的年龄较轻。

【临床特点】

早期肝癌常无特异性表现,症状常有肝区持续性隐痛,夜间及劳累后尤甚,上腹饱胀,食欲减退,乏力消瘦,低热。多数患者在肝硬化基础上发生肝癌,可有鼻出血、牙龈出血等肝硬化的症状。肝癌进行性肿大或上腹扪及肿块,表明光滑或有结节感,多数已不属于早期。晚期常有黄疸、腹水、下肢水肿等,并发肝硬化患者有蜘蛛痣,腹壁静脉曲张、肝掌等。

【护理措施】

(一)常规护理

1.心理护理 了解患者及家属的心理活动,做好解释工作,尽量减轻他们不良的心理反应,使其保持最佳心理状态,配合治疗和护理。以保证手术的顺利进行。

2.了解患者的全身情况,协助患者做好各项术前检查及准备工作,如有异常及时通知医生择期手术。

3.根据手术方式及患者的情况,对其进行卫生宣教、术后注意事项及医护配合等方面的指导。

4.做好卫生处置工作(洗澡、更衣、理发、剪指甲等),根据手术部位的不同做好手术区的皮肤准备,根据医嘱给患者做交叉配血的准备。

5.术前 12 小时禁食,4~6 小时禁水。

6.肠道准备 于术前晚、术日晨常规用 0.1%~0.2%肥皂水灌肠 1 次,必要时给予甘露醇进行全肠道灌洗。

7.术前晚根据患者情况酌情使用镇静剂,保证其充分休息。

(二)手术日晨护理

1.测量体温、脉搏、呼吸、血压,如有异常报告医生,决定是否延期手术。

2.嘱患者排尿,必要时根据医嘱留置尿管,并妥善固定。

3.检查手术区皮肤准备是否符合要求。

4.根据医嘱留置胃管,并妥善固定。

5.取下假牙、发夹、贵重物品交于家属或护士长保管。

6.准备手术室所需的物品如病例、X 线片、CT 片、药品等一起带入手术室。

7.患者进入手术室后根据手术麻醉情况准备病床及物品,停止执行术前医嘱。

(三)术后护理

1.了解患者术中情况,当患者回房后,通过了解患者的手术方式和术中病情变化,做了哪些相应的处理,以便制定相应的术后护理措施。

2.体位 根据病情及麻醉方式改变体位。环境要安静舒适、术后第 2 日可给予半卧位,避免剧烈咳嗽,过早活动有可导致肝断面出血,半肝以上切除者需间断给氧 3~4 日。

3.生命体征的监测 根据手术的大小及病情定时监测体温、血压、脉搏、呼吸,做好记录。

4.切口、引流物的观察　术后应观察切口有无出血、渗血、渗液、敷料脱落及感染的征象。引流管应保持通畅,防止阻塞、扭曲、折叠、脱落,严密观察并记录引流液的量、色即性状。发现异常及时通知医生。

5.疼痛护理　麻醉作用消失后,患者会感到切口疼痛,24小时内较明显,遵医嘱使用止痛药物,指导控制疼痛分散注意力的方法,并观察止痛药应用后的效果。

6.恶心、呕吐、腹胀的护理　术后恶心、呕吐常为麻醉反应,待麻醉作用消失后症状自行消失。若持续不止或反复发作,应根据患者的情况综合分析、对症处理。防止水、电解质紊乱。

7.术后6~8小时未排尿者,观察膀胱充盈程度,先诱导排尿,必要时给予留导尿管。

8.饮食和输液　手术后患者的营养和水的摄入非常重要,它直接关系到患者的代谢功能和术后的康复。禁食期间,应经静脉补充水、电解质和营养。肝癌患者宜食用适量高蛋白、高热量、多维生素饮食,少食多餐,尽量使患者吃到喜爱的食物,适量补充白蛋白、维生素 B、维生素 C、维生素 K。

9.基础护理　加强口腔、尿道、压疮护理,防止并发症发生。

10.活动　术后无禁忌,应早期活动,包括深呼吸、咳嗽、翻身和肢体活动,但对休克、极度衰弱或手术后需要限制活动者,则不宜早期活动。

11.向患者家属交代疾病的转归及注意事项。

12.肝癌患者常有腹水和水肿,要注意监测电解质和血清蛋白水平,观察记录体重、出入量、腹围及水肿程度。

13.心理护理　对化疗及放疗的患者因头发脱落引起的心理不适,应做好心理护理,以消除其顾虑,必要时协助其佩戴假发。

第八节　门静脉高压症

【概述】

正常门静脉压力为 1.25~2.35kPa,由于各种原因使门静脉血流受阻,血液淤滞时,则门静脉压力升高,从而出现一系列门静脉压力增高的症状和体征,叫作门静脉高压症。窦前性阻塞常见的原因是血吸虫病性肝硬化。窦后性阻塞的常见病因是肝炎后肝硬化。肝外形主要是肝外门静脉主干血栓形成,门静脉主要属支的阻塞所致。

【临床特点】

1.有慢性肝炎病史,或长期饮酒史、疫水接触史。

2.呈灰黑色慢性肝病面容、肝掌、蜘蛛痣、腹水。

3.上消化道出血,止血药物治疗一般无效。

4.黑便。

5.体检发现脾肿大。

6.肝功能检查常有转氨酶增高、血清胆红素增加、血浆蛋白减少、白/球比例倒置。

7.血常规检查白细胞、血小板及红细胞计数减少,尤以白细胞、血小板为甚。

【护理措施】

(一)非手术疗法的护理

1.卧床休息,保持安静,减少机体能力消耗。

2.鼓励患者进食高热量、适量蛋白、高维生素、低脂、无刺激性少渣饮食,如有腹水宜低盐饮食,如有消化道大出血禁饮食,必要时三腔管压迫止血。

3.定期监测中心静脉压,血压、心率、呼吸,密切观察是否有血容量的增加而导致的再出血。

5.消化道出血护理

(1)绝对卧床休息,头偏向一侧,利于呕吐物排出,防止窒息。

(2)尽快建立静脉通路,遵医嘱做好交叉配血,快速输液、输血,补充血容量。

(3)遵医嘱应用止血药,注意药物不良反应,按时给药。

(4)氧气吸入,以减轻组织缺氧。

(5)插三腔两囊管止血,并保持其效能。

6.肝昏迷护理

(1)密切观察意识状况,注意有无精神错乱,自我照顾能力降低,性格改变和行为失常等肝昏迷前期症状。

(2)饮食护理 禁食高蛋白饮食,给予碳水化合物为主的食物,保证水电解质和其他营养平衡。

(3)绝对卧床休息,避免剧烈活动,防止出血,如发生出血应及时处理,以免血液在肠道内分解成氨,吸收后血氨升高,并宜输新鲜血。

(4)术前3日即给患者行肠道准备,口服抗生素,抑制肠道细菌。术前晚温水清洁灌肠,禁用肥皂水,以减少血氨的来源和消除术后诱发肝昏迷的因素。

(5)根据医嘱给予保肝治疗,防止肝昏迷。

(6)遵医嘱慎重选择止痛、麻醉、镇静类药物。

(二)手术疗法术前及术后护理

1.术前护理

(1)饮食:帮助并指导患者进食高热能、低蛋白质、多维生素的少渣饮食,有助于减少氨的吸收及对肝功能的损伤;避免进食粗硬、油炸机有刺激性的食物,防止损伤食管-胃底曲张静脉,引起大出血。

(2)肠道准备:碱性溶液可促进氨的吸收,加重病情,故肠道准备时禁用肥皂水灌肠。可口服50%的硫酸镁或使用生理盐水清洁灌肠。术前置胃管要轻柔,选用细管,多涂润滑油,以免引起出血。

（3）严重腹水的患者,使用利尿剂时,密切监测水、电解质情况及 24 吸收尿量。

2.术后护理

（1）正确记录出入量,注意水、电解质平衡:对使用利尿剂的患者,应监测血钾及血钠,防止发生低钾和低钠血症。观察患者的尿量,以了解肾功能情况,防止肝肾综合征。

（2）并发症的观察及护理:①出血:患者肝功能障碍、凝血功能差,极易引起出血,要密切观察患者的生命体征、尿量及腹腔引流量,观察有无出血倾向;②血栓:观察患者有无急性腹痛、腹胀及腹膜刺激征,及时发现有误肠系膜血管栓塞或血栓形成;③肝昏迷:门静脉高压分流术致使大部分门静脉血流转流至腔静脉,来自肠道血液的代谢产物不经过肝脏解毒直接进入体循环,引起肝昏迷。因此,术后要观察患者意识情况,少用或不用吗啡类药物,慎用安眠药,监测体温变化。及时给予抗生素,预防感染。减少诱发肝昏迷的因素。

【健康指导】

1.患者应牢记饮食原则,宜进食新鲜、易消化、多维生素、多糖饮食,适量食用蛋白质及脂肪类食物,忌烟酒,忌过饱;

2.患者应继续保肝治疗,不要服用对肝脏有毒的药物;

3.患者生活要有规律,劳逸结合,自我监测有无出血征象,发现异常及时就诊。

第九节 胆石症

【概述】

胆石形成的原因目前尚不明确,可能与代谢失调或胆管感染有关。胆石症分胆囊结石、胆总管结石和肝内胆管结石。胆石症常伴有炎症。临床表现为腹痛、发热、恶心、呕吐,有时伴有黄疸。

【临床特点】

单纯胆囊结石常无明显症状,只有当结石嵌于胆囊颈部时,患者表现为胆绞痛、恶心、呕吐、发热、右上腹局部压痛、肌紧张,莫菲征阳性。

【护理措施】

1.术前护理

（1）饮食:指导患者选用低脂肪、高蛋白质、高糖饮食。因为脂肪饮食可促进胆囊收缩排出胆汁,加剧疼痛。

（2）术前用药:严重的胆石症发作性疼痛可使用镇痛剂和解痉剂,但应避免使用吗啡,因吗啡有收缩胆总管的作用,可加重病情。

(3)病情观察:应注意观察胆石症急性发作患者的体温、脉搏、呼吸、血压、尿量及腹痛情况,及时发现有无感染性休克征兆。注意患者皮肤有无黄染及粪便颜色变化,以确定有无胆管梗阻。

2.术后护理

(1)症状观察及护理:定时监测患者生命体征的变化,注意有无血压下降、体温升高级尿量减少等全身中毒症状,及时补充液体,保持出入量平衡。

(2)T形管护理:胆总管切口放置T形管的目的是为了引流胆汁,使胆管减压:①T形管应妥善固定,防止扭曲、脱落;②保持T形管无菌,每日更换引流袋,下地活动时引流袋应低于胆囊水平,避免胆汁回流;③观察并记录每日胆汁引流量、颜色及性质,防止胆汁淤积引起感染;④拔管:如果T形管引流通畅,胆汁色淡黄、清澄、无沉渣且无腹痛无发热等症状,术后10~14日可夹闭管道,开始每日夹闭2~3小时,无不适可逐渐延长时间,直至全日夹管。在此过程中要观察患者有无体温增高,腹痛,恶心,呕吐及黄疸等。经T形管造影显示胆管通畅后,再引流2~3日,以及时排出造影剂。经观察无特殊反应,可拔除T形管。

(3)健康指导:进少油腻、高维生素、低脂饮食。烹调方式以蒸煮为宜,少吃油炸类的食物。

(4)适当体育锻炼,提高机体抵抗力。

第十节　急性梗阻性化脓性胆管炎

【概述】

急性梗阻性化脓性胆囊炎(acate obstructive suppurative cholangitis,AOSC),是由于胆管梗阻而引起的急性化脓性炎症。起病急,发展迅速而凶险,死亡率高。其原因主要为胆管系统压力高,大量细菌繁殖,并分泌出大量毒素,细菌的毒素进入血液,引起败血症。

【临床特点】

(1)有胆管疾病发作史或胆管手术史。

(2)发病急骤,病情发展快,出现Charcot三联征(腹痛、寒战、高热、黄疸)。

(3)休克:病程晚期出现脉搏细弱、血压下降、发绀。进展迅速者,甚至在黄疸之前即出现。

(4)中枢神经系统症状:除出现Charcot三联征外,还可出现休克、中枢神经系统症状,即Reynoles五联征。

(5)右上腹及剑突下明显压痛和肌紧张,肝大,有明显的压痛,可触及肿大的胆囊。

【护理措施】

(一)术前护理

1.同普外科术前护理常规。

2.严密观察生命体征,注意有无中毒休克出现。

(1)体温:急性梗阻性化脓性胆管炎患者常有高热,达 40℃以上,一旦体温下降或不升说明已经出现休克。

(2)脉搏:急性梗阻性化脓性胆管炎患者脉搏弱而快,达每分钟 120 次以上,如有脉搏细速,说明有休克征象。

(3)呼吸:急性梗阻性化脓性胆管炎患者多合并有代谢性酸中毒,表现为呼吸深而快,病情严重时呼吸减慢。

(4)血压:是反映休克的直接指标,收缩压低于 12.0kPa,脉压小于 2.6kPa,表明休克存在。

3.观察神志 神志反映脑组织灌流情况,休克早期,脑组织灌流无明显减少,缺氧较轻,神经细胞兴奋,表现为烦躁、激动。休克后期神经细胞抑制,表现为神志淡漠,意识模糊。

4.观察皮肤颜色及温度 皮肤颜色及温度反映人体体表灌流情况,休克时四肢皮肤苍白、湿冷、发绀,轻压指甲和口唇时颜色变苍白。

5.抗休克抗感染护理

(1)迅速建立静脉通道。

(2)积极抗休克:遵医嘱准确应用升压药及调节输液速度,防止血压忽高忽低影响心、脑、肾血液灌流,并观察血压变化。

(3)积极抗感染:有计划正确的应用抗生素,各个时间药量保持一致,静脉输液中注意各种药物的配伍禁忌。

6.高热护理

(1)对高热患者,用温水擦浴,头枕冰袋,以减少脑组织的耗氧量。

(2)及时给氧,改善缺氧的状况。

(3)做好基础护理,防止压疮及肺炎。

(二)术后护理

1.麻醉清醒后血压平稳者取半卧位,如有休克征象取平卧位。

2.密切观察患者生命体征的变化。

3.密切观察伤口渗血渗液情况。

4."T"形管引流的护理 同"T"形管引流护理常规。

5.肠蠕动恢复后可拔除胃管进低脂饮食。

6.严密观察术后并发症,如出血、黄疸、胆瘘等。

第十一节 急性胰腺炎

【概述】

急性胰腺炎(acute pancreatitis)是常见的外科急腹症之一,是胰酶消化胰腺和其周围组织所引起的炎症。分间质性水肿型胰腺炎和出血坏死性胰腺炎。病因有很多种,主要与胆管疾病或过量饮酒有关。

【临床特点】

1.酗酒或饱餐后出现上腹剧痛,可向左腰背放射。

2.并发恶心、呕吐、腹胀。

3.不同程度和范围的腹膜刺激征。

4.血、尿淀粉酶升高。血清淀粉酶>500U/dl 及尿淀粉酶>300U/dl(Somogyi 法)。

5.B 超和 CT 可协助确诊。

6.既往有胆管疾病、高脂血症等病史。

【护理措施】

1.一般护理

(1)保持病室内口气新鲜,严格无菌操作。

(2)患者绝对卧床休息,禁食水、胃肠减压。

(3)遵医嘱给予止痛药物:阿托品、丙胺太林,禁用吗啡。

(4)患者由于病情重、术后引流管多,恢复时间长,易产生急躁情绪,因此应关心、体贴、鼓励患者,使其做好心理护理。

2.术前护理

(1)病情观察:严密观察患者生命体征、神志及皮肤颜色、温度、注意有无休克、呼吸功能不全、肾功能不全等并发症,监测血糖及血钙水平。

(2)禁食水、胃肠减压,引出胃内容物,避免呕吐并减少胃液刺激肠黏膜产生促胰腺分泌激素,使胰腺分泌增多加重自身消化。

(3)应用抑制胰腺分泌的药物。

(4)抗休克治疗。重症胰腺炎在监测中心静脉压和尿量下,补充血容量,补充钾、钙,纠正酸碱平衡紊乱。

(5)抗感染,遵医嘱应用抗生素。

(6)必要时做好术前准备。

3.术后护理

(1)病情观察,及时发现休克、呼吸功能不全、肾功能不全等征象。

(2)禁食水、胃肠减压,保持引流管通畅,防止扭曲、折叠、阻塞,保持水电解质平衡。

(3)营养护理患者需长期禁食,留置胃管,同时又有多根引流管机体消耗量达,因此要注意补充营养,使机体达到正氮平衡以利于组织修复。营养支持分三个阶段:第一个阶段完全胃肠外营养(TPN)2~3周,以减少对胰腺分泌的刺激。第二个阶段肠道营养(TEN),采用经肠道造瘘口注入要素饮食,3~4周。第三阶段逐步恢复到经口饮食,应做好TPN与TEN护理,防止并发症。

4)保持各种引流管通畅,彻底引流渗液和坏死组织以减轻病情,减少并发症的发生。

(5)腹腔灌洗与腹腔冲洗的护理

①腹腔灌洗

方法:以生理盐水1000ml加庆大霉素16万单位15分钟内灌入腹腔,保留30分钟协助翻身放出灌洗液。

护理:观察引流液的性质,如为淡红色或浑浊液或呈洗肉水样,应加强灌洗次数,灌洗液清亮后可减少灌洗次数。

记录灌入液的性质及引流液量,每次应准确记录,防止灌洗液潴留腹腔。

皮肤护理:每次灌洗将皮肤擦净并涂以氧化锌软膏保护皮肤。

②腹腔冲洗

方法:以生理盐水3000ml加庆大霉素24万单位,经双套管24小时持续均匀冲洗腹腔,根据引流液性质调节冲洗速度,增加冲洗液量,其余护理同腹腔灌洗。

(6)"T"管护理见"T"管护理常规。

(7)防止感染观察患者体温计血象变化,遵医嘱应用抗生素,防止感染所致的并发症,做好口腔护理,预防腮腺炎的发生。

【健康指导】

(一)心理指导

1.心理是促进患者的康复的重要环节,急性胰腺炎由于发病急,疼痛剧烈,易造成情绪不稳定等不良心理反应,应及时关心体贴病人,尽快解除疼痛因素。

2.应与患者多沟通,详细讲解疾病的病因、诱发因素、治疗方法预后等有关知识,告诉患者情绪紧张、过度劳累更加快胰腺的分泌,加剧疼痛,要保持乐观的态度,树立战胜疾病的信心,解除思想顾虑,积极配合治疗。

3.病人禁食期间饥饿难受,有时偷吃东西,偷喝水,进一步又加重了病情,要向病人讲解禁食、禁饮的意义,从而取得病人合作。

(二)用药指导

腹痛剧烈者,可遵医嘱给予哌替啶等止痛药,但哌替啶反复使用可致成瘾。禁用吗啡,以防引起Oddi括约肌痉挛,加重病情。注意监测用药前、后病人疼痛有无减轻,疼痛的性质和特点有无改变。若疼痛持续存在伴高热,则应考虑可能并发胰腺脓肿;如疼痛剧烈,腹肌紧张、压痛和反跳痛明显,提示并发腹膜炎,应报告医师及时处理。

（三）生活指导

指导病人及家属掌握饮食卫生知识,病人平时应养成规律进食习惯,避免暴饮暴食。腹痛缓解后,应从少量低脂、低糖饮食开始逐渐恢复正常饮食,应避免刺激强、产气多、高脂肪和高蛋白食物,戒除烟酒,防止复发。

（四）休息与活动指导

嘱病人卧床休息,协助病人选择合适座卧位,如弯腰、屈膝仰卧、鼓励病人翻身,因剧痛在床上辗转反侧者,要防止坠床,保持室内环境安静,促进休息,保证睡眠,增进组织修复和体力恢复,以改善病情。

（五）出院指导

1.疾病康复期应注意休息,避免劳累。

2.饮食要有规律,少食多餐,勿暴饮暴食,忌酒及生冷油腻食物。

3.指导病人积极治疗胆道疾病和十二指肠疾病,避免感染,保持心情舒畅。

4.帮助并热和家属了解胰腺炎的基本知识,出现症状时及时就诊,防止再次出现胰腺炎。

第十二节　胰腺癌

【概述】

胰腺癌是消化系统较常见的恶性肿瘤,40 岁以上好发,男性比女性多见。90%的患者在诊断后一年内死亡。5 年生存率仅 1%~3%。胰腺癌包括胰头癌、胰体尾部癌等,其中胰头癌,约占胰腺癌的 2/3。

【临床特点】

1.腹痛　持续而进行性加重的上腹部饱满、闷胀和隐痛。

2.黄疸和腹水　梗阻性黄疸是胰头癌最突出的症状,呈进行性加重可伴茶色尿,色似酱油,陶土色大便,癌细胞腹膜种植或门静脉回流受阻时腹水形成。

3.消化道症状　食欲减退,厌食油腻和动物蛋白食物,消化不良或腹泻。

4.乏力和消瘦及恶病质。

【护理措施】

（一）术前护理

1.同普外科术前护理常规。

2.改善营养状况　体弱、贫血或低蛋白血症的患者可多次少量输新鲜血液制品,进食高蛋白质、高热量食物。胃肠道反应严重的患者可静脉给予高营养、补充蛋白或留置鼻饲管(经鼻至十二指肠或空肠)给予胃肠内营养科给予营养素或会输胰液、胆汁等引流液,并根据患者情况给予适宜营养素或回输胰液、胆汁等引流液,并根据患者情况给予适宜的浓度和温度,以利于患者对脂类的吸收。术前改善患者的营养状态,对降低术后并发症有重要的作用。

3.增强凝血功能　梗阻性黄疸患者,因胰胆管阻塞影响脂类食物的消化、吸收,致维生素 K 及依赖维生素 K 的一些凝血因子缺乏;长期胆管梗阻所致的肝功能损害,亦可导致其他不依赖维生素 K 的凝血因子缺乏,容易发生纤维蛋白溶解现象,使手术野广泛出血。故术前应注射维生素 K,及保肝治疗,改善肝功能。

4.经皮肝胆管引流(PTCD)管护理:

(1)检查出凝血时间、血小板、凝血酶原活动度、血红蛋白。

(2)肌内注射维生素 K1。

(3)做碘过敏试验。

(4)检查日需禁食、水。

(5)检查前半小时可肌内注射地西泮 10mg。

(6)监测生命体征。

5.皮肤护理　黄疸患者皮肤瘙痒,注意勤沐浴、勤更衣,不要搔抓。

6.心理护理　乐观、松弛的情绪有利于手术的成功。

(二)术后护理

1.同普外科术后护理常规。

2.体位　早期半卧位有利于患者的呼吸及引流。

3.密切监测生命体征　监测 T、P、R、BP 的变化。观察神志、精神状态。给予吸氧,必要时给予心电、血氧、血压监测,使其在正常范围。监测血糖,以了解胰腺的内分泌功能。

4.妥善固定并观察引流管　防止胃管、胰肠引流管、胆肠引流管、PTCD 管和胰支架管的滑脱、扭曲、堵塞和污染。嘱患者翻身时保护好引流管,胃管定时冲洗,每 6 小时 1 次。保证胃肠减压的有效性,避免胃酸通过体液因子刺激胰腺分泌。引流管位置要低于引流管皮肤出口处。观察引流液的颜色、性质并记录 24 小时量。如有异常,及时通知医生给予相应处理。

5.营养　胰腺癌患者由于术前营养状况较差,术后禁食时间较长,各种引流较多,患者体液丢失较多。要保证静脉通畅,及时补充营养物质,维持正常的入量,保证水和电解质的平衡。

6.活动　术后第 1 日,可鼓励患者坐起及在床上活动。术后第 2 日可鼓励患者床边活动。以促进胃肠功能恢复,尽快排气,预防肠粘连及肺部感染。

7.常见并发症的观察

(1)出血:胰液消化腐蚀手术区血管或患者凝血功能改变,可导致大出血。若患者血性引流液较多,或 P、BP 有变化时,应及时给予止血处理。

(2)胰腺炎:查血淀粉酶和胰液淀粉酶,有异常及时处理。

(3)胰瘘:术后 1 周左右发生,表现为上腹部突然剧烈疼痛或持续性胀痛,发热,腹膜刺激征(+)。胰液从引流管里流出,引流液淀粉酶明显升高。胰瘘发生后保持引流管通畅,保护好引流管周围皮肤,经常换药,保持干燥,防止胰液外渗引起皮肤糜烂。遵医嘱给予患者输注抑制胰腺分泌的药物,以争取最佳疗效。

(4)胆汁性腹膜炎:发热,腹膜刺激征(+),引流液为胆汁样液体。

(5)胃排空障碍:患者术后 7 日仍不排气,每日胃液量大于 500ml,称胃排空障碍。可经胃镜或上消化道造影明确诊断,应给予胃肠减压,营养支持,并使用促进胃肠动力的药物、理疗等方法处理。胃排空障碍的患者心理负担较重,应给予有利的心理支持。

(6)胰腺假性囊肿:多由于炎性渗出物不能吸收而外溢,周围被增生的纤维组织包裹而成。囊肿成熟后可手术治疗。

【健康指导】

1.戒烟、戒酒;

2.定期化疗;

3.饮食:高蛋白质,高维生素,易消化无刺激性饮食。忌暴饮暴食。

第十三节　肠瘘

【概述】

肠瘘是指肠管与其他空腔脏器、体腔或体腔外有异常的通道,肠内容物进入其他脏器、体腔或体外并引起感染体液丧失、内稳态失衡,器官功能受损及营养不良等改变。肠腔与其他空腔脏器如胆道、尿路、生殖道或其他肠段相通时称为肠内瘘;肠管与体表相通的瘘称为肠外瘘。

【临床特点】

肠内容物进入其他脏器、体腔、体外并引起感染、体液丧失、内稳态失衡、器官功能受损及营养不良。

【护理措施】

(一)非手术治疗护理

1.取半卧位,瘘口内放置双套管和滴水管,采用腹腔持续负压吸引的方法充分引流,准确记录冲洗液和肠液量并注意观察病情变化。

2.观察瘘口周围皮肤与组织情况,保持瘘口周围皮肤清洁干燥,用温水擦净,然后用氧化锌软膏涂抹。

3.及时更换潮湿敷料,被褥,加用护架,以避免管腔及皮肤受压。

4.遵医嘱予以营养支持,增强机体抵抗能力,促进机体康复。

5.心理护理。

(二)术前护理

1.同普外科术前护理常规。

2.肠道准备 应用抗生素,做好肠瘘口及旷置肠袢的灌洗。

3.皮肤准备 术前暴露瘘口周围皮肤保持清洁干燥。

4.加强营养,提高患者对手术的耐受性和术后恢复能力。

(三)术后护理

1.同普外科术后护理常规。

2.肠瘘患者手术剥离面大,术后可能出现弥漫性渗血,要严密观察血压、脉搏、面色的变化,伤口负压引流液和敷料的渗血情况。

3.患者术后和腹腔内均有潜在感染的机会,应注意观察体温、腹痛、腹胀、恶心等腹腔内感染的体征。

4.术后放置的各种引流管应妥善固定,保持通畅,严密观察准确记录。

5.早期下床活动,待腹部伤口愈合,无发热和其他制动因素的情况下逐渐增加活动范围及时间。

6.了解各管道的通向及作用,严格无菌操作,位置合适防止逆流感染。

【健康教育】

1.肠瘘病人由于长时间禁止经口进食及切除部分肠段,肠道的消化吸收功能有所下降,故应告诫病人出院后切忌暴饮暴食,早期应以低脂肪、适量蛋白质、高碳水化合物、清淡低渣饮食为宜;随着肠道功能的恢复,可逐步增加蛋白质及脂肪含量。

2.保持心情舒畅,坚持每天进行适量户外锻炼。

3.定期门诊随访,若发现腹痛、腹胀、排便不畅等现象应及时就医。

第十四节 肠梗阻

【概述】

任何原因引起肠内容物正常运行或顺利通过发送障碍,称为肠梗阻。按病因分为:机械性肠梗阻,动力性肠梗阻,血动性肠梗阻。按梗阻有无血运障碍分为:单纯性肠梗阻,绞窄性肠梗阻。根据梗阻的部位可分为高位和低位肠梗阻两种,根据梗阻的程度可分为完全性和不完全性肠梗阻,按发展过程快慢可分为急性和慢性肠梗阻。若一段肠管两端均受压且不通畅者称闭袢性肠梗阻,闭袢肠管中的气体和液体无法减压,易发生血运障碍。

【临床特点】

1.腹痛、呕吐、腹胀、停止自肛门排气排便四大症状和腹部可见肠型或蠕动波,肠鸣音亢进,压痛和腹肌紧张。

2.机械性肠梗阻具有上述典型临床表现,早期腹胀可不显著。麻痹性肠梗阻无阵发性绞痛等肠蠕动亢进的表现,相反肠蠕动减弱或消失,腹胀显著,而且多继发于腹腔内严重感染、腹膜后出血、腹部大手术后等。

3.有下列表现者,应考虑绞窄性肠梗阻的可能。

(1)发病急,开始即为持续性剧烈腹痛,或在阵发性加重之间仍有持续性疼痛。有时出现腰背部痛,呕吐出现早、剧烈而频繁。

(2)病情发展迅速,早期出现休克,抗休克治疗症状改善不显著。

(3)明显腹膜刺激征,体温上升、脉率快、白细胞计数增高。

(4)腹胀不对称,腹部有局部隆起或触及有压痛的肿块。

(5)呕吐物、胃肠减压抽查液、肛门排出物为血性或腹腔穿刺抽出血性液体。

(6)经积极非手术治疗而症状体征无明显改善。

(7)腹部 X 线检查见孤立、突出胀大的肠祥、不因时间而改变位置或有假肿瘤状阴影;若肠间隙增宽,提示有腹腔积液。

4.高位小肠梗阻的特点是呕吐发生早且频繁,腹胀不明显。地位小肠梗阻的特点是腹胀明显,呕吐出现晚而次数少,可吐粪便样容物。

5.完全性梗阻呕吐频繁,如为低位梗阻腹胀明显,完全停止排气排便。

【护理措施】

(一)基础疗法和术前准备、护理

1.患者取半卧位,以减轻腹痛、腹胀和对膈肌的压迫有利于呼吸。

2.保持胃肠减压的通畅,观察引流液的性质。如引出胃液、十二指肠液、胆汁说明为高位小肠梗阻。如胃液带有粪臭味,说明有低位梗阻。如为绞窄性肠梗阻则为棕褐色血性胃液。

3.严密观察生命体征的变化。肠梗阻由于毒素的吸收和腹痛的刺激应定时测量体温、脉搏、呼吸、血压,并观察患者有无呼吸急促、脉搏增快、脉压减小、烦躁不安的呢个休克前期的症状。了解患者有无口渴、尿量减少等脱水症状。如发生绞窄性肠梗阻应立即给予术前准备,急诊手术。

4.根据腹痛的程度,必要时可根据医嘱给予解痉药物,禁止使用吗啡类药物,防止应用后掩盖病情而延误治疗。

5.准确记录出入量,保证液体的顺利滴入,以纠正水电酸碱平衡紊乱。

6.胃肠减压的护理。

(二)术后护理

1.体位 血压平稳后取半卧位。

2.饮食 术后禁饮食,给予胃肠减压,肠功能恢复后停止减压可给予流食,进食后无不适可给予半流食。肠吻合术后进食时间应适当推迟。

3.根据病情协助患者早期活动,以预防肺部并发症和肠粘连的发生。

4.严密观察病情变化,监测生命体征,观察有无腹痛,腹胀、呕吐、排气和排便等,如有腹腔引流时应注意引流液的色、质、量。

5.遵医嘱给予营养支持,增加机体抵抗力,促进切口愈合。

【健康教育】

1.告诉患者及家属胃肠减压对治疗疾病的重要意义以取得配合。

2.鼓励患者早期下床活动,术后1个月可做适量体力活动,避免剧烈活动,做到劳逸结合。

3.注意饮食卫生,避免不洁食物入口,经常保持大便通畅。

4.饮食规律,做到定时、定量用餐,切忌暴饮暴食。

5.术后肠功能恢复后方可进食,忌食产气的甜食和牛奶等。

6.有腹痛等不适及时就诊。

第十五节　直肠癌

【概述】

直肠癌症是乙状结肠直肠交界处至齿状线之间的癌，是消化道常见的恶性肿瘤,占消化道癌的第二位。

【临床特点】

1.排便习惯的改变　出现腹泻或便秘,有里急后重、排便不尽感,随着肿瘤的增大,肠腔狭窄,大便逐渐变细。

2.便血　为直肠癌常见的症状。在癌肿浸润至黏膜下血管时开始有出血,开始出血量少,见于粪便表面,有时出血呈间歇性,癌肿侵及大血管时,偶见大出血,出现休克症状。癌肿溃烂感染后有黏液排出。

3.腹部不适　病变在直肠上段,随着肠腔的逐渐狭小出现梗阻症状,如腹部膨胀、肠鸣音亢进和阵发性腹痛。

4.全身恶病质　癌肿晚期,癌细胞已侵及其他脏器,患者出现食欲减退、消瘦、乏力、贫血、黄疸、腹水及排尿不畅,骶部、腰部有剧烈疼痛。

【护理措施】

(一)术前护理

1.同普外科术前护理常规。

2.心理护理 对低位的直肠癌患者需要做永久性人工肛门,护士应耐心解释人工肛门的必要性,并说明术后只要经过一段时间的训练可自主排便,不会影响正常的生活,帮助患者树立自信心,使之积极配合术前后的治疗。

3.维持足够的营养 术前应尽量多给高蛋白、高热量、高维生素、易消化的少渣饮食,必要时静脉输液纠正水、电解质及酸碱失衡,以提高患者手术的耐受性。

4.肠道准备

(1)饮食要求:无肠梗阻者,术前3日进少渣半流食,术前2日进流食,术前1日禁食,以减少肠道内有形成分的形成。

(2)术前1日给予口服泻药(中药泻剂或20%甘露醇)清洁肠道,及时了解其导泻效果。

(3)遵医嘱术前3日给予肠道不吸收抗生素,同时肌注维生素K,向患者讲解药物作用,抑制肠道细菌,预防术后感染,补充肠道因使用抑菌剂对维生素K的吸收障碍。

(4)患者有肠梗阻症状时,术前肠道准备应延长。肠腔有狭窄时,灌肠应选择粗细合适的肛管轻轻通过狭窄部位,禁用高压洗肠,防止癌细胞扩散。

(5)女患者如肿瘤已侵犯阴道后壁,术前3日每晚冲洗阴道。

(6)手术当日晨禁食,留置胃管、尿管,由于直肠癌切除直肠后,膀胱后倾或骶前神经损伤易导致尿潴留,术后导尿管需保持的时间较长,可留置气囊尿管,以防尿管脱出。

(二)术后护理

1.同普外科术后护理常规。

2.饮食护理 患者术后禁食,保持胃肠减压通畅,待肠蠕动恢复后拔除胃管,进流质饮食。保留肛门的患者术后1周进半流食,2周进普通饮食,术后7~10日内不可灌肠,以免影响吻合口的愈合。施行人工肛门的患者,人工肛门排气后即可进半流食及普食。

3.会阴部切口的护理

(1)保持敷料的清洁干燥,如被污染或血液渗透,应及时更换,观察有无出血征象,如有异常及时与医生联系。

(2)换药:创口内填塞纱条于术后5日开始慢慢拔除,并观察无出血后再全部拔除,每日1次切口全部愈合。

(3)负压吸引护理:若会阴部切口做一期缝合时,由于残腔大,渗出液易潴留,给予留置引流管并持续负压吸引,保持引流管通畅,防止堵塞、弯曲、折叠,观察记录引流液的量和性质。引流管一般术后5~7日待引流液量减少后方可拔除。

(4)会阴部的开放切口:因切口闭合需较长时间,应向患者说明其目的意义以取得合作。注意观察无效腔内部的情况,如有凝血块应除去,用碘酒消毒并填塞纺纱布,上面覆盖纱布包扎;渗液多时应及时更换碘纺纱布,如无渗液只需更换表明的纱布,无效腔内部闭合前,切口如有闭合倾向要填塞纱布防止无效腔只在表面封闭。

4.导尿管的护理

(1)留置导尿管一般在两周左右,做好尿道口的护理。

(2)拔除尿管,患者术后从5~7日起训练膀胱功能,每4小时开放尿管1次,防止出现排尿困难。

5.人工肛门的护理

(1)人工肛门用钳夹或暂时封闭者术后2~3日待肠蠕动恢复后开放。

(2)卧位:因最初排便时粪便稀薄、次数多,患者行侧卧位。

(3)皮肤护理:初起粪便稀薄,不断流出对腹壁周围皮肤刺激大,极易引起皮肤糜烂并污染切口,需用塑料薄膜纸将切口与人工肛门隔开,用凡士林纱布在瘘口周围绕成圆圈,周围皮肤涂以氧化锌软膏保护。

(4)勤换粪袋保持腹部清洁。

(5)训练定时排便:患者术后1周应下床活动并教会患者使用人工肛门袋的方法,训练定时排便,定期经造瘘口灌肠以建立定时排便的习惯。

(6)防止腹泻或便秘:患者术后容易腹泻或便秘,应注意饮食调节,进少渣半流食或软食。当进食后3~4日未排便或因粪块堵塞发生便秘者常用液状石蜡油或肥皂水灌肠,液量一般不超过10ml,可用导尿管代替肛管,但注意压力不能过大,以防肠穿孔。为防止便秘,鼓励患者平时多吃新鲜蔬菜水果以及多运动。

(7)防止瘘口狭窄:观察患者造瘘口有无水肿、缺血、坏死情况,术后1周用手指扩张瘘口,每周2次,每次5~10分钟,持续3个月,以免瘘口狭窄。

【健康教育】

1.指导患者正确使用人工肛门袋

(1)要求袋口大小合适,袋口对准造瘘口盖紧,袋囊向下,用有弹性的腹带勾住肛门袋圈固定好,肛门袋平时要勤倒、勤换,可用1:1000氯己定溶液浸泡30分钟洗净备用。经济条件许可建议使用一次性肛门袋。如造瘘口皮肤湿润应及时清洁、擦干,防止皮炎。

(2)改善患者饮食调节知识的不足。告知患者尽量多吃产气少、易消化、少渣的食物,忌食生冷、辛辣刺激性食物,如空心菜、玉米、豆类等食物易产气体,进食太快而吞咽空气、咀嚼口香糖或喝产气饮料等也是造成肠内有气体的原因,应尽量避免。

(3)养成定时排便习惯:造瘘口患者术后初期可能有不太适应,但经过一段时间可对造瘘口难排便习惯逐渐适应,此时可恢复日常正常生活,参加适量的运动和社交活动。

(4)指导患者生活规律,心情舒畅,出院后继续扩张造瘘口,如发现造瘘口狭窄,排便困难应及时去医院复查处理。

2.会阴部创面未愈合者,应持续每日坐浴,教会其清洁切口更换敷料,直到创面完全愈合。

3.出院后一般3~6个月复查。对化疗者,讲解相关知识,定期复查血白细胞总数及血小板计数。

第十六节　结肠癌

【概述】

结肠癌是我国常见的恶性肿瘤之一,其好发部位依次为乙状结肠、盲肠、结肠肝、脾曲、降结肠、升结肠、横结肠,以 41~51 岁发病最高。结肠癌的病因虽未明确。但其相关因素渐被认识。如过多的动物脂肪及动物蛋白饮食;缺乏新鲜蔬菜及纤维素食品;缺乏适度的体力活动。家族性肠息肉病已被公认癌前期疾病,结肠腺瘤、溃疡性结肠炎以及结肠血吸虫病肉芽肿与结肠癌发生有密切的关系。

【临床特点】

1.排便习惯与粪便性质的改变　常为最早出现的症状,多表现为排便次数的增加,腹泻、便秘、粪便中带血、脓或黏液。

2.腹痛。

3.腹部肿块。

4.肠梗阻症状及贫血。

【护理措施】

(一)术前护理

1.同普外科术前护理常规。

2.观察大便性状及有无脱水症状,发现问题及时与医生联系处理。

3.术前给予高蛋白、高热量、高维生素及少渣饮食。

4.肠道准备　结肠内细菌种类和数量多,充分的肠道准备可减少手术并发症,促进切口愈合。

(1)控制饮食:术前 2~3 日进流食并酌情补液。有肠梗阻症状的禁食补液。

(2)药物准备:一般术前 2~3 日口服肠道不易吸收的药物,以清洁肠道细菌如甲硝唑 0.2mg,每日 3 次,新霉素 1g 每日 2 次。

(3)清洁肠道:术前 1 日口服甘露醇或术前 2 日开始每晚口服硫酸镁 30ml,术前 1 日清洁灌肠。

(二)术后护理

1.同普外科术后护理常规。

2.病情观察

(1)排便的性状、次数及量和腹部体征、切口愈合情况。

(2)对便秘、腹泻者遵医嘱服用缓泻剂、止泻剂,术后 7~10 日不可灌肠,以免影响切口愈合。

3. 饮食护理 患者无并发症一般术后 3~4 日可进流食,1 周后可进软食,2 周后普通饮食,宜进易消化少渣食物,避免产气刺激食品。

4.鼓励患者多翻身并早期坐起及下地活动以促进肠蠕动恢复。

【健康教育】

(1)保持心情舒畅,乐观开朗,避免情绪激动,学会自我心理调适。

(2)近期内身体抵抗力差,注意避免感冒,气候变化时及时增减衣服。少去人群拥挤的公共场所。

(3)居室每日定时通风,保持空气新鲜。戒烟酒。

(4)注意休息,避免劳累,勿从事较重体力劳动,可养成每日短距离散步、慢走的习惯;可适当参加一些娱乐活动,如打扑克、下棋、会友等;生活自理,劳逸结合。

(5)饮食指导:饮食要有规律,注意饮食卫生,不食生冷、干硬食物,防止消化不良和腹泻,不食辛辣刺激性食物;不食含亚硝胺高的食物,如腌制、熏制的酱菜、熏肉、腊肠、肉类罐头等;多食营养丰富易消化的食品,多食新鲜蔬菜水果,多饮水,多食牛奶、酸奶、藕粉等;保持大便通畅,每日不少于 1 次。

(6)术后 3 个月内忌肛门指检或肠镜检查,以免损伤吻合口。

(7)遵医嘱定期复查,按期化疗,化疗前应复查血常规等。以后每 3~6 个月复查一次,以便及时发现癌肿有否转移情况。

(8)出现腹痛、腹胀、肛门停止排气、排便或排便困难等异常情况时,及时来院就诊。

(9)应逐步养成定时排便的习惯。如有几天没有大便,可服用导泻药或到医院进行灌肠。要注意饮食卫生,防止腹泻。

(10)若病人有消瘦、骶骨部疼痛、会阴部硬块、腹水、肝脏肿大,应及时到医院就诊。以早期发现转移等情况。

第十七节 腹部疝

【概述】

腹部疝指腹部脏器通过腹壁薄处向体表突出。常见腹股沟斜疝、腹股沟直疝、股疝、脐疝。

【临床特点】

临床表现为患者站立、行走、劳动或腹内压突然增高时疝内容物向体表突出,平卧休息时可推送其回纳至腹腔,患者多无自觉症状。若疝内容物不能还纳入腹腔,可造成嵌顿或绞窄疝,产生剧烈疼痛、局部压痛及肠梗阻。

【护理措施】

1.术前护理

(1)同普外科手术前护理常规。

(2)了解并观察患者有无咳嗽、腹胀、便秘及排尿困难等可能引起腹压增高的体征，指导患者积极接受治疗。

(3)手术前应放置导尿管或嘱患者排尿，避免术中损伤膀胱。

(4)术前指导患者进行床上排尿训练，避免术后出现尿潴留。

2.术后护理

(1)同普外科术后护理常规。

(2)体位：术后平卧，双腿屈曲，膝下垫枕，使腹部松弛，减少切口的张力。1~2日后可抬高床头 15°~30°。术后不宜过早下床活动，一般应卧床 1 周左右，老年患者、巨大疝及复发疝患者应适当增加卧床时间。

(3)预防血肿：术后一般在切口处压 1kg 的沙袋 24 小时左右，减少切口出血。腹股沟疝修补术后的患者，可用绷带托起阴囊 2~3 日，以防止或减少切口渗出液流入阴囊引起肿胀。

(4)饮食：手术中操作未触及肠管者，患者可于翌日开始进食，如涉及肠管，应在恢复肠蠕动(排气)后进食。应食用易消化、少渣、高营养食物，避免引起腹胀及便秘。

(5)减少增加腹压的因素：指导患者多做床上活动，预防肺部并发症。咳嗽、打喷嚏时，要按压切口，必要时给患者服用镇静剂；保持排便通畅。便秘时，不要骤然用力，应协助使用润肠剂或缓泻剂。

(6)病情观察：腹股沟疝手术有可能损伤膀胱造成术后血尿，发现患者尿色有改变时，应及时留取尿标本送检并通知医生。

【健康指导】

(1)保持心情舒畅和乐观的心理状态。

(2)饮食指导：饮食要有规律，进营养丰富易消化、高维生素、高纤维素饮食，如芹菜、韭菜，多食新鲜蔬菜水果、蜂蜜等，多饮水，保持大便通畅，预防排便困难。

(3)注意保暖，预防受凉，避免长期腹压增加的因素，如咳嗽、打喷嚏、排便困难等，有咳嗽和排便困难时应积极治疗，以防疝复发。

(4)注意休息，适当活动，3 个月内避免重体力劳动或剧烈运动。

(5)平时生活要有规律，避免过度紧张和疲劳。

(6)戒除烟酒。

(7)若疝复发，应及时诊治。

第十八节 急性阑尾炎

【概述】

急性阑尾炎是外科急腹症中最常见的疾病。在不少病例中,临床表现并不典型或不明确,容易误诊。早期诊断和早期手术,在降低死亡率方面至关重要。其可发病于任何年龄。急性阑尾炎病理类型分为:单纯性、化脓性和坏疽穿孔性三种。

【临床特点】

典型的急性阑尾炎开始有脐周疼痛呈阵发性,然后逐渐加重。数小时后腹痛转移并固定于右下腹。据统计70%~80%的病例有典型的转移性右下腹痛,有些病例可以一开始即表现为右下腹局限性疼痛。恶心、呕吐也是常见症状。一般发热不超过38℃,高热提示阑尾坏疽穿孔。

1.症状

(1)腹痛:典型的腹痛发作始于上腹,逐渐移向脐部,数小时(6~8小时)后转移并局限在右下腹。此过程的时间长短取决于病变发展的程度和阑尾位置。70%~80%的患者具有这种典型的转移性腹痛的特点。部分病例发病开始即出现右下腹痛。不同类型的阑尾炎其腹痛也有差异,如单纯性阑尾炎表现为轻度隐痛;化脓性阑尾炎呈阵发性胀痛和剧痛;坏疽性阑尾炎呈持续性剧烈腹痛;阑尾穿孔时因阑尾腔压力骤减,腹痛可暂时减轻,但出现腹膜炎后,腹痛又会持续加剧。

不同位置的阑尾炎,其腹痛部位也有区别,如盲肠后位阑尾炎疼痛在右侧腰部,盆位阑尾炎腹痛在耻骨上区,肝下区阑尾炎可引起右上腹痛,极少数左下腹部阑尾炎呈左下腹痛。

(2)胃肠道症状:发病早期可能有畏食、恶心、呕吐也可发生,但程度较轻。有的病例可能发生腹泻。盆腔位阑尾炎,炎症刺激直肠和膀胱,引起排便、里急后重症状。弥漫性腹膜炎时可致麻痹性肠梗阻、腹胀、排气排便减少。

3)全身症状:早期乏力。炎症重时出现中毒症状,心率增快,发热,达38℃左右。阑尾穿孔时体温会高至39℃或40℃。如发生门静脉炎时可出现寒战,高热和轻度黄疸。

2.体征

(1)右下腹压痛:是急性阑尾炎最常见的重要体征。压痛点通常位于麦氏点,可随阑尾位置的变异而改变,但压痛点始终在一个固定的位置上。发病早期腹痛尚未转移至右下腹时,右下腹便可出现固定压痛。压痛的程度与病变的程度相关。当炎症加重,压痛的范围也随之扩大。当阑尾穿孔时,疼痛和压痛的范围可波及全腹。但此时,仍以阑尾所在的位置压痛最明显。可用叩诊来检查,更为准确。也可嘱患者左侧卧位,查体效果会更好。

(2)腹膜刺激征象:压痛、反跳痛(Blumberg 征),腹肌紧张,肠鸣音减弱或消失等。这是壁腹膜受炎症刺激出现的防御性反应。提示阑尾炎症加重,出现化脓、坏疽或穿孔等此征尤为显著。腹膜炎范围扩大,说明局部腹腔内有渗出或阑尾穿孔。但是,在小儿、老人、孕妇、肥胖、虚弱者或盲肠后位阑尾炎时,腹膜刺激征象可不明显。

(3)右下腹包块:如查体发现右下腹饱满,扪及一压痛性包块,边界不清,固定,应考虑阑尾周围脓肿的诊断。

【护理措施】

(一)非手术护理

1.卧位患者取半卧位。

2.酌情禁食或流质饮食并做好输液的护理。

3.严密观察病情,包括患者的精神状态、生命体征、腹部症状和体征以及白细胞计数的变化,未明确诊断前禁用止痛剂,遵医嘱使用抗生素。如经非手术治疗病情不见好转或加重应及时报告医生手术治疗。

4.对症护理　如物理降温、止吐,观察期间慎用或禁用止痛剂,禁服泻药及灌肠。

(二)术前护理

1.同普外科手术前护理常规。

2.同情安慰患者,认真回答患者的问题,解释手术治疗的原因。

3.禁食并做好术前准备,对老年患者应做好心、肺、肾功能的检查。

(三)术后护理

1.按麻醉方式安置体位,血压平稳后取半卧位。

2.抗感染。

3.饮食护理　术后1~2日肠功能恢复后可给流食逐步过渡到软食、普食,但1周忌牛奶或豆制品以免腹胀。同时1周内忌灌肠和泻剂。

4.早期活动　鼓励患者早期下床活动,以促进肠蠕动恢复,防止肠粘连。

5.术后并发症的观察

(1)腹腔内出血:常发生在术后24小时内,手术当日应严密观察脉搏、血压。患者如有面色苍白、脉速、血压下降等内出血的表现或腹腔引流管有血液流出,应立即将患者平卧,快速静脉补液做好手术止血的准备。

(2)切口感染:表现为术后4~5日体温升高,切口疼痛且局部红肿、压痛或波动感,应给予抗生素、理疗等治疗,如已化脓拆线引流。

(3)腹腔脓肿:术后5~7日体温升高或下降后又上升,并有腹痛、腹胀、腹部包块或排便排尿改变等应及时与医生联系进行处理。

(4)粘连性肠梗阻:常为慢性不完全性梗阻,可有阵发性腹痛、呕吐、肠鸣音亢进等表现,护理见肠梗阻护理。

【健康指导】

(1)保持心情舒畅和乐观的生活态度。

(2)生活要有规律,注意饮食卫生,避免暴饮暴食。

(3)近期注意保暖,避免受凉。

(4)1个月内勿从事重体力劳动,避免劳累,注意劳逸结合。

(5)若发生腹痛、腹胀等不适,应及时就诊。

（陈 晴 潘汉沛 王 燕 王晓旭 张瑞）

第十三章 心脏外科疾病

第一节 缩窄性心包炎

【概述】

缩窄性心包炎(constrictive percarditis)是心脏被致密厚脸谱的纤维化心包所包围,使心脏舒张期充盈受限而产生一系列循环障碍的临床征象。缩窄性心包炎的病因以结核占首位,其次为化脓、创伤。

【临床特点】

1.症状　呼吸困难、疲乏、食欲不振、上腹胀满或疼痛,呼吸困难。

2.体征　为劳力性,主要与心搏量降低有关。

(1)颈静脉怒张、肝脏肿大、腹水、下肢水肿、Kussmaul 征。其腹水较下肢水肿明显。

(2)心率增快,心尖冲动不明显,心浊音界不增大,心音较低,可闻及心包叩击音。

(3)脉搏细弱、动脉收缩压降低、脉压变小。

【护理措施】

1.术前护理

(1)同心脏术前护理

(2)限制患者活动量,防止长期心排出量减少引发心力衰竭。

(3)饮食:低盐、高蛋白质饮食,改善患者营养状况。

(4)用药:①应用洋地黄类药物,控制心力衰竭。注意观察用药反应:使用洋地黄类药物(地高辛)注意测患者的脉率、心律,并观察有无恶心、食欲减退、头晕、黄视、绿视等毒性反应,特别要注意有无室性期前收缩或室上速的心脏毒副反应。如果出现洋地黄中毒应立即停药,查血钾,并根据血钾情况补钾,有心律失常出现给予抗心律失常药物;②应用利尿剂,治疗心力衰竭。教会患者认真记录 24 小时出入量。应用排钾性利尿剂(氢氯噻嗪)应补钾,并复查电解质情况;③有结核病者,须坚持抗结核治疗,按时服药。

(5)大量腹腔积液患者可间断适量放腹腔积液,每次应小于 2000ml,注意无菌操作,并静脉补充蛋白质。

2.术后护理

(1)同心脏术后护理

(2)预防心力衰竭：监测 CVP、BP、HR、尿量，记录 24 小时出入量，控制液体入量，避免短时间内补液过多、过快。

(3)低盐饮食：<3g/d。

(4)应用利尿剂和血管收缩剂(多巴胺)，以降低前负荷、增加心肌收缩力，应用洋地黄控制心率。同时注意每日监测血钾含量，及时补钾。

(5)术后 3 日开始床旁活动，2 周内限制活动量，以免加重心脏负担。

(6)协助测量腹围，观察腹腔积液消退情况。

第二节　先天性心脏病

【概述】

房间隔缺损(afrial spetal defects，ASD)可分为原发孔和继发孔缺损两类，后者最为常见。继发孔缺损绝大多数为单发，也可见多发或筛状者，按期部位将其分为上腔型、卵圆孔型、下腔型及混合型。原发孔缺损，缺损位于冠状窦口前下方，常伴二尖瓣裂缺。

房间隔缺损将使左房血向右房分流，随年龄增长，分流量加大孔缺损，对存有二尖瓣大瓣裂损者，二尖瓣反流使左向右分流量增高，肺动脉高压出现较早。

【临床特点】

1.症状　患者出生后常无症状，偶有婴儿期出现充血性心力衰竭和反复肺部感染病史，患儿易疲劳，常有劳力性呼吸困难和体格发育不良。成年患者常见心律失常，肺动脉高压、阻塞性肺血管病变和心力衰竭等。婴儿期患者来就诊往往是由于体检或其他病就诊时发现心脏杂音而要求进一步检查。

2.体征　婴儿常可在胸骨左缘 2、3 肋间听到柔和的收缩中期杂音，第二心音增强或亢进并有固定性分裂，缺损较大可在剑突下听到三尖瓣有舒张期的隆隆样杂音。在伴有二尖瓣脱垂时可在心尖部听到全收缩期或收缩晚期杂音，向左腋下传导。成年患者可因严重肺动脉高压在肺动脉听诊区听到舒张期杂音。

【护理措施】

(一)术前

1.同心内直视术术前护理常规。

2.让患者安静休息，减少哭闹等不良刺激，减轻对心脏的负担。

3.选择易消化营养丰富的食物。

4.有肺动脉高压的患者，每日间断吸氧 2~3 次，每次 30 分钟。

5.注意保暖,预防感冒,有上呼吸道感染者必须控制感染后方可手术。

(二)术后

1.执行心内直视术后护理常规。

2.严密观察神志、瞳孔、表情、感觉、四肢活动,并记录,以便及早发现病情变化。

3.婴幼儿呼吸道较小,容易被痰液和呕吐物堵塞,引起窒息,所以术后保持呼吸道通畅极为重要。定时吸痰,雾化吸入加强体疗,减少并发症。

4.观察切口有无渗血,引流管需15~30分钟挤压1次,密切观察引流液的变化。

5.婴幼儿对失血的耐受性差,术后及时补充输血。入量和性质根据血压、尿量、引流量、中心静脉压、肺毛细血管嵌压调整。

6.术后选用低毒性的抗生素预防感染。

7.早期下床活动时注意保护患者防止摔伤。

8.为父母提供探视的机会,主动介绍病情。病情允许的情况下,可以让父母参与部分的护理活动,增加与患者的接触机会,减轻焦虑。

室间隔缺损

【概述】

室间隔缺损(ventriculan sepal defect,VSD),其病理为室间隔部位左右心室间的交通,产生心室水平的左向右分流,占先天性心脏病的12%~20%。最常见部位为膜部,分流最终导致肺动脉高压、心力衰竭。

【临床特点】

1.症状 患者的临床症状与VSC大小,分流量大小及有无肺动脉阻塞性病变密切相关。缺损小、分流量小的患者一般无临床症状,往往在体检其他疾病就诊时发现有心杂音,并因而进一步诊治。缺损较大的VSD因分流量大而致肺血增多,表现为反复呼吸道感染、活动受限和劳力性气短、气促,婴儿喂养困难、体格瘦小,严重者可出现充血性心力衰竭。成年患者常见有亚急性细菌性心内膜炎发生;在肺血管阻塞性病变的初期,患者的临床症状有短期明显的改善,主要是呼吸道感染的次数减少,但劳力性气短、气促加重,且出现发绀和杵状指(趾)。

2.体征 根据患者缺损及分流量的大小而出现不同的症状和体征。限制性VSD可在心前区扪及收缩期震颤,可闻及粗糙的、吹风样高音调的全收缩杂音,第二心音单一增细但往往被响亮的收缩期杂音掩盖而显得减弱。非限制性VSD因分流量大而造成有右心室高压,病儿常有心前区骨性隆起,胸骨左缘3、4肋间的收缩期颤相对较轻而收缩期杂音以中、低频音为主,但第二心音往往增强、亢进并可有分裂,有时可在心尖部听到二尖瓣流量增加引起的舒张期杂音。在伴有主动脉壁关闭不全时,可在胸骨右缘第2肋间或胸骨左缘第3肋间听到舒张期杂音。两肺下部常可听到较细小湿啰音,常难以消除。

【护理措施】

(一)术前

1.同心内直视术前护理常规。

2.让患儿安静休息,减少哭闹等不良刺激,减轻对心脏的负担。

3.选择易消化营养丰富的食物。

4.有肺动脉高压的患者,每日间断吸氧 2~3 次,每次 30 分钟。

5.注意保暖,预防感冒,有上呼吸道感染者必须控制感染后方可手术。

(二)术后

1.执行心内直视术术后护理常规。

2.严密观察神志、瞳孔、表情、感觉、四肢活动,并记录,以便及早发现病情变化。

3.婴幼儿呼吸道较小,容易被痰液和呕吐物堵塞,引起窒息,所以术后保持呼吸道通畅极为重要。定时吸痰,雾化吸入加强体疗,减少并发症。

4.观察切口有无渗血,引流管需 15~30 分钟挤压 1 次,密切观察引流液的变化。

5.婴幼儿对失血的耐受性差,术后及时补充输血。入量和性质根据血压、尿量、引流量、中心静脉压、肺毛细血管调整。

6.术后选用低毒性的抗生素预防感染。

7.早期下床活动时注意保护患者防止摔伤。

8.为父母提供探视的机会,主动介绍病情。病情允许的情况下,可以让父母参与部分的护理活动,增加与患儿的接触机会,减轻焦虑。

动脉导管未闭

【概述】

动脉导管未闭(patent ductus arteriosus,PDA)是一种非常常见的先天性心血管畸形,约占先心病发病率的 20%,新生儿的 0.2‰,是最早外科治疗,也是疗效最好的先心病。常见于早产儿或有呼吸窘迫的新生儿。PDA 根据分为成人型和婴儿型,根据导管粗细分为粗导管(直径>1.5cm)、中等粗导管(直径 0.5~1.5cm)和细导管(直径<0.5cm),根据导管形态分为管型、漏斗型、哑铃型、窗型和动脉瘤型。PDA 常常和其他心脏畸形合并发生构成复杂性先心病,本节所述的是单纯性 PDA,不并发其他心血管畸形。

【临床特点】

1.症状　细导管可以没有症状或症状很轻,常在体检时听到心杂音而来就诊;典型的症状主要是左→右分流、肺充血反复发作性肺部感染、咳嗽、呼吸增快、喂奶困难、体重增加缓慢或减轻,成人常有劳力性气短、运动耐力降低和胸闷症状。晚期患者出现艾森曼格综合征时,可有典型的半身发绀(左上肢及下半身发绀)和一系列的心力衰竭症状。

2.体征 其典型体征是胸骨左缘 2~3 肋间连续性机器样杂音,声音粗糙响亮并向左锁骨下传导,当伴有肺动脉高压、心力衰竭时可仅有收缩杂音,如出现严重肺动脉高压,仅可听见相对肺动脉瓣关闭不全的泼水样杂音。在分流量大的病例,心尖区可闻及舒张期杂音,其余体征还包括动脉瓣区连续性或收缩期震颤、心尖区隆起。肺动脉第二音亢进等,周围血管征可查见股动脉枪击音,甲床毛细血管搏动征等。

【护理措施】

1.术前测身高、体重,以便术中术后用药。

2.术后密切观察生命体征、心电图、血氧饱和度的变化。

3.由于患者术前易发生呼吸道感染,呼吸道分泌物较多,术后切口疼痛,患者不愿咳嗽,易致分泌物潴留,引起肺炎肺不张。故要加强呼吸道的护理,指导、协助患者行腹式深呼吸和有效咳嗽排痰,并辅以雾化吸入。

4.心理护理 患者中以儿童居多,而且进监护室后父母不在身边,因恐惧会哭闹,因此,术前可带患儿参观监护室,使之熟悉环境,术后监护室的护士要和蔼可亲,从而消除孤独恐惧感,配合治疗和护理。

5.术后并发症的护理 喉返神经损伤:术后 1~2 日若出现单纯性的声音嘶哑,嘱噤声休息。若术后发音低微、失声且有饮水呛咳,考虑是术中将喉返神经误扎或切断所致,常不易恢复,要做好患者的心理疏导,嘱其少饮水,多进糊状食物,进食时头偏向一侧。

第三节 风湿性心脏病

【概述】

风湿性病变引起心脏瓣膜炎症性损害,形成瓣膜粘连、增厚,瓣膜病变加重纤维化、钙化导致心脏瓣膜狭窄和(或)关闭不全。主要为二尖瓣狭窄或主动脉瓣关闭不全。临床表现为活动后心悸、气促,重者呼吸困难、咳嗽、声音嘶哑、尿量减少,下肢凹陷性水肿(晨起减轻,午后加重)、腹胀、腹腔积液、肝脾肿大等。可出现"二尖瓣面容",即两颧呈紫红色。主动脉瓣狭窄临床表现为心绞痛、晕厥或黑矇。

【护理措施】

1.术前护理

(1)同心脏手术术前护理

(2)限制活动量,指导患者床上活动肢体,避免剧烈活动,防止血栓脱落致猝死。观察患者,如活动过量出现心绞痛或频发室性期前收缩及时平卧休息、给予氧气吸入。

(3)坚持低盐饮食。

(4)给予洋地黄和利尿剂(注意用药反应,见缩窄性心包炎护理)控制心力衰竭;治疗心绞痛,备硝酸甘油。

(5)保持心情舒畅,给予镇静剂,避免情绪激动,防止诱发急性肺水肿。

2.术后护理

(1)同心脏术后护理

(2)预防急性肺水肿:控制液体量。

(3)严格无菌操作、限制探视,防止发生感染性心内膜炎。

(4)遵医嘱行抗凝治疗,密切监测出、凝血情况(引流、手术切口等),鱼精蛋白备用。术后每日检查 PT+A,抗凝适当的标准为:凝血酶原时间为正常值(12~14 秒)的 1.5~2 倍,活动度在 30%~40%,国际标准比 INR2.0~2.5。调整好剂量后,应每 2 周复查 PT+A 1 次,并注意有无牙龈出血、皮下出血、柏油便、月经增多、头痛等症状,有上述症状及时复诊。行其他手术时应告知医生服用抗凝剂。

(5)心理护理:使患者尽早适应机械瓣声音;出院后配合各项治疗;了解并遵守抗凝注意事项。

(王　燕　潘汉沛　孙晔　王　腾)

第十四章　神经外科疾病

第一节　颅内肿瘤

【概述】

颅内肿瘤又称脑瘤,分为原发性和继发性两大类。原发性颅内肿瘤发生于脑组织、脑膜、脑神经、垂体、血管及残余组织等。继发性肿瘤是指身体其他部位恶性肿瘤转移或侵入颅内的肿瘤。

【临床特点】

颅内压增高症状和局部定位症状,如:感觉障碍、偏瘫、视力视野改变、共济失调等,鞍区肿瘤患者不定期有内分泌功能紊乱的表现,如:性功能低下,生长激素分泌旺盛等。

【护理措施】

1.术前护理

(1)病情观察:严密观察病情变化,当患者出现意识障碍、瞳孔不等大、缓脉、血压升高等症状时,提示有发生脑疝的可能,应立即报告医生。保持呼吸道通畅,迅速静脉滴注脱水剂,并留置尿管,以了解脱水效果。做好术前特殊检查及手术准备。

(2)颅压增高的护理:颅内占位病变随着病情发展均会出现颅压增高的症状。严重者可由于呼吸道梗阻、剧烈咳嗽、用力排便等,导致颅压骤然增高而发生脑疝。因此,患者应注意保暖,预防感冒;适当应用缓泻剂,保持排便通畅。另外,还可采取一些措施降低颅压:①使用脱水剂以减轻脑水肿;②床头抬高 15°~30°,以利颅内静脉回流,减轻脑水肿;③充分给氧改善脑缺氧, 使脑血管收缩, 降低脑血流量; ④控制液体摄入量,1000~2000ml/d;⑤高热者立即降温,防止机体代谢增高,加重脑缺氧。

(3)注意保护患者:对出现神经系统症状的患者应视具体情况加以保护,如防止健忘患者走失;督促癫痫患者按时服药;运动障碍患者应卧床休息;躁动患者给予适当约束,放置床档,防止坠床、摔伤和自伤。

2.术后护理

(1)卧位:一般患者清醒后抬高床头 15°~30°,以利静脉回流,减轻脑水肿,降低颅压。

(2)病情观察:严密观察生命体征即肢体活动,特别是意识及瞳孔的变化。术后 24 小时内易出现颅内出血及脑水肿引起脑疝等并发症。当患者意识由清醒转位嗜睡或躁动不安，瞳孔逐渐散大且不等大，对光反应迟钝或消失，伴对侧肢体活动障碍加重，同时出现脉缓、血压升高，要考虑颅内出血或脑水肿的可能，应及时报告医生。

（3）保持出入量平衡：术后静脉补液时，注意控制液体的入量在 1000~2000ml/d。

（4）脑室引流的护理：按脑室引流护理常规进行护理。

（5）应用脱水剂注意事项：临床常用的脱水剂一般是 20%甘露醇，滴注时注意速度，一般 20%甘露醇 250ml 应在 20~30 分钟内输完，防止药液渗漏于血管外，以免造成皮下组织坏死；不可与其他药液混用；血压过低时禁止使用。

（6）骨窗的护理：胶质瘤术后，为了起到减压的作用，一般将患者颅骨骨瓣去除或游离，成为骨窗或游离骨瓣。骨瓣去除后脑组织外只有头皮保护，易受伤，应加强保护。通过骨窗还可直接观察颅压变化，如骨窗处张力较大或脑组织膨出，说明颅压增高，应采取措施降低颅压。

（7）功能锻炼：术后患者常有偏瘫或失语，要加强患者肢体功能锻炼和语言训练。协助患者肢体被动活动，按摩肌肉，防止肌肉萎缩。耐心辅导患者进行语言训练，指导患者从简单发音开始，逐步练习多音节词，鼓励患者家属建立信心，平时给患者听音乐、广播等，刺激其听觉中枢。

第二节　颅内血管病变

【概述】

颅内血管病变包括颅内动脉瘤、动静脉畸形等。

【临床特点】

颅内压增高症状和局部压迫症状

【护理措施】

1.鼓励患者表达并耐心倾听其恐惧的原因，评估其程度，理解患者恐惧的感受，经常和患者交谈，介绍治愈病例，使其树立信心。及时肯定和鼓励患者的进步，使患者树立信心、战胜恐惧。

2.介绍脑血管造影检查的目的、术中配合方法，使患者接受并配合检查。

3.向患者讲解脑血管造影检查后，少数患者可出现头痛、头晕、恶心、低热等反应，经处理后短期内可恢复，不要过度恐慌。

4.避免患者情绪激动，必要时遵医嘱予以降压药物控制血压。

(二)昏迷的护理

1.患者平卧,抬高床头 15°~30°,头偏向一侧。

2.加强呼吸道护理,高流量输氧

(1)随时吸痰,防止呼吸道堵塞。

(2)加强气管切开护理。

(3)呼吸机辅助呼吸者,观察并调节呼吸频率、潮气量、气管压力,以适应病情需要,防止各连接接头脱出。

(4)舌后坠者,用舌钳拉出舌部,或使用口咽通气管。

3.加强鼻饲流质的护理,防止食物反流、误吸及窒息发生。

4.加强生活护理

(1)保持床单干燥、平整。

(2)保持全身皮肤清洁,擦皮肤护理,每天 1~2 次。

(3)翻身、拍背,每 2 小时 1 次,并按摩受压部位。

(4)肢体被动活动,每 4~8 小时 1 次。

(5)口腔护理每日 2 次;口唇干裂者,涂润滑油膏。

(6)眼睑闭合不全者,以氯霉素眼药水滴眼每日 3 次,四环素眼膏涂眼,每晚 1 次,并覆盖眼垫。

5.防止患者自伤、坠床

(1)勤剪指甲。

(2)抽搐时,置牙垫于上下臼齿之间,防止舌咬伤。

(3)躁动时,加用床档或约束带。

6.保持大小便通畅,防止便秘及泌尿系感染

(1)便秘者润滑通便或高压灌肠。

(2)留置导尿管者,每日以 0.25%络合碘棉球消毒尿道口 2 次。

(3)尿液引流袋每日更换。

(4)训练膀胱功能:定期夹闭导尿管,每 4 小时放尿 1 次。

7.严格掌握热水袋、冰袋使用指征,防止烫伤或冻伤。

(三)自我形象紊乱护理

1.讲述手术的必要性,使患者理解手术后形象的改变。

2.协助日常生活。

3.制订康复训练计划。

4.帮助患者重新设计自我形象及生活方式,并向患者及家属传授以下注意事项:

(1)患者卧床者:①合理饮食,保证营养的补充,防止便秘;②定时改变体位,按摩受压部位,防止压疮发生;③肢体主动和被动运动,防止肢体萎缩;④训练膀胱功能,防止尿潴留,患者尿失禁者,随时更换尿湿的衣被,保持其传单衣被清洁、干燥;⑤保持呼吸道通畅,防止发生呼吸道堵塞、窒息等。

(2)使用轮椅者:①使用前,指导熟悉轮椅各部件的功能,尤其是"刹车"的使用方法;

②患者刚学会使用轮椅时,不可单独外出;③外出时交代去向,不可远离家门,尤其不可在交通拥挤道路上使用轮椅;④不得用轮椅上下楼梯,避免在坡度较大、凹凸不平、泥泞路面上行驶;⑤轮椅速度不可太快;⑥坐轮椅时间不宜过长,每次 2 小时左右,必要时应轮流改变受压局部,防止压疮形成。

(3)搀扶患者时:①患者下地活动前要训练其平衡功能;②搀扶时以一手扶住患者腰部,一手握住患者同侧手(患者手臂绕过搀扶者肩部),必要时二人搀扶;③不可在坡度较大地面、上下楼梯搀扶患者行走以防止摔倒;④患者体力不支时,不可强行搀扶行走。

(四)脑出血的护理

1.密切观察神志、瞳孔、生命体征、肢体活动情况,出现异常,及时报告医生。

2.患者严格制动,抬高床头 10°~15°,以降低颅内压,减轻脑出血。

3.保持呼吸道通畅。

(1)高流量输氧。

(2)舌后坠时要放置口咽通气道。

(3)随时吸痰,必要时作气管切开。

4.遵医嘱脱水治疗,以降低颅内压。

5.遵医嘱控制血压,据血压调节降压药物速度,防止血压波动太大而诱发出血。

6.避免诱发再出血

(1)保持病室安静,避免患者情绪激动。

(2)保持大便通畅。

(3)禁食刺激、兴奋性食物(药物)。

(4)喂食时,要小口慢喂,防止进食呛咳。

(5)勿刺激患者剧烈咳嗽。

(6)翻身时动作轻稳。

7.对形成血肿的脑出血,积极配合医生做好血肿清除术准备。

(五)知识缺乏的护理

1.向患者及家属宣教颅内再出血的预防知识

(1)患者卧床休息为主,勿剧烈运动。

(2)防止进食呛咳、剧烈咳嗽。

(3)戒烟酒;饮食宜清淡、易消化,多食水果蔬菜;勿暴饮暴食。

(4)避免情绪激动,保持病室安静。

(5)遵医嘱坚持服用降压药物。

2.向患者及家属讲解诊断性检查和治疗的知识

(1)CT 检查、MRI 检查、脑血管造影的必要性、程序及注意事项。

(2)压颈试验时,坚持每日 1 次,直至患者耐受 20~30 分钟无黑矇、失语等表现,以防术后发生偏瘫、失语。

3.做好出院指导

(1)指导康复训练计划。

（2）经常监测和控制血压。

（3）控制高脂饮食摄入，保持大便通畅。

（4）生活有规律，防止情绪波动。

（5）劳逸结合。

第三节　颅脑损伤

【概述】

颅脑损伤是暴力直接或间接作用于头部引起颅骨及脑组织的损伤。可分为开放性颅脑损伤和闭合性颅脑损伤。颅脑损伤临床表现为意识障碍、头痛、恶心、呕吐、癫痫发作、肢体瘫痪、感觉障碍、失语及偏盲等。颅底骨折可出现脑脊液耳漏、鼻漏。脑干损伤时可出现意识障碍、去大脑僵直，严重时发生脑疝危及生命。重度颅脑损伤以紧急抢救、纠正休克、清创、抗感染及手术为主要治疗方法。

【临床特点】

脑震荡患者表现为短暂意识丧失，意识恢复后常有头疼、恶心、呕吐、眩晕等症状；脑挫裂伤和颅内血肿的患者有意识障碍（硬膜外血肿典型的表现为昏迷—清醒—有中间清醒期。）、颅内压增高的表现、神经损害体征、脑膜刺激征和生命体征的改变等临床特点。

【护理措施】

1.术前护理

（1）严密观察患者生命体征即意识、瞳孔、肢体活动情况，及时判断患者是否出现休克、脑疝。

（2）迅速建立静脉通路，脑疝患者立即静脉快速输入脱水药。

（3）积极做好手术前患者的各项工作，如剃头、清洁头部皮肤等。

（4）保持呼吸道通畅：重度颅脑损伤患者伴有不同程度意识障碍，应采取侧卧位或半卧位，头偏向一侧，以利于呼吸道分泌物排出，防止呕吐物误吸引起窒息。舌后坠阻塞呼吸道时，应放置导气管或用舌钳将舌拉出，必要时可行气管切开。

（5）纠正休克：开放性颅内损伤引起失血性休克，应使患者保持平卧，注意保暖，补充血容量。

（6）有脑脊液耳漏者，头偏向患侧，以便引流，防止脑脊液逆流造成颅内感染。

（7）预防颅内感染：开放性颅脑损伤应及时清创和常规应用抗生素。有脑脊液耳、鼻漏者要注意保持耳、鼻孔及口腔的清洁，尽可能避免挖鼻孔、打喷嚏和咳嗽，严禁堵塞或用水冲洗耳、鼻以及经鼻吸痰和置胃管，以免引起逆行感染。定时测体温，密切观察有无颅内感染征象。

2.术后护理

(1)卧位:术后均应抬高床头15°~30°,以利于静脉回流,减轻脑水肿。

(2)生命体征的观察:定时监测意识、瞳孔、呼吸、血压等,做好记录。

(3)高热护理:感染或年三十均引起高热、应查明原因。体温高时应及时给予降温,保持体温在正常或接近正常范围内。可采用药物及物理降温。对中枢性高热多以物理降温为主,如乙醇擦浴、冰水灌肠、冰水洗胃或应用冰毯;必要时行低温冬眠疗法。

(4)预防并发症的发生:加强基础护理。昏迷患者要注意保暖,定时拍背排痰,清理呼吸道,预防坠积性肺炎。按时翻身,保持传单清洁、干燥,每日按摩骨突部位,做好皮肤护理,防止发生压疮。躁动患者谨慎使用镇静剂,应设专人守护,给予适当约束,防止坠床及意外发生。

(5)冬眠的护理:冬眠疗法是采用冬眠药物和物理降温的方法使机体处于低温状态。广泛脑挫裂伤、脑干及下丘脑损伤伴有中枢高热者,采用此疗法,以达到镇静、安眠、减低脑组织新陈代谢、提高脑组织对缺氧的耐受力,以保护受伤脑组织,减轻脑水肿。常用药物有冬眠Ⅰ号、Ⅱ号、Ⅳ号合剂。护理时应注意:

1)遵医嘱选用适当的冬眠合剂,待自主神经受到充分阻滞、机体御寒反应消除,患者进入昏睡状态后,再加用物理降温措施。因为没有冬眠药物的保护,36℃以下的体温可使机体产生寒战,增加机体耗氧,并消耗热能。降温以肛温32~34℃为宜,冬眠时间一般为3~5日。

2)患者房间应保持安静,光线较暗,室温在18~20℃。有专人看护,并备好急救药品和物品。患者应平卧,搬动患者或翻身时,动作要轻柔、缓慢,以防止发生体位性低血压。

3)治疗前观察并记录患者的生命体征意识及瞳孔等,以比较治疗前后症状变化。治疗期间严密观察病情,特别是血压和体温的变化,发现异常及时采取措施。

4)冬眠药物最后经静脉滴注,以便通过滴速的调节控制冬眠的深度,使体温稳定在治疗要求的范围内。

5)保持呼吸道通畅,定时翻身、拍背、雾化吸入,以防止肺炎发生;仔细观察皮肤及肢体末端的血液循环情况,并给予按摩以防止发生冻伤及压疮等并发症。

6)停止冬眠治疗时,应首先停止物理降温,再停止冬眠药物。停止冬眠措施后,患者体温会自然升高,当药物蓄积致使复温困难时,可使用热水袋等方法复温。

(6)营养支持:颅脑损伤或术后采用静脉补充热量,补液总量一般不宜超过1500ml,以防止脑水肿的发生或发展。以后可根据患者的意识状态和胃肠功能改为流食或鼻饲饮食。

(陈 晴 颜伟伟 何宜臻 潘汉沛 王 燕 范莉莉)

第十五章　泌尿外科疾病

第一节　肾损伤

【概述】

肾脏在解剖上位置较深,且受到胸廓、脊柱、肌肉和腹腔的保护,一般不易受伤。只有在受到严重暴力打击时才会发生肾损伤,且常合并有其他脏器无论在减少并发症还是在减少伤残、死亡率方面都具有重大意义。

肾损伤的原因有:①直接暴力;②间接暴力;③强烈肌肉收缩;④锐器刺伤;⑥肾自发性破裂。

【临床特点】

1.症状

(1)休克:可为创伤性和(或)出血性休克,闭合性损伤发生休克者应考虑重度肾损伤和肾蒂损伤。

(2)血尿:血尿与损伤的程度不一定成比例,一般肾挫伤血尿轻微,重度肾损伤血尿重,如输尿管离断,肾蒂损伤,严重的肾盂裂伤或血块阻塞输尿管或休克无尿时,则血尿可不明显,甚至无尿。

(3)疼痛:患侧胸、腹部疼痛,血块通过输尿管时可发生肾绞痛,血液渗入腹腔或伴有腹腔器官损伤时,可出现全腹疼痛或腹膜刺激症状。

(4)肿块:由于血液和外渗尿积存于肾周围,而形成痛性肿块,出现全身中毒症状、发热、寒战等。

2.体征　上腹部及腰部压痛,腹部包块。刀伤或穿透伤累及肾脏时,伤口可流出大量鲜血。出血量与肾脏损伤程度以及是否合并其他脏器或血管损伤有关。

【护理措施】

1.控制出血,预防休克

(1)观察血尿,若有浓的血尿出现,表示出血持续,应让患者平躺,保持安静。

(2)抬高下肢,以增加回心血量,预防休克的发生。

(3)输血和输液,以增加循环血量。

(4)行肾周围间隙引流,预防感染。

2.放入引流管,以引流肾周围的出血及渗出物。

(1)保持引流管的通畅。

(2)严格无菌操作,保持引流管周围无菌清洁。

(3)遵医嘱给予抗生素。

3.绝对卧床休息 3~4 周,恢复后 2~3 个月内参加体力劳动,过早离床活动可能再次出血。

4.有手术指征则手术治疗,积极做好术前准备。

(1)经抗休克治疗后,症状未见好转,提示有继续内出血。

(2)血尿逐渐加重,血红蛋白及血细胞比容继续下降。

(3)腹部肿块增大,局部症状明显。

(4)疑有腹腔内脏损伤。

5.术后应注意

(1)严密观察生命体征,维持生命体征的平稳,肾脏是血管极丰富的器官,且手术止血操作较困难,所以术后有发生大出血的可能。

(2)观察尿液的量、颜色、性质、定期生化检查。

1)准确测量并记录每小时尿量,若出现尿量<30ml/h,应立即报告医生。

2)手术后 12 小时内尿大多带有红色,但尿液鲜红且浓时,立即报告医生。

3)补充足够的液体量,维持水、电解质平衡,保持足够尿量。

(3)患者生命体征平稳,病情许可,在术后 24 小时即可离床。

(4)引流管在术后 5~6 日拔除。

第二节　尿道下裂

【概述】

尿道下裂是由于前尿道发育不全,尿道口未在正常位置的先天性尿道畸形。其尿道口可位于阴茎腹侧的从会阴部到阴茎头部的任何部位。因其发育不全,尿道及周围组织形成纤维索,牵拉阴茎,使其弯向腹侧。男女均可发生,但主要见于男性。

【临床特点】

1.症状

(1)尿道口位置异常:根据尿道口位置可分为四型:①龟头型,尿道口位于龟头至冠状沟腹侧;②阴茎型,尿道口位于阴茎腹侧冠状沟至阴茎根部之间;③阴囊型,尿道口位于阴囊,时有阴囊分裂;④会阴型,尿道口位于会阴部,阴囊分裂,发育不全。

(2)阴茎下曲:按阴茎体纵轴夹角,将阴茎下弯分为三度。轻度:<15°,中度:15°~35°;重度:>35°。

(3)包皮的异常分布:阴茎头腹侧包皮未能在中线融合,呈 V 形缺损,无包皮系带。全部包皮呈帽状堆积于阴茎头背侧。

2.体征 尿道外口位置异常,阴茎下曲畸形,包皮呈帽状堆积于阴茎头背侧。

【护理措施】

(一)心理护理

1.建立良好的护患关系。

2.主动与家人及朋友交往。

3.患者缺失的部位,告诉患者相应的健康问题及维持健康的方法。

4.对根据患者的身体部分缺失表示理解、认可。

5.鼓励患者谈论孤单的感觉以及产生这些感觉的原因。

6.鼓励患者参加集体活动及有益的社会活动。

7. 向患者和家属进行本病知识的指导使其对本病的发生和术后转归有一定了解,以此鼓励患者树立战胜疾病的信心和增强心理承受能力。

(二)手术护理

1.术前护理

(1)术前 3 日开始每日用肥皂水清洗阴茎冠状沟、阴囊皮肤各 1 次,并用络合碘棉球局部擦拭。

(2)患者有尿频、尿急等症状,应用抗生素积极治疗,防止泌尿系感染。

(3)同外科术前护理

2.术后护理

(1)按外科术后护理常规,监测生命体征。

(2)减轻疼痛:用支被架支起棉被,避免直接接触切口,减轻疼痛及污染切口的机会。

(3)观察血运,保持局部清洁:密切观察阴茎局部切口,阴茎头充血、水肿、颜色发绀等提示血运不佳,可能是切口敷料包扎过紧所致,应及时通知医生给予处理。每日用络合碘棉球擦拭尿道口 2 次。

(4)预防感染:切口感染是造成尿道成形术失败的主要原因,应积极预防。术后第 2 日开始自会阴部向尿道远端轻轻挤压,排出尿道内分泌物及脓液;用庆大霉素 8 万单位浸润纱条,包裹切口,保持切口敷料清洁、干燥;应用抗生素预防感染。

(5)尿管固定:妥善固定尿管,保持通畅;尿管同时起到支架作用,操作时注意保护尿管,防止活动时牵拉脱出。

(6)减轻腹压:预防便秘和感冒;鼓励患者多饮水,促进切口愈合。此外,7 岁以上患者需服用己烯雌酚,防止阴茎勃起,导致继发出血和疼痛,影响切口愈合。

(7)观察排尿情况:术后 10~12 日拔除尿管,鼓励患者自行站立排尿,观察排尿出口和尿线。若排尿正常可于 1~2 日后拔除膀胱造瘘管;若排尿困难,通知医生尽早行尿道扩张术。

【健康指导】

术后 1~2 个月内限制剧烈活动,防止切口裂开。

第三节 尿道损伤

【概述】

尿道损伤(urethral injuries)是泌尿系统常见损伤,男性多见常由于骑跨伤或骨盆骨折,少数为医源性所致,按伤情分挫伤、裂伤和完全性断裂伤。按解剖情况分前尿道损伤(海绵体部)位于会阴部,后尿道损伤(前列腺部和膜部尿道),位于骨盆内、骨盆骨折的骨折端耻骨支,坐骨支可刺伤后尿道,前列腺部尿道由耻骨前列腺韧带固定于耻骨联合后下方,膜部尿道穿过并固定于生殖膈。当骨盆骨折时导致骨盆环前后径增大,左右径变小,耻骨前列腺韧带受到急剧的牵拉而被撕裂或连同前列腺突然移位,致使前列腺尿道与膜部尿道交接处撕裂或断裂,或尿道生殖膈撕裂致使穿过其中的膜部尿道撕裂或断裂。膜部尿道损伤亦可延及球部尿道,后尿道损伤常伴有膀胱或直肠等脏器损伤,如不及时处理或处理不当,极易发生尿道狭窄、梗阻、尿漏、感染、假道形成或性功能障碍等。常见表现有休克、尿道出血、疼痛、排尿困难及尿潴留、血肿或瘀斑,尿外渗等。

【临床特点】

1.症状

(1)创伤史:有无典型的骑跨伤,骨盆骨折以及有无器械检查或治疗史。

(2)尿道内出血:前尿道损伤有尿道外口滴血;后尿道损伤时若无尿生殖膈破裂,可于排尿后或排尿时有血滴出。另外,出血还可淤积于会阴和阴囊部位形成血肿。

(3)尿道疼痛:表现为尿道内灼痛,排尿时加剧,向阴茎头及会阴部放射。主要由于尿道外括约肌痉挛、尿道断裂或尿液刺激尿道内创面所致。

(4)排尿困难及尿潴留:表现为不能排尿或排尿费力,主要因尿道括约肌痉挛、尿道断端回缩失去连续性、周围血肿或外渗尿液的压迫以及骨折断端的挤压等因素所致。

(5)血肿与瘀斑:骑跨伤常有会阴部血肿瘀斑,阴囊肿胀,呈青紫色。

(6)尿外渗:前尿道损伤破裂,频繁排尿时可表现为阴茎会阴甚至下腹部尿外渗肿胀;后尿道断裂,尿外渗至膀胱、前列腺周围,可出现直肠刺激症状。若不及时处理,可继发感染,致组织坏死、化脓,严重者出现全身中毒症状,局部感染坏死可形成尿漏。

(7)休克:球部尿道损伤很少出现,骨盆骨折或合并有其他内脏损伤的后尿道损伤约40%发生休克,且为早期死亡的主要原因之一。

2.体征 阴茎、阴囊、会阴部皮肤青紫、皮下有瘀血斑,局部肿胀明显,损伤时间较长者,可见耻骨上区隆起,能触到充盈之膀胱。后尿道断裂时,直肠指诊可触到前列腺尖部明显后移,且有柔软浮动感伴压痛。

【护理措施】

1.增加组织灌注量,防止休克发生

(1)监测生命体征,伤后及术后 2 日内,每隔 1~2 小时监测血压,脉搏、呼吸 1 次。

(2)尿量、尿液的颜色、性质等,并记录。

(3)补充血容量。遵医嘱静脉输血、输液、并保证静脉通路通畅。

(4)若患者可经口进食,则鼓励患者多饮水,并补充热量计蛋白质。

2.排出尿潴留及排尿困难。

3.嘱患者不可自行排尿。

4.损伤处在无菌操作下,缓慢插入导尿管,如能通过,则留置持续导尿,作为治疗支架并引流。留置导尿 10~14 日。

5.如为尿道撕裂伤,不能插入导尿管,可行膀胱穿刺造瘘。2~3 周后排尿期尿道检查,无尿外渗,排尿通畅,则可拔除膀胱造瘘管。

6.如尿道损伤严重或血肿很大,应经会阴手术清除血肿并行尿道断端吻合术,留置尿道支撑导管 2~3 周,膀胱造瘘管在 14 日后拔除。

7.保持留置导尿管或评估造瘘管通畅,引流管不可过长或过短,位置不可高于膀胱水平,避免管道扭曲、折叠。

8.预防感染

(1)观察体温计白细胞水平,及时发现感染征象。

(2)注意无菌操作。

(3)带有留置导尿管的患者应每日尿道外口护理 2 次,若无膀胱破裂及膀胱穿刺的患者应膀胱冲洗每日 1 次。

(4)有尿液外渗并多次切口引流的患者应注意观察渗出情况,注意引流物的量、颜色、性质、气味等。

(5)保持术后切口清洁、干燥,及时更换敷料。

(6)遵医嘱使用抗生素。

9.教育患者应进行尿道扩张

(1)教育患者在行尿道手术后可能会发生尿道狭窄,应定期检查及行尿道扩张。

(2)尿道扩张时动作应轻柔,注意有无出血及损伤,严格无菌操作防止感染。

第四节 前列腺增生症

【概述】

前列腺增生症是一种老年男性的常见病,发病年龄大都在 50 岁以后,随着年龄增长其发病率也不断升高。病因尚不清楚。多数认为前列腺增生与体内雄激素及雌激素的平衡失调有关

【临床特点】

前列腺增生症的症状是随着病理改变而逐渐出现。早期因膀胱代偿而症状不明显,因而患者常不能准确地回忆起病程的长短,随着病情加重而出现各种症状。

1.尿频、尿急 早期最常见的症状是尿频,且逐渐加重,尤其是夜尿次数增多。引起尿频的原因早期是由于膀胱颈部充血导致膀胱逼尿肌反射亢进,后期是由于增生前列腺引起尿道梗阻,使膀胱内残余尿增多而膀胱的有效容量减少所致。

2.进行性排尿困难 主要表现为起尿缓慢、排尿费力,射尿无力,尿线细小,尿流滴沥,分段排尿及排尿不尽等。

3.尿失禁 晚期前列腺增生症常致膀胱代偿功能衰竭扩大,膀胱残余尿量不断增加。当膀胱内积存大量残余尿时,由于膀胱过度膨胀,膀胱内压力增高至超过尿道阻力后尿液可随时自行溢出,称充盈性尿失禁、夜间熟睡时,盆底肌肉松弛,更易使尿液自行流出而发生遗尿。

4.急性尿潴留 在排尿困难的基础上,如有受凉、饮酒、劳累等诱因而引起腺体及膀胱颈部充血水肿时,即可发生急性尿潴留。患者膀胱极度膨胀,疼痛,尿意频繁,辗转不安、难以入眠。

5.血尿 前列腺增生组织表面常有静脉血管扩张充血,破裂后可引起血尿。出血量不等多为间歇性,偶有大量出血,血块充满膀胱,须紧急处理。血尿发生时,应与膀胱内炎症、结石及肿瘤等鉴别。

6. 肾功能不全症状 晚期由于长期尿路梗阻而导致两肾功能减退出现氮质血症,表现为食欲不振、恶心、呕吐及贫血等。

7.其他症状 由于长期排尿困难而依赖增加腹压排尿,可引起或加重痔、脱肛及疝等。

【护理措施】

1.术前护理

(1)预防泌尿系统感染:鼓励患者多饮水,注意个人卫生,勤换衣裤。多数患者因尿频、排尿困难而害怕喝水,向患者讲明饮水的意义,并注意记录患者排尿情况。若出现排尿困难、膀胱区憋胀、有尿不能完全排出,应通知医生给予留置尿管或膀胱造口术,同时

口服抗生素。

(2)了解患者心肺功能。患者多为老年人,防止心脏意外。

(3)了解患者排便情况,习惯性便秘的患者可口服缓泻药物,保持排便通畅。

(4)配合手术治疗,口服雌激素,使前列腺腺体缩小变硬,减轻充血,有利于手术。

(5)带 Folley 三腔导尿管去手术室,术中留置。

(6)同外科术前护理

2.术后护理

(1)观察出血情况:术后给予持续膀胱冲洗。护士应密切观察尿管引流液的颜色,冲洗速度依尿管引流液的颜色而调节,颜色变浅红,冲洗速度可调慢;变为尿色,可遵医嘱停止冲洗。如为鲜红色,混有泡沫提示有手术创面大量渗血的可能,立即通知医生,重新固定尿管,拉直尿管紧贴于股根侧,用宽胶布粘牢,患者该侧下肢尽量平伸,达到牵拉止血作用,同时调快冲洗速度,保持尿管通畅,避免血块堵塞。当创面大量渗血,血压下降,脉搏增快,应给予止血和输血治疗,必要时手术止血。

(2)观察冲洗液有无外渗现象:术后除观察尿液颜色外,还要密切观察有无腹部膨隆。如患者出现腹部张力增加、烦躁不安、叩诊为浊音,提示有前列腺包膜受损的可能,及时通知医生,停止冲洗或手术放置耻骨后引流管,防止大量冲洗液被机体吸收,造成水中毒。

(3)饮食:术后第 1 日,进半流食,以易消化食物为宜,多吃水果、蔬菜,并嘱患者大量饮水,3000ml/d 左右,使尿液排出增加,起到自然冲洗的目的,也可防止便秘。

(4)防止静脉血栓的形成:鼓励患者适当活动,防止下肢静脉血栓及肺栓塞的发生。卧床期间,指导患者侧身活动,下肢屈腿运动。停止膀胱冲洗后,协助患者离床活动,注意观察患者有无呼吸困难等肺栓塞症状。

(5)膀胱痉挛的护理:部分或者手术后,可出现膀胱痉挛,表现为膀胱区明显压痛,冲洗可自行停止或速度减慢,尿管暂无液体引出或出血加重。此时,遵医嘱给予奥宁 5mg 或渡洛捷 200mg 口服,也可放出导尿管气囊内的部分液体,均能减轻患者症状。并注意尿道口有无溢血,如污染床单位,应重新更换。

(6)防止继发出血:腹压增高导致继发出血的主要原因。手术后粪便干燥、咳嗽等均可导致腹压增高,应积极防治。除饮食指导外,还有倾听患者主诉,必要时可用缓泻剂或提前服用缓泻药,保持排便通畅。患者咳嗽应及时对症处理,如口服棕胺合剂 10ml,每日 4 次,嘱患者服药后半小时内不饮水。

(7)尿失禁患者的护理:保持尿管后,患者发生一过性尿失禁,一般几日到 1 个月可自行恢复,向患者及家属解释清楚,减轻思想顾虑。个别患者尿失禁时间较长,可指导患者进行缩肛训练,并配合药物治疗,一般在 0.5~1 年多可恢复正常。

【健康指导】

术后 1 个月内不能骑自行车,3 个月内禁止提重物,保持排便通畅。

第五节　肾积水

【概述】

由于泌尿系统的梗阻导致肾盂肾盏扩张,其中潴留尿液,统称为肾积水。因为肾内尿液积聚,压力升高,使肾盂与肾盏扩大和肾实质萎缩。如潴留的尿液发生感染,则称为感染性肾积水;当肾组织因感染而坏死失去功能,肾盂充满脓液,称为肾积脓或脓肾。造成肾积水的最主要的病因是肾盂输尿管交界处梗阻。

【临床特点】

1.慢性梗阻时往往症状不明显,仅表现为腰部钝痛。大多数急性梗阻可出现较明显的腰痛或典型的肾绞痛。有个别患者虽发生急性双侧性梗阻或完全梗阻,但并不感到疼痛。

2.肾积水常表现腹部肿块,上腹部突发剧烈疼痛或绞痛,继之有多次小便,当疼痛缓解则肿块缩小甚至消失。

3.血尿。

4.胃肠道症状有恶心、呕吐、胃纳减退等。

【护理措施】

1.术前护理

(1)了解患者肾积水程度,加以保护,注意休息,活动适度,避免肾区受碰撞,导致肾损伤,如破裂出血。

(2)预防泌尿系感染,适量饮水,保持外阴部清洁,勤换内衣。必要时可口服抗生素。

(3)同外科术前护理。

2.术后护理

(1)同外科术后护理,监测生命体征。

(2)引流管的护理:确保引流管通畅,妥善固定;观察引流液的性质、颜色、量,发现问题及时处理;记录每日引流量及尿量;定期监测血生化、肾功能。若肾造瘘口引流管不畅,可在无菌操作下用 0.9%NaCl 进行低压冲洗,每次不多于 5ml,冲洗时要缓慢,以免压力过高,增加吻合口张力,导致漏尿。

(3)加强营养,提高机体抵抗力,促进吻合口愈合,同时应用抗生素抗感染。

(4)健康指导:肾盂输尿管成形术需留置输尿管支架管(D-J管)手术后 4~6 周拔除,拔管在门诊膀胱镜下进行。通常拔除 D-J 管 3 日后,可缓慢夹闭肾造瘘管,直至全部夹闭。此间如有肾区胀痛、发热及吻合口引流为尿液需立即就诊,打开肾造瘘管,减轻上述症状;如无上述症状,经肾造瘘造影检查,证实吻合口通畅无狭窄,方可拔除肾造瘘引流管,同时嘱患者健侧卧位,防止漏尿,此口 1 周左右愈合。院外带管期间需防止感染。术后

6个月行静脉尿路造影检查(IVU),观察肾积水程度是否减轻及肾功能恢复情况。

第六节 肾结核

【概述】

肾结核常见于青壮年,以20~40岁最常见,男性多于女性,一般多为单侧性,约10%为双侧性,早期病变为肾髓质及肾乳头的局限性结核病灶,继续发展则为干酪样坏死,形成空洞,多个结核空洞发展并融合变成肾积脓而使全肾破坏。发展至肾周时可形成结核性肾周炎、肾周寒性脓肿等。结核病变可引起输尿管纤维组织增生,使其增粗、变硬、管腔狭窄,加速肾脏的破坏。膀胱结核病变以三角区最先受累,使对侧输尿管口狭窄或关闭不全,引起对侧肾积水,结核杆菌也可逆行感染对侧肾脏,使其功能受损,晚期患者,全肾功能严重损害,成为尿毒症。

【临床特点】

1.症状

(1)膀胱刺激征:尿频、尿急、尿痛,特别是夜尿增多,这是肾结核的最重要也是最早出现的症状。当膀胱结核病情加重时,尿频也越显著,继而可出现尿急及尿痛。早期尿频是由于结核菌和脓尿刺激膀胱黏膜或黏膜溃疡所致;晚期则因膀胱容量缩小,以致排尿次数增多,乃至出现急迫性尿失禁。

(2)血尿:血尿是肾结核的第二个重要症状,发生率为70%~80%。一般与尿频、尿急、尿痛等症状同时出现。血尿的程度不等,多为轻度的肉眼血尿或镜下血尿,仅3%的病例为明显的肉眼血尿,并且是唯一的首发症状。多数为终末血尿,乃是膀胱的结核性炎症和溃疡在排尿时膀胱收缩所致出血。若出血来自肾脏,则可为全程血尿。

(3)脓尿:其发生率20%左右。尿液中可出现大量脓细胞,同时在尿液内亦可混有干酪样物质,使尿液混浊不清,严重者呈米汤样脓尿。

(4)腰酸、腰痛:结核一般无明显疼痛,但当肾脏破坏严重引起结核性肾结脓或肾周炎时,可出现腰酸、腰痛。少数患者可因血块或脓块堵塞输尿管而引起绞痛。

(5)全身症状:贫血、消瘦、低热、盗汗、食欲减退、血沉加快等。

2.体征 肾结核体检无异常所见。少数患者感腰部酸痛。当肾已严重破坏,成为结核脓肾时,可发现肿块。晚期肾结核可有发热、盗汗、贫血、虚弱、消瘦、食欲不振等结核典型症状。有肾积水时,可出现水肿、呕吐等慢性肾衰竭症状。

【护理措施】

1.术前护理

(1)应用抗结核药物,配合手术治疗。抗结核药按方案服用,必须坚持早期、联合、足量和规律用药的原则。向患者和家属讲清坚持服药的意义,取得合作,控制病情,防止进一步加重。

(2)加强营养,鼓励患者进食高蛋白质、高维生素食物。患者体力消耗大,消瘦,低热,抵抗力低下,术前合理的调节饮食可增强抗病能力,对术后恢复起积极作用。

(3)保持个人卫生,预防感冒,勤换衣裤,鼓励多饮水。

(4)了解对侧肾功能,配合留取生化标本及做好各项检查工作,以决定手术是否可行。

(5)关心体贴患者,指导患者以休息为主,保证足够的睡眠;病室内经常通风换气,保持空气新鲜,温度、湿度适宜。

(6)同外科术前护理

2.术后护理

(1)继续应用抗结核药物:术后即静脉点滴异烟肼300mg,防止结核感染扩散;术后第2日改为口服抗结核药,协助患者按时按量服用。

(2)体位:术后血压平稳后给予半卧位,有利于伤口引流,减轻伤口张力,促进愈合。

(3)给予静脉营养:静脉输入白蛋白、脂肪乳或输血,增加热量和蛋白含量,有利于组织修复,提高抗感染能力。

(4)监测体温:手术应激导致术后患者高热,可持续数日。每日测体温4次,体温超过39℃改每日测体温6次,同时遵医嘱给予降温处理,控制体温在39℃以下;注意补足液体量,保持出入量平衡,保持水、电解质平衡;随时倾听患者主诉,加强生活护理,增加患者舒适感。

(5)应用抗生素,预防全身感染。协助患者早期床上活动,定时翻身拍背,鼓励咳痰,预防肺部感染;保持尿管通畅,外阴清洁,鼓励大量饮水,预防泌尿系统感染。

【健康指导】

出院后仍需服用抗结核药3~6个月,嘱患者按时服药,因抗结核药对肝脏有一定的毒性,故同时服保肝药,减轻肝损伤的程度。术后3个月复查,检测生化指标,指导用药。

第七节 嗜铬细胞瘤

【概述】

嗜铬细胞瘤(pheochromocytoma)是起源于肾上腺髓质、交感神经节或其他部位的嗜铬组织的肿瘤,肿瘤细胞持续或阵发性分泌大量的儿茶酚胺(肾上腺素、去甲肾上腺素),临床上以发作性高血压为主要表现,伴有剧烈头痛、面色苍白、大汗淋漓、心悸、腹痛等,也可伴糖耐量减退。85%~90%的肿瘤位于肾上腺,亦可异位,是继发性高血压的一个重要原因,其中恶性肿瘤占10%左右。

【临床特点】

1.发作性高血压,发作时血压上升达 200/130mmHg 左右;伴有大汗淋漓、濒死感、恐惧、心悸、心速、面色苍白等交感神经兴奋的表现。

2.持续性高血压者,血压波动>50/30mmHg。

3.有高血压、伴有血糖升高或糖耐量异常等代谢亢进、糖代谢紊乱的表现。

4.实验室检查提示血、尿儿茶酚胺及尿 VNA、MN、NMV 升高。

【护理措施】

1.术前护理

(1)控制血压:应用 α-肾上腺素能阻止滞剂治疗,使血压下降,减轻心脏负担,并使患者原来缩小的血管内容量扩大,减少手术并发症和死亡率。术前通常给予酚苄明 10~20mg 口服,每 8 小时 1 次或亚宁定 30~60mg 口服,每 6 小时 1 次,持续 1 个月,以控制血压使之接近正常。

(2)症状的观察和护理:患者血压升高时,多伴有头痛,不同程度的头昏、心悸、视物模糊,腹痛,呕吐,面色苍白,四肢冰冷,大汗淋漓,甚至脑出血等。因此,需严密监测血压计脉搏,常规每日测 4 次,病情发生变化时及时通知医生给予处理,并持续测血压,防止脑出血的发生。当患者出现心律失常、心率快时可遵医嘱给予普萘洛尔 10mg 口服,(每日3 次),术前 3 日应停药,以免术中出现心脏意外。

(3)积极防止血压升高:做好心理护理,稳定患者情绪,取得合作,防止意外发生;向患者讲明按时服药的重要性;住院期间以卧床休息为主,避免因过度疲劳导致血压升高;做各项检查治疗前要向患者解释清楚,有专人陪同;工作中要注意言语态度,避免过激语言及不良刺激;告诉患者不可激动,加强同护士之间的沟通,将不良情绪降低至最低。

(4)正确收集儿茶酚胺尿,为诊断提供依据。

2.术后护理

(1)生命体征的观察:嗜铬细胞瘤切除术后,儿茶酚胺的作用消失,血管容量相对增大,应每 15~20 分钟测血压 1 次。血压过低,加快输血或补液速度,提高有效循环血量。若血压仍不能维持正常,应在中心静脉压的监护下及扩容的同时,使用血管收缩药以维持血压,待血压平稳后改测血压每小时 1 次(血管收缩药物应尽可能减少用药剂量计用药次数)。同时监测每小时尿量和肾功能。

(2)胃管的护理:妥善固定,定时用生理盐水 20ml 冲洗胃管,保持其通畅,减轻腹胀,增加舒适感。肠蠕动恢复,肛门排气后,即可拔除胃管,少量饮水。

(3)保持静脉补液通畅:建立有效静脉通路,以防病情突变;有中心静脉插管者每日更换敷料 1 次,保持穿刺部位无渗血;严格无菌操作,预防感染;补液完毕后,用肝素盐水正压封管,避免管道堵塞;保持出入量平衡。

(4)适当活动:病情稳定后,无血压波动,鼓励患者在床上活动,避免肺部感染及下肢静脉血栓等并发症。

(5)术后血压测量:多数恢复正常,少数患者术后 1 周血压计血、尿儿茶酚胺仍偏高,可能与术后应激及储存儿茶酚胺较多有关,故术后 1 个月重测数值更准确。安慰患者不必紧张,配合治疗。

【健康指导】

术后 1 个月复查血压计血、尿儿茶酚胺,判断治疗效果。

第八节 肾移植

【概述】

肾移植术是将同种异体肾植入患者的体内,代替已丧失功能的病肾,也称同种异体肾移植。慢性肾衰竭患者,经血液透析或腹膜透析治疗无感染,高血压被控制,电解质平衡,有手术指征者,经配型合格,可行同种异体肾移植术。

【临床特点】

尿毒症、恶心、呕吐,高血压、高血钾。

【护理措施】

1.术前准备

(1)血液透析(或腹膜透析):充分有效的透析治疗,可减轻氮质血症,纠正水、电解质和酸碱平衡紊乱,减少体内水钠潴留,控制高血压,改善心功能。透析时间一般在 3 个月以上,并且是规律血透(定期每周一、三、五或二、四、六日行血透者为规律血透),使机体处于较"理想"状态。术前 24 小时以内必须增加透析 1 次。

(2)纠正贫血,增加免疫耐受力:以输血细胞或新鲜血为宜。陈旧血内钾离子含量高,易导致血钾过多,对肾衰竭患者尤要注意。

(3)预防感染:有感染病灶者不可手术,必须完全清除。咽拭子培养和清洁中段尿培养为阴性者,方可手术。

(4)配足术中用血,并急查血电解质,作为与术后对照的指标,观察疗效。

(5)卫生宣教:评估患者的一般情况,并向患者及家属做简短宣教。术后患者所住房间实行保护性隔离,谢绝家属探视及陪伴。患者由护士专人护理,防止感染。将呼叫器使用方法告诉患者,家属留好联系电话,取得理解与支持。

(6)术前口服免疫抑制剂:如硫唑嘌呤100g,以减轻术后排异反应。

(7)术前禁食、水6小时。

2.术后护理

(1)术后执行保护性隔离,设专人护理

(2)严密监测生命体征:持续心电、血氧、血氧监测,每小时测量1次。术后第2日血压平稳,改为每4小时测量1次。

(3)尿液的观察:①多尿期的护理:肾移植术后常有3~5日的多尿期,最多者可达8000ml/d,将尿管接一次性储尿器,测量每小时尿量。严密观察出入量变化,及时调整输液速度计量,维持水、电解质平衡,遵循"量出为入"的原则,24小时出入总量差额不超过1500ml;②少尿与无尿护理:当观察尿量<30ml/h时,通知医生给予必要的处理,少尿的原因可能为低血压、移植肾血流灌注不良、肾后性梗阻、急性肾衰竭、急性排斥、尿外渗等;③尿的颜色及比重:术后最初3日内可有轻度的血尿,属正常现象,但要保持尿管通畅,适当减少翻身活动及移植肾侧屈腿次数。尿比重与尿量成反比,与尿中固定成分成正比。

(4)严密观察病情:肾移植术后是否发生排斥反应,严密观察病情甚为重要。常见的排斥症状及体征有:体温突然升高至38.5℃以上(但要除外用免疫抑制剂的不良反应),多在凌晨4~5时;移植肾区胀痛;尿量显著减少,体重增加;血压升高;检查发现移植肾明显肿大;个别患者出现精神症状,如烦躁不安,精神恍惚,过激行为,自行拔引流管等。以上症状可同时出现或仅出现若干项。对任何一项症状的出现,护理人员都应及时与医生取得联系以便对排斥反应早作诊断。

(5)应用免疫抑制药物的注意事项:免疫抑制剂可预防和减少排斥反应的发生,提高移植肾存活率,但应掌握药物的不良反应。目前临床常用的药物,如爱欧山(OKT3)、赛尼哌等,为抗T细胞亚群单克隆抗体,可出现高热、腹泻、轻度水肿。用药前半小时给予地塞米松5mg静脉入小壶,OKT3入5%葡萄糖200ml中慢滴,4~6小时之内输完。

(6)各种管道的护理:术后常留置肾上极、肾下极引流管各一根及尿管。分别妥善固定,保持通畅。注意引流液颜色、量。如引流量突然增加,颜色呈尿色,提示有尿漏发生的可能,应保持充分引流。

(7)预防感染:患者因应用免疫抑制剂,抵抗力低下,容易发生感染,需积极防治。用紫外线灯定时消毒室内空气,每日3次,保持温度、湿度适宜;饭前、饭后均用复方硼砂溶液漱口。已进食者,鼓励患者生食大蒜,起到杀菌作用。如有真菌感染引起的口腔炎,可使用1%过氧化氢漱口。对病毒引起的疱疹,可口服阿昔洛韦100~200mg,每日3次;每2小时翻身、拍背1次,帮助按压伤口,鼓励患者咳痰,给予雾化吸入,每日2次,雾化器需专用,预防交叉感染;女患者会阴冲洗,男患者尿道口用络合碘棉球擦拭,每日2次,保持局部清洁。尿量正常,鼓励患者多饮水。严格记录入量,保持出入量平衡,更换尿袋或放尿液时应无菌操作,预防泌尿系感染;肾移植患者皮肤干燥、脱屑,每日清洁皮肤1次,勤换衣裤,保持床单平整、清洁,防止皮肤破溃。观察伤口敷料,如有渗血、渗液,通知医生,及时更换,保持干燥。遵医嘱应用抗生素。

(8)饮食:术后肠蠕动恢复后,可进流食,逐步改为半流食、普食。移植肾功能恢复,血肌酐正常后,鼓励患者进食高蛋白质、高热量、富含维生素及低脂饮食。尿量多时,可不限制盐的摄入。

9)保持排便通畅:观察患者排便情况,如术后3日未排便,应给予少量缓泻剂,如开塞露1支入肛。避免用力排便,腹压增高,造成移植肾血管破裂。

(10)动静脉外瘘的护理:动静脉外瘘可作为移植肾未完全恢复功能前,挽救生命的一条途径。因此,即使行肾移植术,仍应完好保留动静脉外瘘,禁止在此肢体测血压、抽血机输血,可做布套加以保护,但松紧适中。

【健康指导】

肾移植术后,排斥反应是一个漫长的过程,随时都有可能发生,向患者及家属讲清,引起重视,取得合作。术后3个月以内以轻度劳动为宜,终生不可负重;因终身服用免疫抑制剂,抵抗力相对低,建议不去公共场所,防止交叉感染;养成良好的生活习惯,禁烟、酒;慎用对肾脏有损害的药物,应遵医嘱服用;应用免疫抑制药物定期监测血药浓度,防止药物中毒;定期复查,监测移植肾功能,早期发现排斥征兆,早期治疗。

第九节 肾肿瘤

【概述】

发生于肾脏的肿瘤,按肿瘤的生物学特征分为:良性肿瘤和恶性肿瘤。

【临床特点】

1.血尿、疼痛和肿物称为肾肿瘤三联征。

2.腰痛。

3.发热。

【护理措施】

(一)常规护理

1.心理护理,关心患者,了解患者的思想、生活及工作情况,消除患者对疾病的恐惧心理和悲观情绪。

2.鼓励患者表达自己的想法,向患者和家属做好解释,取得他们的信任,根据患者情况实施必要的指导。

3.关心和同情患者,多与患者交谈,以通俗易懂的语言,结合病种深入浅出地讲解治疗疾病的有关知识,必要时给予镇静剂。

（二）手术护理

1.术前护理

（1）每日测血压 2 次,控制血压在正常范围。协助医生了解患侧记健侧肾功能,确定手术方式。

（2）改善营养:进高蛋白质、高热量食物,必要时输血。

（3）心理护理:向患者及家属讲解切除一侧肾脏,只要健侧肾功能正常,对自身各方面没有影响。可让术后恢复良好的肾切除患者与之交谈,解除其思想顾虑,以取得合作。

（4）同外科术前护理

2.术后护理

（1）出血的观察:密切注意有无手术后内出血及休克表现。内出血可因术中血管结扎不良引起,应密切观察患者血压、脉搏计意识的变化,每 0.5~1 小时测量血压、脉搏 1 次;保持引流管通畅,观察色、量是否正常,当引流液颜色鲜红、量>100ml/h 时,脉搏加快,脉压缩小,提示有腹腔内出血,立即通知医生。同时注意观察伤口敷料有无渗血。

（2）体位:术后平卧位,血压平稳后给予半卧位。但肾部分切除患者需绝对卧床 1 周,避免加重出血或肾下垂。

（3）肾功能的观察:由于手术对肾脏的直接影响,可暂时增加相应调整水和电解质的摄入量,防止水、电解质紊乱,减轻健侧肾脏负担。

（4）预防术后并发症:卧床期间鼓励并协助患者定时（每 2 小时）向健侧翻身,给予拍背,嘱患者将痰液及时咳出,防止发生肺部感染,并且有利于肠蠕动的早日恢复,减轻腹胀。

（5）抗生素的应用:选用对肾无损害或毒性较轻的抗生素,保护肾功能。

【健康指导】

出院后可应用免疫治疗,告诉患者及家属应用干扰素等免疫制剂后,可能导致高热等药物不良反应,属正常现象,对症处理即可。术后 3 个月复查 B 超、CT。

第十节　膀胱肿瘤

【概述】

膀胱肿瘤（tumor of urinary bladder）是全身比较常见的肿瘤之一,是泌尿系最常见的肿瘤。膀胱肿瘤的高发年龄 50~70 岁。男女比例为 4:1,以表浅的乳头状瘤最为常见。浸润性癌常发生在高龄病例。

【临床特点】

1.症状

（1）血尿：间歇性、无痛性、全程肉眼血尿，是膀胱癌最重要的临床表现。出现量和肿瘤大小、数目、恶性程度并不一致。

（2）尿路刺激症状：尿频、尿急、尿痛常提示浸润癌、弥散性原位癌或并发感染。

（3）排尿困难、尿潴留：肿瘤位于膀胱颈部时可出现。

2.体征　一般无阳性体征，下腹肿块、腰骶部疼痛、下肢水肿、消瘦为晚期症状。

【护理措施】

（一）常规护理

1.心理护理　关心患者了解患者的思想、生活及工作情况。清除患者对疾病的恐惧心理和悲观情绪。

2.活动指导　患者未留置尿管时可正常活动，患者如留置尿管时需适度活动。

（二）病情观察

1.观察生命体征

2.观察血尿情况。

（三）日常活动

适度活动，避免过度劳累。术后卧床 3~5 日，可在床上活动，术后拔尿管后适度活动，如散步。

（四）心理指导

保持平静的心境，避免情绪激动及过度紧张、焦虑，遇事冷静，当有较大精神压力时应设法释放，如向朋友、亲人倾吐以维持稳定的情绪。

（五）术前护理

1.了解患者营养状况，评估患者贫血及营养不足的程度，鼓励进食高蛋白质、富含维生素、易消化饮食，必要时给予输血治疗。纠正贫血，补充蛋白质，提高机体抗感染和组织修复能力。

2.肠道准备　手术中应用肠段代替膀胱，良好的肠道准备是手术成功的前提条件。因此，需严格按照基本外科肠道准备的要求进行（方法略）。肠道准备过程中，嘱患者大量饮水，每日 3000ml 左右，注意观察患者排便情况，如粪便颜色、排便效果等，经常询问患者有无头晕、乏力，预防脱水发生，保证患者安全。

3.心理护理　了解患者心理状态，对症护理。尿流改道给患者带来许多不便，向患者讲明手术的必要性及术后自我护理的方法，加强护患间的沟通，接触思想顾虑，接受现实。

4.同外科术前护理。

（六）术后护理

1.监测生命体征　每 0.5~1 现实测血压、脉搏 1 次。血压平稳后改为每 2 小时测 1 次，并给予半卧位。

2.妥善固定引流管　术后引流管较多，通常留置胃管，左、右输尿管支架管，左、右耻骨后（或）盆腔引流管，肛管（或回肠代膀胱）引流各 1 根。应分别标明，避免混淆。翻身活动时，防止滑脱。保持各管通畅，观察左、右输尿管支架管尿液是否均衡，特别注意尿量少的一侧,如发生堵塞,及时通知医生,给予冲洗。严格记录各引流量。

3.营养支持 由于术中实施肠道吻合、输尿管代膀胱吻合,因此,禁食时间相对延长。为保证足够的营养,常需静脉营养治疗。如留置 PICC,应保持通畅,严格无菌操作,补液完毕后,先用 0.9%NaCl 20ml 冲管,再行肝素正压封管;如用外周静脉补液,防止药液外渗,预防静脉炎的发生。

4.代膀胱引流管的护理 如为回肠代膀胱,可能因肠道分泌黏液而读书,巡视患者时经常挤压管道,保持通畅。必要时遵医嘱用 0.9%NaCl 或 5%NaHCO₃ 间断冲洗防止堵塞,碱化尿液,预防高氯性酸中毒;如为直肠代膀胱,应保持肛周皮肤清洁,防止破溃,拔除肛管后,仍要及时记录肛门排出量。

5.预防感染 协助按压伤口,鼓励患者咯痰,预防肺部感染;督促患者床上活动,促进早期排气,预防肠梗阻;同时应用抗生素防治感染。

6.健康指导 直肠代膀胱患者,应养成定时排尿的习惯,如每小时排尿 1 次,逐渐至每 2 小时 1 次,不宜间隔时间太长。因直肠不及膀胱敏感,久之,易发生高氯性酸中毒,也可造成直肠内粪便逆行感染,影响肾功能;回肠代膀胱术行皮肤造口者,要保持局部皮肤清洁干燥,教会如何使用尿袋,尿袋最好一次性,防止感染;术后 1 个月复查,拟定下一步治疗。

（颜伟伟　潘汉沛　陈　晴　王　燕　王　腾）

第十六章　骨科疾病

第一节　石膏固定

【概述】

医用石膏是利用其加热、脱水,再遇水分时便可结晶硬化的特性,以达到固定骨折,制动肢体的目的,常用于骨折整复后的固定,畸形矫正,关节损伤及关节脱位复位后的固定等。

【临床特点】

1.骨折常用的固定方法之一。

2.分为管型石膏和石膏托两种。

3.石膏未干前可塑性较强。

【护理措施】

(一)常规护理

1.搬动卧硬板床患者时,用手掌托石膏,忌用手指捏石膏。

2.石膏未干前,用灯泡烤干或用风扇吹干,干固后防止石膏受潮及污染。

3.抬高患肢,保持功能位置,石膏下用软枕支托。

4.定时翻身,预防压疮和坠积性肺炎。

(二)病情观察

1.观察固定患肢末梢血循环情况。

2.观察石膏边缘有无渗血及擦伤,发现石膏表明浸血时应做标记,并及时通知医生。

3.头颈部、胸部、腹部石膏固定者应注意观察患者有无呼吸困难及腹部不适,认真倾听患者主诉。

4.耐心倾听患者的主诉,如出现固定部位持续性疼痛后,考虑压疮的早期症状,应及时报告医生处理。

(三)功能锻炼

指导未固定关节的功能锻炼及固定部位的肌肉等长收缩活动,预防失用性肌肉萎缩,骨质疏松,关节僵硬。

（四）医疗护理措施的配合

1.向患者讲解石膏固定的目的、作用、意义。

2.告诉患者和家属预防石膏变形、折断的相关知识。

（1）石膏未干前告知家属尽量少搬动患者，需更换体位时，要用手掌平托石膏固定的患肢，切忌用手指捏石膏，防止石膏凹陷处皮肤受压后出现缺血性坏死。

（2）向患者及家属讲清楚不可在石膏上面放置重物，也不能将石膏固定的患肢放置在硬质的床板或地板上，以免引起石膏断裂、变形，使骨折端再次发生移位。

（3）石膏未干前，不要在上面盖棉被，天冷时用局部照明灯烤干天然时用电风扇吹干。

3.鼓励患者及时说出身体的不适，及早发现问题。

4.告诉孩子及家属石膏干后，不要再使其受潮。

5.石膏干后如搬动患者时，要向家属讲清楚，切忌对关节处施加屈曲成角的压力以免因其脆性增加和杠杆作用，使石膏在关节处发生断裂，因此，翻身或变动体位时，一定要有专人保护石膏。

6.教会患者及家属避免石膏污染的知识与技巧

（1）颈胸部石膏、石膏背心的患者在进餐时应注意用餐巾或颌下垫毛巾，以防止污染石膏。

（2）告知家属应及时料理患者的大小便，妥善放置便器，避免髋人字石膏和下肢长腿管型石膏被尿、便污染。

第二节　牵引的护理

【概述】

牵引是利用力学中作用和反作用的原理，通过重力的牵拉，作用于患肢，缓解骨折和脱位处软组织的紧张和回缩，使骨折或脱位复位，达到治疗的目的。牵引分持续性皮牵引和骨牵引两大类。主要用于颈椎骨折、骨盆骨折、股骨颈骨折、粗隆间骨折、股骨干骨折及不稳定的胫腓骨骨折等。

【临床特点】

1.牵引从方法上分为皮牵引、骨牵引。

2.牵引力与反牵引需同时存在产能达到牵引的目的。

3.患者躺在床上与牵引力呈相反的方向从而构成了反牵引力。

4.牵引下肢时抬高床尾，牵引颅骨时抬高床头。

5.皮牵引为间接牵引，软组织损伤严重或有炎症时不宜使用；骨牵引为直接牵引，牵引力较大，不宜用于小儿急老年患者。

【护理措施】

1.严密观察患肢的血液循环和肢体的活动情况 包括肢端皮肤的颜色、温度、桡动脉或足背动脉的搏动和指(趾)端的活动。如肢端皮肤颜色变深,温度下降,动脉搏动减弱,被动活动指(趾)引起剧痛,说明发生了血液循环障碍,应及时查明原因。若包扎过紧、牵引重量过大等,要及时处理。

(3)应及时清除伤口分泌物,包扎伤口敷料的厚度要足够,以能充分吸收渗血和渗液而不污染石膏为主。

(4)如患者患肢需放置冲洗引流管时,应建议医生在伤口周围填塞足够的纱布,防止冲洗液和引流液流入石膏内造成污染。

(5)医生在为患者石膏固定部位的邻近伤口换药时,用治疗巾隔开并遮挡,可防止敷料和分泌物污染石膏。

(6)告知患者及家属应将石膏固定的肢体抬高放置,高于心脏水平线 20cm,以促进静脉血液和淋巴液回流,减轻患肢的肿胀。

(7)教会患者及家属观察肢体血液循环障碍的先兆,当患者出现肢体疼痛难忍、末梢肿胀明显、皮温较健侧低、感觉迟钝、足背动脉或桡动脉搏动减弱时,均应立即报告医护人员。

(8)告知患者如出现某一固定部位持续性疼痛时常是压疮的早期症状,一定要及时告诉医护人员。

(9)教会家属利用嗅觉进行观察的方法,如石膏内有腐臭气味时,表明石膏内有压疮、溃疡形成,或石膏内伤口有感染,应立即报告医生给予相应处理。

(五)日常活动

1.向患者及家属讲解石膏固定的患肢进行功能锻炼的意义和方法。

2.指导患者做石膏固定肢体肌肉收缩活动和邻近关节的屈伸活动。

3.指导患者应加强未行石膏固定肢体的主动活动,防止肌肉失用性萎缩。

4.病情允许的情况下,鼓励并指导患者下床活动,应先在床边站立,后借助于拐杖、助行器做短距离的行走。

5.教会患者及家属掌握功能锻炼的方法,并评价患者及家属主动和被动活动的方法是否正确。

6.告知家属在石膏拆除后,应继续每日按摩肌肉 2~4 次,并督促患者加强主动活动。

(六)综合征的发生和表现

向行头颈胸、躯干、髋人字石膏固定的患者解释可能会发生石膏综合征的情况,以减轻恐惧感,配合治疗。石膏综合征的表现主要为:腹胀、腹痛、恶心、呕吐等症状。

2.保持有效的牵引 根据患者牵引的部位抬高床头或床尾,以保持牵引力和体重的平衡。防止发生下肢牵引时足部抵住床尾栏杆,或颅骨牵引时头部抵住床头栏杆等情况,使牵引失去作用。保持牵引锤悬空,滑车灵活,牵引绳和患肢长轴平行,牵引绳上不能放置枕头、被子等,以免影响牵引效果。

3.牵引时保持患者处于正确的牵引体位。股骨颈骨折和粗隆间骨折牵引时,患肢需保持外展中立位,股骨上段骨折时患肢应尽量外展,胫腓骨下段骨折行跟骨牵引时,可将牵引绳系在牵引弓的外角,使踝关节内翻,以利于骨折复位。

4.牵引的重量应根据病情需要调节,不可随意增减。重量过小,不利于骨折复位和畸形矫正,重量过大可导致过度牵引,造成骨折不愈合。当牵引患者主诉患肢疼痛时,应分析原因,不能随意减轻牵引重量。

5.骨牵引的患者要保持牵引针孔处的清洁、干燥,预防感染。牵引处不需盖任何敷料,每日滴 70%乙醇 2 次。如有分泌物和痂皮,应用棉签擦去,防止痂下积脓。注意牵引针有无偏移。如有偏移,用碘酒、乙醇消毒后调至对称。

6.预防并发症的发生 长时间卧床的患者应预防坠积性肺炎、压疮、泌尿系感染、便秘等并发症。指导患者经常练习深呼吸、咳嗽。每 2 小时协助患者改变 1 次体位,并按摩受压部位。鼓励患者多饮水,多吃粗纤维食物。指导患者每日沿顺时针方向按摩腹部。

7.指导患者进行功能锻炼 向患者说明国内锻炼的重要性,指导患者进行肌肉等长收缩活动及关节活动。病情许可情况下练习全身性活动,如扩胸、抬起上身等。

第三节 骨盆骨折的护理

【概述】

骨盆骨折(fractrue of pelvis)是指骨盆壁一处或多处连续性中断。发病年龄呈两个高峰期:即 20~40 岁和 65 岁以后,发病率占全身骨折的 1%~3%,是临床上较多见的骨折之一。常见的病因是创伤,如压砸、轧碾、撞挤和高处坠落等;其次为肌肉的撕脱伤。由于骨盆具有负重、保护盆腔内脏和传递人体力线的作用,因此严重的骨折不但会造成内脏损伤,而且对人体的负重会造成严重的影响。

【护理措施】

(一)非手术治疗及术前护理

1.急救 患者入院后迅速建立有效的静脉通道,必要时 2 个或多个通道,且输液通道应建立在上肢或颈部,而不宜在下肢,以免液体不能有效进入血液循环。

2.心理护理 骨盆骨折多由较强大的暴力所致,常常引起严重的并发症,如休克,尿道、膀胱及直肠等损伤。患者伤势较重,易产生恐惧心理。应给予心理支持,并以娴熟的抢救技术控制病情发展,减少患者的恐惧。

3.饮食 宜高蛋白、高维生素、高钙、高铁、粗纤维及果胶成分丰富的食物,以补充失血过多导致的营养失调。食物应易消化,且根据受伤程度决定膳食种类,若合并有直肠损伤,则应酌情禁食。

4.卧位 不影响骨盆环完整的骨折,可取仰卧与侧卧交替,侧卧时健侧在下,严禁坐立,伤后1周可取半卧位;影响骨盆环完整的骨折,伤后应平卧硬板床,且应减少搬动,必须搬动时则由多人平托,以免引起疼痛、增加出血。尽量使用智能按摩床垫,既可减少翻身次数,又能预防压疮,但床垫充气要足,以不影响骨折稳定为原则。

5.症状护理

(1)压疮:维持骨盆兜带悬吊有效牵引,牵引量以臀部抬高床面5cm为宜。在骨盆两侧的兜带内置衬垫,以预防压疮。

(2)便秘:鼓励患者多饮水。多食含粗纤维丰富的蔬菜;经常按摩腹部,促进肠蠕动,必要时服用缓泻剂,利于排便。术前1日必须排除肠道内淤积的大便,以利手术操作,减轻术后腹胀。

6.病情观察与处理

(1)全身情况:包括生命体征、意识状态,尿量、皮肤黏膜、甲床毛细血管回流时间、皮肤弹性等,必要时检测中心静脉压、血红蛋白、红细胞计数及血细胞比容等各项指标,以确定是否有休克及程度。导致血容量不足乃至休克的相关因素有:骨盆各骨主要为骨松质,骨折后本身出血较多;其邻近有较丰富的动脉及静脉丛,加之静脉丛多无静脉瓣阻挡回流,骨折后可引起广泛出血。出血量若达1000ml意识,则可能合并有腹腔脏器损伤出血;如合并髂内、外动脉或股动脉损伤,可引起盆腔内更严重出血,甚至因失血过多而死亡。处理:迅速高流量给氧;快速补液输血;保暖:提高室温或用棉被和毛毯,忌用热水袋,以免增加微循环耗氧。

(2)腹部情况:观察有无腹痛、腹胀、呕吐、肠鸣音和腹膜刺激征,并定时测量腹围,以判断是否合并有腹膜后血肿、腹腔脏器损伤及膀胱损伤。由于骨折出血沿腹膜后疏松结缔间隙蔓延到肾区或膈下,形成腹膜后血肿,不仅可造成失血性休克,还可引起麻痹性肠梗阻;严重创伤时可合并腹腔脏器损伤,出现腹腔内出血,表现为腹痛、腹肌紧张,腹腔穿刺抽出不凝血;膀胱充盈时易受直接打击或被骨折刺伤而致膀胱破裂,表现为腹痛明显,并有明显的腹肌紧张、压痛、反跳痛,腹腔可抽出血性尿液。处理:按损伤部位做相应专科处理。

(3)排尿情况:有无血尿、尿道口滴血、排尿困难或无尿,以判断膀胱、尿道损伤程度。护理:尿道不完全撕裂时,留置导尿管2周并妥善固定;对于行膀胱造口的患者,需保持引流管通畅,防止扭曲或折叠。造口管一般留置1~2周,拔管前先夹管,观察能否自行排尿,如排尿困难或切口处有漏尿则延期拔管。

(4)肛门情况:有无疼痛、触痛、出血,必要时做肛门指诊,以确定直肠损伤的程度。护理:严格禁食,并遵医嘱应用抗生素预防感染。若行结肠造口术,保持造口周围皮肤清洁干燥,观察有无局部感染征象。

(5)神经损伤情况:有无会阴区、下肢麻木及运动障碍,以判断有误腰骶和坐骨神经损伤。护理:及早鼓励并指导患者做肌肉锻炼,定时按摩、理疗,促进局部血液循环,防止失用性肌萎缩;对有足下垂者穿丁字鞋或应用衬垫支撑,保持踝关节功能位,防止跟腱挛缩畸形。

7.功能锻炼

(1)未影响骨盆环完整的骨折:早期可在床上做上肢伸展运动及下肢肌肉收缩活动;1周后可进行半卧位及坐立练习,同时做髋关节、膝关节的伸屈运动;4~6周后下床站立并缓慢行走,逐日加大活动量,然后再练习正常行走及下蹲。

(2)影响骨盆环完整的骨折:伤后无并发症者卧硬板床,同时进行上肢锻炼;2周后开始练习半卧位,并进行下肢肌肉收缩的锻炼,以保持肌力,预防关节僵硬;3周后在床上进行髋关节、膝关节的锻炼,由被动锻炼逐渐过渡到主动锻炼;6~8周后拆除牵引固定,扶拐行走;12周后逐渐弃拐行走。

8.术前准备 备足够的血,会阴区备皮、导尿、清洁灌肠等。

(二)术后护理

1.心理护理 因术后卧床时间长,易产生厌烦情绪,应多开导,并取得家属的支持,共同为患者制定比较周密的康复计划并督促实施,适时鼓励,提高患者治疗的积极性。

2.饮食 多吃含粗纤维较多的蔬菜、果胶成分丰富的水果。

3.体位 尽量减少大幅度搬动患者,防止内固定断裂、脱落。术后置于智能按摩气垫上,或给予骶尾部垫水垫,每2~3小时更换1次,平卧和健侧卧交替换位,以预防压疮。

4.伤口 观察切口渗血情况,保持引流瓶适当负压,以便及时引流出伤口积血,防止伤口感染。

5.功能锻炼 7~10周下床运动,并逐步加强患肢的功能锻炼。

(三)出院指导

1.合理安排饮食,不足营养,提高体质,促进骨折愈合。

2.按康复计划进行功能锻炼。

3.出院后1个月、3个月复查,检查内固定有无移位及骨折愈合等情况。

第四节 锁骨骨折的护理

【概述】

锁骨骨折(fracture of the clavicle)多发生于锁骨外、中1/3交界处,是常见的骨折之一,约占全身骨折的6%。患者多为儿童和青壮年。

锁骨为1个"S"形的长骨,横形位地胸部前上方,有2个弯曲,内侧2/3呈三棱棒形,向前凸起,外侧1/3扁平,凸向后方。其内侧端与胸骨柄构成胸锁关节,外侧端与肩峰形成肩锁关节,从而成为上肢与躯干之间联系的桥梁。

【临床表现】

局部肿胀、疼痛,锁骨中外1/3畸形。肩关节活动受限,患肩下垂,患者常以健手扶托患肘以减轻因牵拉造成的疼痛。局部压痛,可摸到移位的骨折端,可触及异常活动与骨擦感。

【护理措施】

(一)非手术治疗及术前护理

1.心理护理　青少年及儿童锁骨骨折后,因担心肩部、胸部畸形,影响发育和美观,常会产生焦虑、烦躁心理。应告知其锁骨骨折只要不伴有锁骨下神经、血管损伤,即使是叠位愈合,也不会影响患侧上肢的功能,局部畸形会随着时间的推移而减轻甚至消失,治疗效果较好,以消除患者心理障碍。

2.饮食　给予高蛋白、高维生素、高钙及粗纤维饮食。

3.体位　局部固定后,宜睡硬板床,取半卧位或平卧,避免侧卧位,以防外固定松动。平卧时不用枕头,可在两肩胛间垫上一个窄枕,使两肩后伸外展;在患侧胸壁侧方垫枕,以免悬吊的患肢肘部及上臂下坠。患者初期对去枕不习惯,有时甚至自行改变卧位,应向其讲清治疗卧位的意义,使其接受并积极配合。告诉患者日间活动不要过多,尽量卧床休息,离床活动时用三角巾或前臂吊带将患肢悬吊于胸前,双手叉腰,保持挺胸、提肩姿势,可缓解对腋下神经、血管的压迫。

4.病情观察　观察上肢皮肤颜色是否发白或青紫,温度是否降低,感觉是否麻木,如有上述现象,可能系"8"字绷带包扎过紧所致。应指导患者双手叉腰,尽量使双肩外展后伸,如症状仍不缓解,应报告医生适当调整绷带,直至症状消失。"8"字绷带包扎时禁忌做肩关节前屈、内收动作,以免腋部血管神经受压。

5.功能锻炼

(1)早、中期:骨折急性损伤经处理后 2~3 日,损伤反应开始消退,肿胀和疼痛减轻,在无其他不宜活动的前提下,即可开始功能锻炼。

准备:仰卧于床上,两肩之间垫高,保持肩外展后伸位。

第 1 周:做伤肢近端与远端未被固定的关节所有轴位上的运动,如握拳、伸指、分指、屈伸、腕绕环、肘屈伸、前臂旋前、旋后等主动练习,幅度尽量大,逐渐增大力度。

第 2 周:增加肌肉的收缩练习,如捏小球、抗阻腕屈伸运动。

第 3 周:增加抗阻的肘屈伸前臂旋前、旋后运动。

(2)晚期:骨折基本愈合,外固定物去除后进入此期。此期锻炼的目的是恢复肩关节活动度,常用的方法有主动运动、被动运动、助力运动和关节主动牵伸运动。

第 1~2 日:患肢用三角巾或前臂吊带悬挂胸前站立位,身体向患侧侧屈,做肩前后摆动;身体向患侧侧屈并落向前倾,做肩内外摆动。应努力增大外展与后伸的运动幅度。

第 3~7 日:开始做肩关节各方向和各轴位的主动运动、助力运动和肩带肌的抗阻练习,如双手握体操棒或小哑铃,左右上肢互助做肩的前上举、侧后举、侧后举和体后上举,每个动作 5~20 次。

第 2 周:增加肩外展和后伸主动牵伸,双手吃棒上举,将棍棒放颈后,使肩外展、外旋,避免做大幅度和用大力的肩内收与前屈练习。

第 3 周:增加肩前屈主动牵伸,肩内外旋牵伸,双手持棒体后下垂将棍棒向上提,使肩内旋。

以上练习的幅度和运动量以不引起疼痛为宜。

(二)术后护理

1.体位 患侧上肢用前臂吊带或三角巾悬吊于胸前,卧位时去枕,在肩胛区垫枕使两肩后伸,同时在患侧胸壁侧方垫枕,防止患侧上肢下坠,保持上臂及肘部与胸部处于平行位。

2.症状护理

(1)疼痛:疼痛影响睡眠时,适当给予止痛、镇静剂。

(2)伤口:观察伤口有无渗血、渗液情况。

3.一般护理 协助患者洗漱、进食及排泄等,指导并鼓励患者做些力所能及的自理活动。

4.功能锻炼 在术后固定期间,应主动进行手指握拳、腕关节的屈伸、肘关节屈伸及肩关节外展、外旋和后伸运动,不宜做肩前屈、内收的动作。

(三)出院指导

1.休息 早期卧床休息为主,可间断下床活动。

2.饮食 多食高蛋白、高维生素、含钙丰富、刺激性小的食物。

3.固定 保持患侧肩部及上肢有效固定位,并维持 3 周。

4.功能锻炼 外固定的患者需保持正确的体位,以维持有效固定,进行早、中期的锻炼,避免肩前屈、内收动作。解除外固定后则加强锻炼,着重练习肩的前屈、肩旋转活动,如两臂做划船动作。值得注意的是应防止两种倾向:①放任自流,不进行锻炼;②过于急躁,活动幅度过大,力量过猛,造成软组织损伤。

5.复查时间及指征 术后 1 个月、3 个月、6 个月需进行 X 线摄片复查,了解骨折愈合情况。有内固定者,于骨折完全愈合后取出。对于手法复位外固定患者,如出现下列情况须随时复查:骨折处疼痛加剧,患肢麻木,手指颜色改变,温度低于或高于正常等。

第五节 股骨颈骨折的护理

【概述】

股骨颈骨折特别是头下型骨折一直被认为是最难处理的骨折之一。这是由于:①多发生于老年人,原来已存在着骨质疏松,骨折后不愈合率很高,长期卧床容易并发肺炎、心力衰竭、泌尿系感染、压疮等严重并发症;②骨折的近端多为软骨组织,血液供应差,很难愈合。即使初步愈合后,以后也常出现股骨头的缺血性坏死;③内收型的股骨颈骨折,从生物力学的角度研究,剪切力大,不利于愈合。

【临床特点】

股骨颈骨折有 80%发生于 60 岁以上的老年人。由于妇女绝经期后,内分泌失调,更容易出现骨质疏松,故女性患者约四倍于男性患者。对老年患者,轻微的外力或损伤即能导致股骨颈骨折。受伤骨折后,有时局部疼痛可以很轻微。骨折有移位时,可以发现患肢呈外旋畸形,患肢较健肢缩短,患髋有压痛或冲击痛。

【护理措施】

(一)非手术治疗及术前护理

1.心理护理　老年人意外致伤,常常自责,顾虑手术效果,担忧骨折预后,易产生焦虑、恐惧心理。应给予耐心的开导,介绍骨折的特殊性及治疗方法,并给予悉心的照顾,以减轻或消除患者心理。

2.饮食　宜高蛋白、高维生素、高钙、粗纤维及果胶成分丰富的食物。品种多样,色、香、味俱全,且易消化,以适合于老年骨质患者。

3. 体位　①必须向患者及其家属说明保持正确体位是治疗骨质的重要措施之一,以取得配合;②指导与协助维持患肢于外展中中立位;患肢置于软枕或布朗架上,行牵引维持,并穿防旋鞋;忌外旋、内收,以免重复受伤机制而加重骨折移位;不侧卧;尽量避免搬动髋部,如若搬动,需平托髋部肢体;③在调整牵引,松开皮套检查足跟及内外踝等部位有无压疮时,或去手术室的途中,均应妥善牵拉以固定肢体;复查X线片尽量在床旁,以防骨折或移位加重。

4.维持有效牵引效能　不能随意增减牵引重量,若牵引量过小,不能达到复位与固定的目的;若牵引量过大,可发生移位。

5.并发症的观察与处理

(1)心、脑血管意外及应激性溃疡:老年创伤患者生理功能退化,常合并有内脏疾病,一旦骨折后刺激,可诱发或加重原发病导致脑血管意外、心肌梗死、应激性溃疡等意外情况的发生。应多巡视,尤其在夜间。若患者出现头痛、头晕、四肢麻木、表情异常(如口角偏斜)、健肢活动障碍、心前区不适和疼痛、脉搏细速、血压下降;腹部不适、呕血、便血等症状,应及时报告医生紧急处理。

(2)便秘、压疮、下肢静脉血栓形成、肺部、泌尿道感染:分别参见相关章节。

6.功能锻炼　骨折复位后,即可进行股四头肌收缩和足趾及踝关节屈伸等功能锻炼。3~4周骨折稳定后可在床上逐渐练习髋、膝关节屈伸活动。解除固定后扶拐不负重下床活动直至骨折愈合。

(二)术后护理

1.体位　肢体仍为外展中立位,不盘腿、不侧卧,仰卧时在两大腿之间置软枕或三角形厚垫。各类手术的特殊要求为:

(1)三翼钉内固定术:术后2日可坐起,2周后坐轮椅下床活动。3~4周可扶双拐下地,患肢不负重,防跌倒(开始下床活动时,须有人在旁扶持)。6个月后去拐,患肢负重。

(2)移植骨瓣和血管束术:术后4周内保持平卧位,禁止坐起,以防髋关节活动度过大,造成移植的骨瓣和血管束脱落。4~6周后,帮助患者坐起并扶拐下床做不负重活动。3个月后复查X线片,酌情由轻到重负重行走。

(3)转子间或转子下截骨术:带石膏下地扶双拐,并用1根长布袋兜住石膏腿挂在颈部,以免石膏下坠引起不适。

(4)人工股骨头、髋关节置换术:向患者说明正确的卧姿与搬动是减少潜在并发症脱位的重要措施,帮助其提高认识,并予以详细的指导,以避免置换的关节外旋和内收而致脱位。①置患者于智能按摩床垫上,以减少翻身;②使用简易接尿器以免移动髋关节;③放置便盆时从健侧置盆,以保护患侧;④侧卧时,重心在健侧,并在两腿之间置三角形厚垫或大枕头,也可使用辅助侧卧位的抱枕,使髋关节术后的患者能够在自己随意变换体位时而不发生脱位(若患肢髋关节内旋内收、屈曲>90°就有发生脱位的危险);⑤坐姿:上下肢不交叉,坐凳时让术肢自然下垂,不坐低椅;⑥不屈身向前及向前拾起物件。一旦发生脱位,立即制动,以减轻疼痛和防止发生血管、神经损伤;然后进行牵引、手法复位及至每次手术。

2.潜在并发症的观察与护理

(1)出血:行截骨、植骨、人工假体置换术后,由于手术创面大,且需切除部分骨质,老年人血管脆性增加、凝血功能低下,易致切口渗血,应严密观察局部和全身情况。①了解术中情况,尤其是出血量;②术后24小时内患肢局部制动,以免加重出血;严密观察切口出血量(尤其是术后6小时内),注意切口敷料有无渗血迹象及引流液的颜色、量,确保引流管不受压、不扭曲,以防积血残留在关节内;③测神志、瞳孔、脉搏、呼吸、血压、尿量每小时1次,有条件者使用床旁监护仪,警惕失血性休克。

(2)切口感染:多发生于术后近期,少数于术后数年发生深部感染,后果严重,甚至需取出置换的假体,因此要高度重视。①术前:严格备皮,切口局部皮肤有炎症、破损需治愈后再手术;加强营养;配合医生对患者进行全身检查并积极治疗糖尿病及牙龈炎、气管炎等感染灶;遵医嘱预防性地应用抗生素;②术中严格遵守无菌技术操作;③术后充分引流,常有负压吸引,其目的在于引流关节内残留的渗血、渗液,以免局部血液淤滞,引起感染;④识别感染迹象:关节置换术后患者体温变化的曲线可呈"双峰"特征即在术后1~3日为第1高峰,平均38.0℃;此后体温逐渐下降,术后5日达最低,平均37.5℃;此后体温又逐渐升高,术后8~10日为第2高峰,平均37.5℃。初步认为造成此现象的原因是吸收热(手术伤口的组织分解产物,如血液、组织液、渗出液等被吸收而引起的发热)和异物热(金属假体、骨水泥、聚乙烯等磨损碎屑等异物引起的发热)。当体温出现"双峰"特征时,给予解释,避免患者焦虑和滥用抗生素。

(3)血栓形成:有肺栓塞、静脉栓塞、动脉栓塞。肺栓塞可能发生于人工髋关节术中或术后24小时内,虽然少见,但来势凶猛,是由于手术中髓内压骤升,导致脂肪滴进入静脉所致;静脉栓塞,尤其是深静脉栓塞,人工关节置换术后的发生率较高;动脉栓塞的可能性较小。血栓重在预防:①穿高弹袜(长度从足部到大腿根部);②妥善固定、制动术肢;③遵医嘱预防性使用低分子肝素钙、右旋糖酐-40;④严密观察生命体征、意识状态和皮肤黏膜情况,警惕肺栓塞形成;⑤经常观察术肢血液循环情况。当肢体疼痛,进行性加重,被动牵拉指(趾)可引起疼痛,严重时肢体坏死,为动脉栓塞;肢体明显肿胀,严重时肢端坏死则为静脉栓塞。

3.功能锻炼 一般 手术患者的功能锻炼在前面内容已提到,在此着重介绍髋关节置换术后的功能锻炼。

(1)术后1日可做深呼吸,并开始做小腿及踝关节活动。

(2)术后2~3日进行健肢和上肢练习,做患肢肌肉收缩,进行股四头肌等长收缩和踝关节屈伸,收缩与放松的时间均为5秒钟,每组20~30次,每日2~3组。拔除伤口引流管后,协助患者在床上坐起,摇起床头30°~60°,每日2次。

(3)术后3日继续做患肢肌力训练,在医生的允许下增加髋部屈曲练习。患者仰卧伸腿位,收缩股四头肌,缓缓将患肢足跟向臀部滑动,使髋屈曲,足尖保持向前,注意防止髋内收、内旋,屈曲角度不宜过大(<90°),以免引起髋部疼痛和脱臼。保持髋部屈曲5秒钟后回到原位,放松5秒钟,每组20次,每日2~3组。

(4)术后4日继续患肢肌力训练。患者用双手支撑床坐起,屈曲健肢,伸直患肢,移动躯体至床边。护士在患侧协助,一手托住患肢的足跟部,另一手托起患侧的腘窝部,随着患者移动而移动,使患肢保持轻度外展中立位。协助患者站立时,嘱患者患肢向前伸直,用健肢着地,双手用力撑住助行器挺宽站起。患者坐下前,腿部应接触床边。

(5)术后5日继续患肢肌力训练和器械练习。护士要督促患者在助行器协助下做站立位练习,包括外展和屈曲髋关节。患者健肢直立,缓慢将患肢向身体侧方抬起,然后放松,使患肢回到身体中线。做此动作时要保持下肢完全伸直,膝关节及足趾向外。屈曲髋关节时,从身体前方慢慢抬起膝关节,注意勿使膝关节高过髋关节,小腿垂直于地面,胸部勿向前弯曲。指导患者在助行器的协助下练习行走:患者双手撑住助行器,先迈健肢,身体稍向前倾,将助行器推向前方,用手撑住助行器,将患肢移至健肢旁;重复该动作,使患者向前行走,逐步增加步行距离。在进行步行锻炼时,根据患者关节假体的固定方式决定患肢负重程度(骨水泥固定的假体可以完全负重;生物型固定方式则根据手术情况而定,可部分负重;而行翻修手术的患者则完全不能负重)。在练习过程中,患者双手扶好助行器,以防摔倒。

(6)术后6日到出院继续患肢肌力、器械和步行训练。在患者可以耐受的情况下,加强髋部活动的练习,如在做髋关节外展的同时做屈曲和伸展活动、增加练习强度和活动时间,逐步恢复髋关节功能。

(三)出院指导

由于髋关节置换术后需防止脱位、感染、假体松动、下陷等并发症,为确保疗效,延长人工关节使用年限,特做如下指导:

1.饮食 多进富含钙质的食物,防止骨质疏松。

2.活动 避免增加关节负荷量,如体重增加、长时间站或坐、长途旅行、跑步等。

3.日常生活 洗澡用淋浴而不用浴缸,如厕用坐式而不用蹲式。

4.预防感染 关节局部出现红、肿、痛及不适,应及时复诊;在做其他手术前(包括牙科治疗)均应告诉医生曾接受了关节置换术,以便预防用抗生素。

5.复查 基于人工关节经长时间磨损与松离,必须遵医嘱定期复诊,完全康复后,每年复诊1次。

第六节 脊柱损伤的护理

单纯脊柱骨折的护理

【概述】

脊柱骨折(fracture of the spine)是指脊柱骨的连续性中断,常表现为椎体的压缩。为较常见的骨折之一,占全身骨折的5%~6%。它可见于各年龄段,青壮年多见。脊柱骨折常见于创伤,尤其是暴力因素;椎体肿瘤、感染、骨质疏松等也可导致故障。脊柱骨折按作用力方向分为以下3种:①屈曲性损伤;②垂直压缩性损伤;③过伸性损伤。骨折以胸腰段最为常见。

【临床表现】

1.局部疼痛、压痛、肿胀。胸腰段骨折椎体压缩超过1/2时可出现后突畸形。

2.躯干活动受限,不能站立和翻身。

3.合并有脊髓或马尾神经损伤者可表现为损伤平面以下运动、感觉既括约肌功能部分或完全消失。

4.脊柱骨折可并发腹膜后血肿,血肿刺激腹腔神经节,可出现腹痛、腹胀、胃肠道功能紊乱等症状。

【护理措施】

1.心理护理 给予心理安慰,消除患者紧张恐惧情绪,使其配合手术。对悲观抑郁的患者做好心理疏导,使其面对现实,以配合治疗和护理。

2.体位与搬动

(1)患者平卧硬板床,保持脊柱平直,防止畸形或进一步损伤。无移位的单纯压缩性腰椎骨折,可在腰部垫一枕头,使脊椎逐渐伸展,矫正骨折畸形。颈椎损伤患者的颈部、肩下应放置枕垫,头部两侧用沙枕固定,避免旋转及伸屈动作。

(2)搬动患者或给患者翻身时应保持脊柱伸直位,沿纵轴方向滚动,使损伤局部固定,避免脊柱扭曲,加重损伤程度。对于颈椎骨折者,应由1人固定并沿纵轴向上略加牵引头部,保持头颈、躯干在同一平面上。

3.饮食护理 给予哥德堡、高营养、易消化的食物;多饮水、多进食水果、蔬菜等,防止便秘。患者有腹痛、腹胀时,可行肛管排气或根据病情给予胃肠减压。

4.牵引护理 对颈椎骨折患者,给予颌枕带牵引或颅骨牵引,以促使骨折复位并防止进一步损伤。须观察患者的呼吸情况,有无呼吸困难。颈椎骨折患者可因脊髓损伤平面上升,而突然发生呼吸骤停,应密切注意观察。要保持牵引的有效性,经常检查牵引功能。颅骨牵引针眼处每日用乙醇消毒 2 次,防止感染。颌枕带牵引时注意防止下颌部皮肤压疮。

5.手术前后护理

(1)做好手术前准备,如皮肤准备、交叉配血试验机常规检查等。手术前禁食,手术晨留置导尿管。

(2)手术后应严密观察患者的病情变化,监测血压、脉搏、呼吸,维持良好的呼吸循环功能。注意保持呼吸道通畅,颈椎骨折的患者伤口有较多渗血及血肿形成时,可压迫气管,导致呼吸困难甚至窒息,应立即行气管切开。密切观察伤口出血情况,渗血多时及时更换敷料,使患者平卧 8 小时后再翻身,可达到压迫止血的目的。观察四肢的感觉既各关节运动情况,判断有无脊髓损伤。遵医嘱应用抗生素治疗,预防感染的发生。

6.生活护理　鼓励患者生活自理。根据患者的活动功能,协助并指导患者及家属做好必要的生活护理,满足患者的需要。与患者协商制定自理目标,使患者逐步实现生活自理。

腰背肌锻炼的方法有五点支撑法、三点支撑法、四点支撑法、背伸法等。

(1)五点支撑法:患者取仰卧位,用头、双肘及双足撑起全身,使背部、臀部尽力离床背伸。

(2)三点支撑法:患者双臂置于胸前,头及双足撑在床上,全身离床背伸。

(3)四点支撑法:患者用双手及双足撑在床上,全身腾空,呈拱桥形状。

(4)背伸法:患者俯卧,头与肩背尽量后伸,使胸部离开床面,上肢向背后伸,足及下肢翘起后伸,仅腹部着床。

如患者不能进行主动锻炼,应协助患者活动各关节,按摩肌肉。手术 6~8 周后可坐起,借助支具、助行器等练习站立和行走。

7.预防并发症　协助患者每 2 小时翻身 1 次,注意保护骨隆突处,勤擦洗、按摩受压部位,保持床单平整、干燥无碎屑,使用便器时避免损伤皮肤、防止压疮。鼓励患者翻身及尽早功能锻炼,进行有效咳嗽、深呼吸,多饮水,防止肺部及泌尿系统并发症。

8.康复功能锻炼　手术 1 周后开始腰背肌锻炼,其目的是增加腰背肌肌力,防止肌肉萎缩,增强脊柱稳定性。应注意循序渐进,以不增加患者的痛苦为原则。

脊髓损伤的护理

【概述】

脊髓损伤(spinal cord injuries)是指脊髓由于创伤、肿瘤、感染等因素造成脊髓内出血、水肿、炎症反应,导致脊髓细胞坏死、轴突崩解,并出现肢体感觉、运动及自主神经功能障碍等临床表现。脊髓损伤是骨折的主要并发症之一,以青壮年多见;此外,颈、胸椎管狭窄,椎管内外肿瘤等因素也可造成脊骨的压迫性。由于脊髓是支配人体感觉、运动等的低级中枢,脊髓损伤后患者大多合并有不同程度的四肢或双下肢、马尾的功能障碍,临床上称为"截瘫"。

【临床表现】

受伤平面以下感觉、运动、反射及括约肌功能障碍。由于损伤原因、部位、程度不同,患者可出现不同症状。脊髓半横断时,损伤平面以下同侧肢体的运动及深感觉消失,对侧肢体痛觉和温度觉消失。颈脊髓部分受压者,发生下肢瘫痪而上肢仍可活动。颈脊髓前方受压严重者,可引起脊髓前综合征,出现四肢瘫,但下肢和会阴部仍保留位置觉和深感觉。

完全性截瘫患者损伤平面以下的感觉、运动功能丧失,膝反射消失;膀胱、肛门括约肌功能丧失,发生尿潴留及便秘。腰背部肌肉痉挛,患者不能起立及翻身。由于腹膜后血肿刺激自主神经,使肠蠕动减慢,出现腹胀、腹痛等症状。如为不完全性截瘫,则损失平面以下的感觉、运动、反射以及膀胱、肛门括约肌的功能部分丧失。如颈椎骨折合并脊髓损伤,除四肢瘫痪外,全身各脏器也均表现出一些症状。如损伤平面以下有血管扩张的表现;血压降低,心率变慢;由于肋间肌瘫痪而致呼吸困难,并出现腹式呼吸,呼吸道的分泌物不易排出,即容易发生肺部感染。瘫痪早期自主神经也受影响,肠蠕动减弱,导致肠胀气,影响膈肌运动,使呼吸困难也影响消化吸收。由于大小便功能障碍,尿潴留,而容易引起泌尿系统感染。

【护理措施】

1.维持呼吸循环功能

(1)高位颈脊髓损伤时,胸壁肌肉瘫痪,易发生呼吸困难甚至呼吸衰竭。应密切观察呼吸形态、频率、深浅,注意有无发绀、烦躁及呼吸困难,必要时行气管切开,使用呼吸机辅助呼吸。根据病情注意血气检测,了解缺氧程度,必要时给予吸氧。病床旁备好各种急救药物及器械。

(2)颈 1~4 脊髓损伤患者膈神经、横膈及肋间肌的活动丧失,无法深呼吸及咳嗽,易出现呼吸困难,可早期行气管切开,保证有效呼吸。

(3)保持呼吸道通畅,可行雾化吸入,必要时吸痰,防止坠积性肺炎或窒息的发生。

(4)鼓励患者做深呼吸及咳嗽练习,肋间肌麻痹者鼓励用膈肌呼吸。

(5)监测血压、脉搏变化,观察有无休克征兆。

2.饮食指导 给予高蛋白、高热量、高维生素、富含纤维素、易消化的流食或半流食,多吃水果机蔬菜,多饮水,以加强营养,预防便秘。脊髓损伤后,因交感神经功能下降,胃肠蠕动减慢,易发生腹胀。如有腹胀时应禁食,并给予静脉补液,必要时行胃肠减压。如长时间卧床,应限制食用含钙食物,预防泌尿系结石。

3.维持正常体温 颈脊髓损伤患者由于自主神经系统功能紊乱,丧失对外界环境温度的调节和适应能力,常出现体温高热达 40℃以上或体温不升,应密切注意体温的变化。高热时,一般采取物理降温,如用空调调节室温、减少盖被、冰敷、乙醇擦浴、温水擦浴、冰水灌肠等方法降低体温,同时使用抗生素治疗并发症;体温不升时,给予毛毯、棉被、热水袋保暖,给予温热饮料,热水袋应用布袋包好,以防烫伤皮肤。

4.保护脊髓功能,防止再损伤

(1)患者应卧硬板床,保持脊柱的平直。颈椎损伤使用沙袋固定头部。

(2)协助颈脊髓损伤患者翻身时,1人固定颈部,其余两人分站患者两侧,保持轴线滚动,防止脊柱扭曲。

(3)颈椎损伤时,立即颅骨牵引,固定颈椎,防止脊髓损伤加重。应保持有效的牵引,牵引重量不能随意增减,牵引针眼每日消毒2次。

(4)按医嘱给予脱水剂及糖皮质激素(如甲强龙),以减轻组织水肿。

5.并发症的预防

(1)预防肺部并发症

1)定时翻身,拍背,鼓励患者深呼吸及咳嗽。练习深呼吸可采取吹气球或吹气泡等方法,有效咳嗽的方法是:深吸气,在呼气2/3时咳嗽,反复进行,使痰液略出。

2)每日1~2次雾化吸入,以利于排痰。

3)注意保暖,防止受凉而诱发呼吸道感染。

4)对颈髓损伤高位截瘫患者可早期行气管切开,减少肺部并发症的发生。对气管切开的患者,应注意保持气管通畅,定时消毒更换内套管,严格遵守无菌原则,预防感染。

5)保持口腔清洁,每日2次口腔护理。

(2)预防泌尿系感染:脊髓损伤后,患者排尿功能紊乱或丧失,表现为尿潴留或尿失禁。

1)对排尿异常的患者,可留置导尿管。应每周更换导尿管,每日更换引流袋,注意严格遵守无菌操作原则。

2)妥善固定导尿管,保持引流通畅。引流管及引流袋不可高于耻骨水平,引流管应从两腿之间通过而不可从身上跨过,防止逆行感染。翻身前,先夹管再翻身,以防尿液逆流。

3)保持会阴部清洁,每日2次清洁消毒尿道口;鼓励患者多饮水,每日饮水量不少于3000ml,使每日尿量在1500ml以上,预防泌尿系感染和结石形成。

4)每日可用1:5000呋喃西林溶液500ml进行膀胱冲洗1~2次,可清除膀胱内沉渣,防止导尿管堵塞,预防感染。

5)预防性使用抗生素、交替服用碱性及酸性药物,可预防泌尿系感染的发生。

6)训练膀胱功能:导尿管夹管,每3~4小时开放1次,以避免膀胱痉挛及感染。拔除导尿管后,每2~3小时按摩膀胱1次,可由轻到重从下腹部慢慢向下推按,挤压膀胱,直至膀胱内尿液全部排出,以协助排尿及训练膀胱的反射排尿功能。

7)勤翻身,加强功能锻炼,防止骨质脱钙,预防泌尿系结石的形成。

(3)预防压疮:脊髓损伤患者由于损伤平面以下皮肤感觉丧失,神经营养功能差,极易发生压疮。

1)勤翻身,每2~3小时翻身1次,避免局部皮肤长时间受压。要按摩受压皮肤,按摩时可加用少量樟脑乙醇以促进局部血液循环,动作应轻柔。

2)保护骨突出处,如脑后、肩胛部、骶尾部、大转子、足跟等部位易发生压疮,可放置气垫、水垫或棉圈等用具加以保护。

3)保持床单清洁平整,床垫软硬适度。使用便盆时避免托、拉、拽,防止损伤皮肤。

4)已发生压疮者,应切除坏死组织,定时更换敷料,必要时可植皮。

(4)便秘

1)合理安排饮食。多进食富含纤维素的食物如蔬菜、水果机粗粮,以刺激肠蠕动,促使排便。多饮水,防止大便干结。

2)训练每日定时排便,可顺结肠走向,由右侧向上向左再向下进行腹部环形按摩,以促进肠蠕动,促进排便。

3)给予缓泻剂如麻仁丸、番泻叶等,或使用开塞露等导泻。

4)必要时给予灌肠。

6.功能锻炼 截瘫患者非常容易发生肌肉萎缩、关节僵硬或足下垂等畸形,要指导患者进行功能锻炼。其方法包括已瘫痪与未瘫痪的肌肉和关节的活动。

(1)进行瘫痪肢体的被动运动。髋关节练习伸直、外展活动,防止发生屈曲、内收、内旋畸形。膝关节练习伸屈活动,防止膝关节强直。踝关节练习背屈活动,防止发生足下垂,影响行走功能。以上功能锻炼应每日 3~4 次,每次 15~20 分钟。

(2)进行肌肉按摩,促进血液循环,有利于功能恢复。

(3)进行健肢的主动运动。可用哑铃或拉弹簧锻炼上肢和胸背部肌肉。

(4)病情允许时在床上练习坐起,逐渐过渡到借用辅助工具下地站立、行走。指导患者独立完成翻身,穿脱衣裤,自己放便器大小便等。通过锻炼使患者逐渐恢复生活自理能力。

7.心理护理 脊柱骨折合并脊髓损伤患者由于发生肢体功能障碍或瘫痪,丧失生活工作能力,给患者及家属造成心理和生活上的沉重负担。患者常表现为绝望、焦虑、恐惧或愤怒等心理反应。因此,要多与患者沟通,注意观察患者心理反应,给予患者心理支持和心理疏导,逐步地向患者解释病情,使其面对现实,配合治疗和护理,争取最好的功能恢复结果。同时要鼓励患者家属及朋友多关心及照顾患者,使患者树立生活的信心。

第七节 肩关节脱位的护理

【概述】

肩关节脱位(dislocation of the shoulder joint)由直接和间接暴力所致,占全身关节脱位的40%以上,且多发生于青壮年,男性多于女性。分前脱位、后脱位、以前者较多见。肩关节前脱位以简洁暴力引起者最多见,有传导暴力和杠杆暴力 2 种。因脱位后肱骨头所在的位置不同,又分为肩胛盂下脱位、喙突下脱位和锁骨下脱位。此外肩关节指肩肱关节,由肱骨头、肩胛盂、关节囊组成,周围的肩袖肌肉将肱骨悬挂于肩胛骨上。

【临床表现】

1.患肩疼痛、肿胀、活动障碍,肩部失去原有圆隆曲线,呈方肩畸形。肩胛盂处有空虚感,有时伴有血管神经损伤。

2.Dugas 征阳性 将患侧肘部紧巾胸壁时,手掌不能搭到健侧肩部;将手掌搭在健侧肩部时,肘部无法贴近胸壁,称 Dugas 征阳性。

【护理措施】

(一)常规护理

1.心理护理 给予患者生活上的照顾,及时解决患者的困难,给患者精神安慰,减轻紧张心理。

2.活动指导

(1)抬高患肢,以利于静脉回流,减轻肿胀。

(2)指导患者进行正确的功能锻炼。

(3)协助医生及时复位,并向患者讲述复位后固定的重要性,防止习惯性脱位。

(二)病情观察

1.石膏固定者,观察末梢血液循环情况,肢端出现肿胀、麻木、皮肤青紫、皮温降低及疼痛,说明有血液循环障碍,应报告医生及时处理。

2.牵引患者应观察是否为有效牵引,有无压迫神经的症状,保持患肢的功能位。

(三)疼痛的护理

1.疼痛时给止痛剂,局部早期可冷敷,超过 24 小时局部热敷以减轻肌肉痉挛引起的疼痛。

2.抬高患肢,保持功能位,以利消除肿胀。

3.指导患者早期进行功能锻炼。

(四)准备手术的患者,做好术前准备及术后护理

第八节 手外伤的护理

【概述】

手外伤(hand jnjuries)多为综合伤,常同时伴有皮肤、骨、关节、肌腱、神经和血管损伤,完全或不完全性断指、断掌和断腕等也有发生。据统计,手外伤占外科急诊总数 20%,占骨科急诊总数 40%。损伤原因有:刺伤、锐器伤,钝器伤,挤压伤和火器伤。根据损伤原因和损失程度的不同,预后也不同。

【护理措施】

(一)术前护理

1.心理护理　意外致伤,顾虑手术效果,易产生焦虑心理。应给予耐心地开导,介绍治疗方法及预后情况,并给予悉心地护理,同时争取家属的理解与支持,减轻或消除心理问题,积极配合治疗。

2.体位　平卧位,患手高于心脏,有利于血液回流,减轻水肿和疼痛。

3.症状护理　手部创伤常伴有明显疼痛,与手部神经末梢丰富、感觉神经末端的位置表浅(特别是在桡侧与尺侧)、腕管内容相对拥挤有关。剧烈的疼痛会引起血管痉挛,还可引起情绪、凝血机制等一系列的变化,因此,应及时遵医嘱使用止痛药。

4.表情观察　包括生命体征即患肢局部情况,尤其应警惕失血性休克,正确使用止血带。

(二)术后护理

1.体位　平卧位,抬高患肢,以利静脉回流,防止和减轻肿胀。手部尽快消肿,可减少新生纤维组织的形成,防止关节活动受限。

2.饮食　宜高能量、高蛋白、高维生素、高铁、粗纤维饮食。

3.局部保温　应用 60~100w 照明灯,距离 30~40cm 照射局部,保持室温在 22~25℃(当室温接近 30℃时可免用烤灯),使局部血管扩张,改善末梢血液循环。术后 3~4 日内进行持续照射,以后可以在早晨、夜间室温较低时照射,术后 1 周即可停用。

4.用药护理　及时、准确地执行医嘱,正确使用解痉、抗凝药物,如罂粟碱、妥拉唑啉、右旋糖酐-40,以降低红细胞之间的凝集作用和对血管壁的附着作用,并可增加血容量,减低血液的黏稠度,利于血液的流通及伤口愈合;用药过程中,需注意观察药物的不良反应(如出血倾向等)。

5.病情的观察与处理

(1)全身情况:伤员经受创伤和手术后,失血较多而致低血压。而低血压容易使吻合的血管栓塞,直接影响肢体的成活。因此,术后要及时补充血容量,纠正贫血。

(2)局部情况手部皮肤颜色、温度、毛细血管回流反应、有无肿胀的呢个。损伤后的肿胀程度与损失部位的结缔组织特征和血管分布有关,即结缔组织、血管丰富的部位肿胀明显。疼痛与损失的程度和局部活动度有关:损伤越严重,局部活动度越大,疼痛越剧烈。疼痛一般在伤后 2~3 日开始缓解,1 周左右可适应。此时,若疼痛未减轻且有加重趋势,应考虑感染的可能。

6.潜在并发症的预防

(1)感染:①患者入院后,注意保护患手,避免或防止污染程度增加;妥善固定患肢,防止加重损伤;②术前认真细致地备皮;③及时应用破伤风抗毒素和广谱抗生素。

(2)关节活动障碍:①手指尽量制动在功能位;②尽量缩小固定范围和缩短固定时间,如血管吻合后固定 2 周,肌腱缝合后固定 3~4 周,神经修复后固定 4~6 周;③一旦拆除固定,及时进行行患肢功能练习,以免造成关节僵直。

(3)肌肉失用性萎缩：①患肢充分进行肌力练习；②新近修复的肌腱肌肉,在静息约 2 周后应随着缝合处抗扩张强度的恢复而逐渐开始由轻而重的主动收缩；③肌力为 I~Ⅱ 级时进行感应电刺激；④肌力达 Ⅲ 级以上时必须进行抗阻练习,如揉转石球、捏皮球或海绵卷及挑皮筋网。

7.功能锻炼

(1)主动练习法：一般可在术后 3~4 周开始。主动充分的屈曲和伸直手的各关节,以减少肌腱粘连。对于肌腱移位术后的患者,在主动锻炼其移位的肌腱功能时,应结合被移植的肌腱原先的功能进行锻炼。

(2)被动活动法：被动活动开始时间及力量大小,要依手术缝合方法、愈合是否牢固而定。如编织法缝合可在术后 5~6 周开始被动活动,力量由小到大,缓慢进行,不可用力过猛；在开始锻炼之前先做物理疗法,如理疗、按摩等。术后 5 周内不做与缝合肌腱活动方向相反的被动活动及牵拉肌腱活动,可做被动牵拉肌腱活动,使轻度的粘连被动拉开,但不可用力过猛,以防肌腱断裂。

(3)作业疗法：为患者提供有助于改善关节活动度、肌力及手部协调运动的练习,如包装、木工、装配、编织、镶嵌、制陶、园艺、弹奏乐器、玩纸牌、球类活动等。

(三)出院指导

1.讲究卫生,及时修剪指甲、保持伤口周围皮肤清洁。

2.注意营养,有利神经、血管的修复。

3.坚持康复训练,改善手部功能用两手相对练习腕背伸,两手背相对练掌屈,手掌平放桌上练腕背伸,腕放桌边练腕常屈,拇指外展练习虎口,手部关节按压练习等。避免过度用力,以防神经损伤、肌腱断裂。

4.复诊　①神经损伤的患者,3 周时进行肌电图检查,此后每隔 3 个月复查 1 次,观察神经功能恢复情况。同时测试患指的感觉和运动情况；②肌腱损伤患者出院后 3 周复查。此后可在 1.5 个月、3 个月、6 个月复查。

第九节　截肢术的护理

【概述】

截肢术是一种常用于肢体严重创伤,感染(如气体坏疽)、恶性肿瘤、神经损伤及周围血管损伤、先天畸形儿无法矫正或影响功能等疾病的手术。

【护理措施】

(一)常规护理

1.心理护理关心患者,使其面对现实,消除患者的悲观情绪,配合治疗及护理。

2.术后早期应卧床休息。

(二)切肢痛的护理

1.保持环境安静,尽量减少探视。

2.转移注意力。

3.遵医嘱使用止痛药。

4.各种操作要轻巧,以免加重患者疼痛。

(三)病情观察

1.注意观察生命体征的变化,防止残端大出血。

2.残端渗出多时应及时更换敷料并全身应用抗生素预防感染。

(四)疾病护理

1.抬高患肢残端。

2.保持环境清洁,无污染源,避免患肢残端感染。

【健康指导】

1.环境　环境宜清洁安静。

2.饮食　给予高热量高蛋白食物。

3.活动指导

(1)伤口愈合后,即开始肌力练习。

(2)鼓励患者面对现实做一些力所能及的事。

4.医疗护理措施配合

(1)早期鼓励患者开始床上活动做卧床保健操。

(2)讲解安装义肢的注意事项。

(3)告知患者远期如出现残端渗出时应及时就诊。

第十节　颈椎病的护理

【概述】

颈椎病(cervical spondylosis)是指由于颈椎间盘的退变及其继发性椎间关节退行性改变,从而引起颈部脊髓、神经、血管损害而表现出的相应症状及体征的一类疾病。常见于 30 岁以上低头工作者,男性多于女性。引起颈椎病常见的原因是颈椎退行性改变,严重的退变可引起周围的神经、血管等组织的受压。另外,先天性颈椎管狭窄也可引起颈椎病。创伤为颈椎病的主要诱因。颈椎病分为神经根型、脊髓型、交感型、椎动脉型及混合型。

【临床特点】

1.神经根型颈椎病　临床上最常见,主要因椎间盘向后外侧突出,钩椎关节或关节突增生、肥大,压迫或刺激神经根,引起颈部疼痛及僵硬。表现为颈肩痛、颈项僵直,不能做点头运动、仰头及转头活动,疼痛沿神经根支配区放射至上臂、前臂、手及手指,伴有上肢麻木、活动不灵活,X线片可显示椎间隙狭窄,椎间孔变窄,后缘骨质增生,钩椎关节骨赘形成。压头试验:患者端坐,头后仰并偏向患侧,检查者用手掌在其头顶加压,可诱发颈痛及上肢放射痛。

2.脊髓型颈椎病　其致病原因为后突的髓核、椎体后缘骨赘、增生肥厚的黄韧带及钙化的后纵韧带压迫或刺激所致,多发生于 40~60 岁的中年人,早期表现为单侧或双侧下肢发紧发麻,步态不稳,有踩棉花样感觉。继而一侧或双侧上肢发麻,持物不稳,所持物容易坠落,严重时可发生四肢瘫痪,小便潴留,卧床不起,自下而上的上运动神经元性瘫痪。X线检查可显示颈椎间盘狭窄和骨赘形成。

3.椎动脉型颈椎病　因上行的椎动脉被压迫、扭曲,造成颅内一过性缺血所致。表现为头痛、头晕、颈后伸或侧弯时眩晕加重,视觉障碍,并可有恶心、耳鸣、耳聋,甚至突然摔倒等症状,X线检查可见正位片钩椎关节模糊,骨质硬化并有骨赘形成。

4.交感型颈椎病　是颈椎旁的交感神经节后纤维被压迫或刺激所致。表现有头痛、头晕、耳鸣、枕部痛、视物模糊、流泪、眼窝胀痛、鼻塞、心律失常、血压升高或降低、皮肤瘙痒、麻木感、多汗或少汗。

5.混合型　临床上共存两型以上症状,则称为混合型。

【护理措施】

1.保守治疗　适用于神经根型、交感型颈椎病。

(1)头部牵引:用枕颌带坐位或卧位牵引,重量 4~6kg,每日 1~2 次,每次 20~30 分钟,连续牵引 3 个月后休息 2 周。脊髓型颈椎病不宜牵引治疗,以免加重症状。

(2)理疗、按摩:与牵引配合治疗,在牵引后进行。它可以改善局部供血,松弛肌肉痉挛,解除疼痛症状。

(3)局部制动:适用于症状较严重者。可以用颈托或支具制动。

(4)药物治疗:应用消炎镇痛药及舒筋活血药。

(5)加强颈部活动锻炼:疼痛好转后逐渐做颈部各方向活动,以增加颈部肌力。

(6)平时注意卧位的姿势和枕头的高度。

2.术前护理　手术治疗分为前路和后路两种方法。适用于长期非手术治疗无效、脊髓型有明显脊髓受压症状者。

(1)同骨科术前护理

(2)颈椎前路手术前 7~10 日,在护士的指导下进行手术体位和推拉气管的练习。方法是:仰卧位,将枕头放置在肩背部,头向后仰,颈部呈过伸位,每日 2 次,每次 15 分钟,逐渐达到每日 2 小时。推拉气管的方法是:并拢四指,将气管向左或右推(手术切口在右侧气管向左推,切口在左侧气管向右推),每日 1 次,每次 5~10 分钟。

(3)颈椎后路的患者因手术时采用俯卧位,应练习俯卧位及深呼吸,每日 2 次,每次 30~60 分钟,为手术做好准备。

(4)戒烟:烟客刺激气管,使痰量增加,术后易引起肺部并发症。

(5)为了保证手术后颈部的稳定,术前一般给患者做颈托。其材料为聚丙烯,分前后两片,用尼龙搭扣连接。

3.术后护理

(1)手术后返病室要保持脊柱水平位搬动患者,颈部制动两侧用沙袋固定。

(2)前路手术的患者可枕薄枕,使颈部呈轻度屈曲位,以防植骨滑脱。后路手术需去枕平卧或枕一薄棉垫。

(3)指导患者进行正确有效的咳嗽,痰液黏稠不易咳出时可做雾化吸入。

(4)由于手术过程中对咽喉和气管的牵拉,术后可出现咽部不适、吞咽和呼吸困难。症状轻的患者一般能自愈,有喉头水肿的患者可做雾化吸入,每日 2~3 次,以减轻水肿。

(5)前路手术术后备气管切开包,注意观察患者的呼吸频率和节律。

(6)翻身时一定要护士协助,保持头、颈鹤躯干在同一平面,维持颈部相对稳定。

(7)患者在颈部制动的同时应尽早进行四肢功能锻炼,每日数次地进行上肢、下肢和手的小关节活动。

(8)术后卧床 3~5 日后,佩戴颈托可下床活动。下床的方法是:先侧身坐起,逐渐将身体移至床旁,双足下垂,适应片刻,无头晕眼花感觉时再站立行走,避免长时间卧床后突然站立引起直立性低血压而摔倒。

(9)出院指导:①同骨科出院指导;②佩戴颈托 3 个月;③加强上肢、下肢的功能锻炼;④睡眠时注意枕头不可过高;⑤术后 1 个月复查。

第十一节 腰椎间盘突出症的护理

【概述】

腰椎间盘突出症是由于腰椎间盘突出、压迫相应神经根引起的以腰腿痛为主要症状的疾病。腰椎间盘突出症是骨科的常见病和多见病,是腰腿痛的最常见病因。好发于 20~50 岁,男女之比为(4~6):1。腰椎间盘突出症是压迫马尾神经所造成。腰椎间盘突出症状主要发生于 L4~5 和 L5~S1,占腰椎间盘突出症的 90%~96%。

【临床特点】

1.腰痛伴下肢放射痛 下肢放射痛的特点:①疼痛沿神经根分布区放射;②疼痛与腹压有关;③疼痛与体位和活动有明显关系,一般与活动或劳累后疼痛加重,卧床休息后好转。

2.下肢运动、感觉异常,受累神经根所支配的区域产生肌力和感觉异常。早期感觉过敏,晚期感觉减退、消失。

3.马尾神经受压,产生大小便功能障碍,马鞍区感觉异常。

4.脊柱侧弯、腰部活动受限和骶棘肌痉挛。

【护理措施】

1.术前护理

(1)同骨科术前护理

(2)腰椎间盘突出患者早期采用保守治疗。可以卧硬板床,局部热敷、理疗。急性椎间盘突出的患者严格卧床 3 周,禁坐起和下床活动。

(3)可采用骨盆牵引治疗,重量为 7~10kg,利于髓核的回纳。牵引 3 周,每日 1~2 次,每次 1~2 小时。

(4)保守治疗无效,伴有神经根功能障碍者需手术治疗。

2.术后护理

(1)同骨科手术后护理

(2)术后平卧 6 小时,压迫伤口止血,轴型翻身,防止脊柱扭转。

(3)观察伤口引流同脊柱侧弯术后护理

(4)观察上下肢的感觉、活动,与术前作对比。

(5)术后 1 周卧床期间进行直腿抬高锻炼,预防神经根粘连。

(6)指导患者作腰背肌的锻炼:①挺胸:患者仰卧,以双肘支起胸部,使背部悬空;②五点支撑法(1 周后开始):患者仰卧,下肢屈膝屈髋,双足放置在床上,双肘支撑体侧,用头、双肘、双足撑起全身,使背部尽力腾空离床;③三点支撑法(2~3 周开始):让患者双臂置于胸前,用头及足部撑在床上,全身腾空后伸;④背伸法(5~6 周开始):患者俯卧,抬起头,胸部离开床面,双上肢向背后伸,双膝伸直,从床上抬起双腿。即身体的两头翘起,双肩后伸,腹部为支点,形如小燕子;⑤锻炼的方法应根据患者的病情决定。锻炼的幅度及次数应逐渐增加,在不疲劳无痛苦的情况下进行。

(7)单纯椎间盘切除的患者,术后 3 日即可下地佩戴支具行走。

(8)经皮穿刺腰椎间盘化学溶解术:用木瓜蛋白酶注射到椎间盘内,用药物的方法使髓核水解,治疗椎间盘突出,适用于单纯一个或两个椎间隙的椎间盘突出,直腿抬高试验机加强直腿抬高试验阳性、无神经源性损害的患者。此手术创伤小,恢复快。术后平卧 24 小时。注意观察患者是否有过敏反应,如皮疹、皮肤发痒等,预防过敏性休克。观察是否有神经根刺激征,术后口服地塞米松 3 日即抗过敏药物。如患者出现腰臀部疼痛,应考虑为腰肌血肿,通知医生及时处理。如无异常患者 3 日即可出院。

(9)出院指导:①同骨科出院指导;②卧硬板床休息,减少腰部疲劳;③行走时要佩戴支具,以防发生意外(如腰扭伤);④继续腰背肌锻炼;⑤佩戴支具 3 个月;⑥术后 1 个月门诊复查;⑦半年内不可提重物,不可急弯腰。

第十二节 股骨干骨折的护理

【概述】

股骨干骨折(fracture of shaft of the femur)是指转子下 2~5cm 的股骨折。青壮年和儿童常见,约占全身骨折的 6%。多由强大的直接暴力造成,直接暴力包括车辆撞击、机器挤压、重物击伤及火器伤等,引起股骨横断或粉碎骨折;间接暴力多是高处跌下,产伤等所产生的杠杆作用及扭曲作用所致,常引起股骨的斜形或螺旋骨折。

【临床表现】

成人股骨干骨折多由强大暴力引起,内出血可达 500~1000ml,出血多时,可引起休克,应注意及时诊治。患肢剧烈疼痛、肿胀、成角、短缩、旋转畸形,髋及膝关节活动障碍,可出现假关节活动和骨擦音。股骨干下 1/3 骨折时,骨折远端因受到腓肠肌的牵拉而向后移位,有压迫或损伤腘动脉、腘静脉和腓神经、腓总神经的危险。

【护理措施】

(一)非手术治疗及术前护理

1.心理护理 由于股骨干骨折多由强大的暴力所致,骨折时常伴有严重软组织损伤、大量出血、内脏损伤、颅脑损伤等可危及生命安全,患者多恐惧不安,应稳定患者的情绪,配合医生采取有效的抢救措施。

2.饮食 高蛋白、高钙、高维生素饮食,需急症手术者则禁食。

3.体位 抬高患肢。

4.保持牵引有效效能 不能随意增、减牵引重量,以免导致过度牵引或达不到牵引效果。小儿悬吊牵引时,牵引重量以能使臀部稍悬离床面为宜,且应适当约束躯干,防止牵引装置滑脱至膝下而压迫腓总神经。在牵引过程中,要定时测量肢体长度和进行床旁 X 检查,了解牵引重量是否合适。

5.病情观察

(1)全身情况:包括神志、瞳孔、脉搏、呼吸、腹部情况以及失血征象,创伤初期应警惕颅脑、内脏损伤及休克发生。

(2)肢体情况:观察患肢末梢血液循环、感觉和运动情况,尤其对于股骨下 1/3 骨折的患者,应注意有无刺伤或压迫腘动脉、静脉和神经征象。

6.指导、督促患者进行功能锻炼

(1)伤后 1~2 周内应练习患肢股四头肌等长收缩;同时被动活动髌骨(左右推动髌骨);还应练习踝关节和足部其他小关节,乃至全身其他关节活动。

(2)第 3 周健足踩床,双手撑床或吊架抬臀练习髋、膝关节活动,防止股间肌和膝关节粘连。

（二）术后护理

1.饮食　鼓励进食促进骨折愈合的饮食,如排骨汤、牛奶、鸡蛋等。

2.体位　抬高患肢。

3.病情观察　监测生命体征、患肢及伤口局部情况。

4.功能锻炼　方法参见术前。

（三）出院指导

1.体位　股骨中段以上骨折患者下床活动时,应始终保持患肢的外展位,以免因负重和内收肌的作用而发生继发性向外成角突起畸形。

2.扶拐锻炼　由于股骨干骨折后的愈合及重塑时间延长,因此需较长时间扶拐锻炼。扶拐方法的正确与否发生继发性畸形、再损伤,甚至臂丛神经损伤等有密切关系。因此,应教会患者正确使用双拐。

3.拐杖是辅助步行的一种工具,常用的有前臂拐和腋拐。前臂拐轻便,使用方便,拐的把手位置可依患者上肢长短调节;腋拐靠腋下支撑,应用普遍。用拐注意事项:①拐杖下端必须安装橡皮头,以免拐杖压在地上滑动而致不稳;拐杖上端的横梁上须垫软垫,以免使用时压迫腋下软组织;②腋拐高度:以患者直立时,拐从腋窝到地面并向身体两侧分开,橡皮头距足 20cm 为宜。过高,行走时拐杖将撑至腋下,引起疼痛不适,甚至难以行走;过低,则可发生驼背,感到疲劳;③单拐与双拐的选择与使用:腋拐可用单拐也可用双拐。单拐适用于因手术后恢复期、患肢不能完全负重,而需借助单拐来增加健侧对整个身体重量的支撑,大部分置于健侧。当一侧下肢完全不能负重时,必须使用双拐,这样可增加行走时的平衡,且省力。双腋拐使用方法:先将两拐同时稳放在两腿前方,然后提起健肢移到两拐的前方,再将两拐同时向前方移到健肢前方,如此反复,保持两拐及一健肢形成一个等边三角形;④防跌倒:患者初次下地时,应由护理人员在旁扶助,并及时给予帮助与鼓励,指导用拐,防止患者因不习惯而失去重心而跌倒及出现情绪低落。初次下地时间不可过长,以后逐渐延长下地时间。

4.2~3 个月后行 X 线片复查。若骨折已骨性愈合,可酌情使用单拐而后弃拐行走。

第十三节　化脓性骨髓炎的护理

急性血源性骨髓炎

【概述】

急性血源性骨髓炎(acute hematogenous ostemyelitis)是指骨组织受到细菌侵袭而引

起的急性炎症。多见于 3~15 岁儿童、青少年,男、女之比为 4:1。发病部位以股骨、胫腓骨及肱骨多见,大约为 80%。最常见的致病菌为金黄色葡萄球菌,其次是乙型链球菌。本病多系血源性播散,致病菌主要来源于身体其他部位的痈、疖、皮肤脓肿、扁桃体炎和中耳炎等感染病灶,在患者全身或局部抵抗力下降时引起感染。由于小儿骨骼的血液供应比成人丰富,干骺端有许多终末动脉形成血管襻,致使该处血流缓慢,致病菌容易在此沉积,导致长骨干骺端易发生感染。另外,局部创伤后可诱发此病,是由于组织创面出血造成干骺端附近血肿,利于细菌生长。

【临床表现】

1.症状　以胫骨上段和股骨下段多见,其次为肱骨。发病前多有创伤史和感染灶、起病急,有明显中毒症状、寒战、高热、体温高达 39℃ 以上、食欲减退、烦躁不安、呕吐和惊厥,重者可发生感染性休克。

2.体征　患肢持续剧痛,附近肌肉挛缩。局部皮温增高,有深压痛,3~4 日后局部出现皮肤水肿,压痛明显,表示已形成骨膜下脓肿,脓肿穿破骨膜进入软组织,局部红、肿、热、痛更明显,并有波动感。3~4 周后,脓肿穿破皮肤,疼痛缓解,体温可随之下降,但局部经久不愈形成窦道,转入慢性骨髓炎阶段。

【护理措施】

(一)非手术治疗及术前护理

1.心理护理　由于本病起病急,全身中毒症状明显,患者多系儿童,家属紧张,患儿对环境不适应,易哭闹,不配合治疗。应亲切和蔼地对待患者,做护理评估时动作轻柔,做各种护理操作时耐心解释、技术娴熟,以取得患者及家属的配合。

2.饮食　给予高热量、高蛋白、富含维生素食物。但往往患儿厌食,鼓励喝酸奶和鲜奶,其中酸奶的凝块细小易于消化,可减少胃酸消耗,并有一定抑菌功能。少食多餐,注意色、香、味,以补充营养,增强抵抗力;并发心肌炎时宜低盐饮食,限制水的摄入,以免加重心脏负担。

3.体位　卧硬板床休息;并发肺部感染时半坐卧位,以利咳嗽排痰。

4.症状护理

(1)高热

1)配合医生积极查明发热原因,观察热型变化,以便有针对性地给予治疗。

2)减少体热产生及增加体热散失:置空调房间,保持室温 18~22℃,湿度 50%~70%,且通风透气。温水或乙醇擦浴、冰敷、冰盐水灌肠。遵医嘱使用退热剂,必要时人工冬眠疗法。

采取降温措施 30 分钟后应复查体温,并继续观察其变化:>37.5℃,每日测 3 次;>38.5℃,每日测 4 次;>39℃,每日测 6 次。

3)减少发热对身体造成的影响:高热时卧床休息,吸氧。给予清淡且易化的高能量、富含维生素的流质或半流饮食,保证营养剂水分的摄入。保持口腔清洁,口唇干燥时涂液状石蜡或护唇油,以防口腔炎及口唇干裂。保持皮肤清洁:沐浴、擦浴、更衣、换床单,避免着凉,预防压疮。

(2)疼痛:由于长骨的干骺端是一封闭的坚硬骨腔,炎性反应使髓腔压力急剧上升,引起剧烈的疼痛,需采取以下措施:①限制患肢活动:病变在四肢长骨常用石膏托固定,在髋部行皮牵引固定;②保护患肢:搬运时动作要轻稳,以减少刺激;③关心患者,耐心解释,稳定期情绪,以增加患者对疼痛的耐受力;④遵医嘱给予镇静剂、镇痛剂。

5.用药护理　①在使用抗生素之前,采血送检作细菌培养及药物敏感试验。采血宜在高热、寒战时进行,以便获得阳性结果。②使用抗生素时,注意药物的配伍禁忌,了解药物在血中的浓度和半衰期,合理安排用药时间,观察疗效,慎防不良反应。值得注意的是:大剂量联合应用抗生素后,可能出现二重感染,如伪膜性肠炎,表现为腹泻,大便如泔水或蛋花汤样;真菌性口腔炎则表现为口腔黏膜溃疡。出现上述情况及时报告医生采取相应措施。

6.并发症的观察与处理　由于细菌毒素被吸收后易致败血症、脓肿转移,而可导致心肌炎(脉搏细速、心律失常、期前收缩等)、心包炎(血压下降,心包积液)、肺脓肿(咳嗽、咳脓痰、呼吸困难)。应密切观察有无上述症状,并及时做出相应处理,严格控制输液速度,谨防肺水肿的发生。

(二)术后护理

1.饮食、体位参见术前。

2.伤口护理　确保伤口灌洗引流通畅,防止逆行感染。

(1)向患者及其家属说明在钻孔或开窗引流术后,继续维持伤口灌洗和引流通畅的必要性:采用大量抗生素液持续灌洗,可以尽快控制炎症,防止死骨形成。

(2)骨髓腔灌洗:根据病灶及其髓腔大小,选用长为 60~90cm、内径为 0.3~0.4cm 的硅胶管或塑料管 2 根,分别作灌注管及引流管,对病灶范围大而深者可用 4 根(2 套)管。置在骨髓腔的一段与骨髓腔等长的引流管剪 4~6 个侧孔,将灌注管自骨髓腔一端经肌肉、筋膜、皮下,在距切口缘 3~5cm 处斜行穿出皮肤,并将其牢靠地固定在皮肤戳口缘。依相同方法将引流管自骨髓腔另端引起至切口外,通过滴入大量抗菌药液,达到直接杀灭细胞,局部冲洗,引流脓液,减轻 毒血症状的目的。

3.皮肤护理　由于患者体弱、营养不良、皮肤娇嫩、疼痛所致强迫体位、灌洗液外漏等因素易致皮肤破损,必须做好皮肤护理。

(1)保持灌洗引流通畅是关键。出现渗漏时及时报告医生酌情处理,并更换浸湿之敷料和床上用物,擦拭局部皮肤,保持床单整洁和皮肤清洁。

(2)每 2~3 小时翻身按摩 1 次。患儿用"尿不湿"接小便,并及时擦拭以保持干爽。

(3)加强营养,可经口进食和静脉营养。

4.预防病理性骨折　由于骨质受炎症侵犯后,髓腔破坏,骨质疏松,一旦局部缺乏保护,容易发生病理性骨折。预防:

(1)抬高患肢,有利于静脉回流,减轻肿胀。

(2)移动患肢时稳、准、轻。

（3）观察邻近关节是否出现红、肿、热、痛及身体其他部位有无病灶转移，警惕骨组织感染后发生骨质疏松及破坏而骨折。

（三）出院指导

由于机械骨髓炎治疗时间较长，治疗不彻底易转变为慢性炎症或病理骨折。向患者尤其是向家属提供出院指导显得尤为重要。

1.加强营养，改善卫生条件，增强机体抵抗力。

2.体位　患肢保持功能位，防止过早负重而致病理性骨折。需待 X 线检查显示病变已恢复正常时，才能开始负重。

3.药物　必须坚持使用抗生素至体温正常后 2 周，以巩固疗效。

4.复诊　若伤口愈合后又出现红、肿、热、痛、流脓等提示转为慢性，需及时诊治。

慢性血源性骨髓炎

【概述】

慢性血源性骨髓炎多因急性血源性骨髓炎诊断不及时或处理不当，或机体抵抗力低下的呢个因素导致病情继续发展演变而成。它是一个连续的过程，出现死骨、无效腔和窦道是慢性血源性骨髓炎的标志。80%致病菌为金黄色葡萄球菌，其次为溶血性链球菌，表皮葡萄球菌、绿铜假单胞菌等。

【临床表现】

绝大部分患者有急性骨髓炎病史。静息期可无全身症状，患肢局部增粗、变形，或与肢体不等长的畸形。皮肤色素沉着，间杂瘢痕，易形成慢性溃疡。窦道经久不愈，常有死骨排出，窦道口常有肉芽组织增生，流出恶臭脓液。急性发作时，局部有明显的红、肿、热、痛，体温可升高，原已闭合的窦道开放，流出大量脓液和死骨，之后炎症逐渐消退，窦道口再次闭合。慢性骨髓炎反复发作或长期流脓，可出现贫血、衰竭等慢性中毒性症状。

【护理措施】

1.营养护理

（1）慢性骨髓炎患者长期处于消耗状态，易致营养低下而消瘦、虚弱。应鼓励患者多食高蛋白、高热量、丰富维生素、易消化的食物。对于食欲差的患者，少食多餐，以利消化、吸收。加强口腔护理，适当给予消化酶制剂，可促进消化液的分泌，增加食欲。后期可鼓励患者多食一些滋补肝肾及补气养血食物，如鸡蛋、牛奶、瘦肉及动物肝肾等，忌食辛辣、生、冷、硬、腥等食物。制作时应注意营养素的搭配以及色、香、味，以增加食欲，增强机体抵抗力。

（2）静脉输入新鲜血液，也可输入人血蛋白、氨基酸、脂肪乳剂等营养物质，增强机体抵抗力。

2.心理护理　由于炎症反复发作,久治不愈,患者忧虑而致失眠。应经常与患者谈心,给予安慰和鼓励,使其树立战胜疾病的信心。同时帮助患者解决生活中的实际困难。向患者介绍病情及治疗方面的进展以及被治愈的病例,以减少疑虑,取得配合。

3.预防肌肉萎缩、关节挛缩　由于患者长期卧床,肢体缺乏活动可致肌肉失用性萎缩、关节挛缩甚至关节畸形,因此应重视功能锻炼。当肢体固定而不能进行活动时则应练习肌肉的等长收缩,每日 100~500 次,以感觉肌肉有轻微酸痛为度;按摩患肢;未固定的关节若无禁忌则应进行主动活动;做引体向上、抬臀和深呼吸活动,以促进血液循环,减少并发症。

4.出院指导　患者与家属应高度重视疾病的转归,预防复发。

(1)勇于面对现实,保持心情舒畅。

(2)加强营养。

(3)保证休息。

(4)坚持使用抗生素到临床症状消失 2~4 周,出现不适症状及时就诊。

(5)坚持功能锻炼。

化脓性关节炎的护理

【概述】

化脓性关节炎(suppurative arthritis)是指细菌引起的关节内化脓性感染。多见于 5 岁以下儿童,好发于髋关节和膝关节,以单侧多见。最常见的致病菌为金黄色葡萄球菌,占 85%左右;其次白色葡萄球菌、链球菌、肺炎双球菌和肠道杆菌等。细菌侵入关节内的途径有:①血源性:身体其他部位的化脓性病灶内细菌通过血液循环传播至关节内;②邻近关节附近有化脓性病灶直接蔓延至关节腔内;③创伤性:细菌通过开放性创口直接进入关节引起感染;④医源性:关节手术或关节穿刺后发生的感染。

【临床表现】

1.症状　起病急骤,全身不适,乏力,食欲不振。寒战高热,体温高达 39℃以上,全身毒血症症状,甚至出现谵妄与昏迷。

2.体征　病变关节剧烈疼痛。浅表关节局部红、肿、热、痛明显,功能障碍,关节处于屈位,使关节囊松弛,增大关节腔的容量,缓解疼痛;深部关节如髋关节有厚实的肌肉覆盖,局部红、肿、热不明显,关节常处于屈曲、外展、外旋位。任何方向的活动均使关节疼痛加重,患者常拒绝做检查。

【护理措施】

1.卧床休息　急性期患者应适当抬高患肢,限制活动;保持患肢功能位,以减轻疼痛,消除肿胀,并预防关节畸形。急性期过后,鼓励患者做主动活动。

2.高热护理　给予乙醇擦浴、温水擦浴、头置冰袋等方法进行物理降温,必要时遵医嘱行药物降温。

3.药物观察　根据细菌培养和药物敏感试验合理选用抗生素。注意用药浓度和药物滴速,观察药物的毒副反应。

4.病情观察　观察患者的生命体征,根据肢体局部的红肿、疼痛程度来判断感染的严重程度。观察脓液的颜色、气味、黏稠度来判断细菌的种类,为合理应用抗生素提供临床依据。

5.引流管的护理　经一般治疗效果不理想的患者,可行关节切开置管冲洗引流。保持冲洗管和引流管通畅,维持引流管呈负压状态。观察引流液的性质,有无渗漏,及时更换污染的敷料。每日更换负压吸引器,注意无菌操作。妥善固定引流管,避免堵塞、扭曲、脱落。

6.石膏固定的护理　临床上常采用石膏固定限制患肢活动,防止炎症扩散;减轻疼痛;防止肌肉萎缩。在石膏未干前减少搬动,勿使其折断,冬季可用电吹风吹干;从膝关节凹处将患肢抬高,观察末梢血液循环及有无石膏压迫症状;保持石膏清洁,尤其是女患者,教会其仰卧排便的方法,避免尿液、粪便污染;髋人字形石膏固定的患者,要观察臀部、骶尾部是否石膏过紧,以防压疮。有无恶心、呕吐、腹胀等石膏综合征的发生,给予对症处理,必要时,在腹部开窗,并在背部适当垫枕以减轻对腹部的压迫。

7.功能锻炼　急性期患者可做等长收缩和舒张运动;待炎症消退后,关节没有明显破坏者,应鼓励患者逐渐锻炼关节功能,并配合理疗和热敷,防止关节内粘连和强直;对正常的关节应该做主动功能训练,防止失用性萎缩。

【健康教育】

(1)向患者及家属介绍疾病的发生原因、治疗方法和愈后情况。

(2)讲解石膏护理的方法。

(3)强调功能锻炼的重要性和方法。

(4)介绍压疮产生的原因及预防压疮的方法。

(5)自我检测的方法及定期复查的意义,安排复查时间。

9.出院指导　教会患者带石膏活动方法。

(1)翻身法:必须待石膏干后进行。患者仰卧向患侧床边移动,然后伸直健腿,双手抓紧头侧栏杆,在护理人员协助下向健侧翻转,然后将身体移至床中央。

(2)坐起法:患者先向患侧移动,臀部抵达床沿,然后双手抓住固定的床尾的拉绳,用力坐起。

(3)下地法:将患肢用绷带在下面兜住患肢石膏足底部,上面挂在颈部,使患肢悬空不负重,借助双拐下地活动。

第十四节 人工膝关节置换术护理

【概述】

膝关节是下肢的主要关节,其结构和功能都是人体关节中最复杂的。随着人们对生活质量要求的不断提高,人工膝关节置换术同髋关节置换术一样,越来越引起人们的关注。由于新材料的出现,假体设计的不断改进,外科技术的不断提高,人工膝关节在更多疾病及更大年龄范围中得到推广应用,术后配合有计划的康复训练,能最大限度地改善关节功能,矫正畸形和缓解疼痛。将已经损坏的膝关节的致痛部分用设计好的人工关节组件取代,称为膝关节置换,此关节代用品称为假体。

【护理措施】

(一)术前护理

1.心理护理 由于长期的关节功能丧失,疼痛的折磨,生活不能自理,患者情绪不稳定,同时相当一部分患者对手术的期望值很高,但又怕手术效果不理想,术后可能发生严重并发症而产生焦虑、恐惧心理。应热情接待患者,耐心听取患者主诉、掌握其思想动态,针对不同个体采取积极的态度,耐心向患者解释有关知识,介绍手术的必要性和手术过程中如何配合,术后可能要注意的问题,介绍成功病例,消除患者的心理负担,同时要求患者要有能吃苦,接受术后严格的康复锻炼的思想准备。

2.饮食指导 长期疼痛的折磨,使患者情绪低落,均有不同程度的营养不良,应加强饮食护理,并说明营养对手术成败、术后伤口愈合均起着重要作用。必须给予患者高蛋白、高热量、高维生素、易消化的饮食,以增强机体抵抗力,耐受手术。

3.术前准备 主要包括:

(1)术前 1 日备皮,并用软肥皂清洗。更换消毒衣裤,备皮时一定不可损伤皮肤,这对预防伤口感染有重要意义。

(2)常规备血,完善各项检查。

(3)为预防感染,术前晚集手术过程中给予有效抗生素各 1 次。

(4)术前常规禁食水。

(5)术前适应性训练,术前指导患者做股四头肌及腘绳肌的等长收缩练习,并教会患者坐在床上练习患肢直腿抬高运动,使用手杖行走。练习床上排尿排便。

(二)术后护理

1.严密监测生命体征 给予心电监护,每 15~30 分钟观察并记录体温、脉搏、呼吸、血压、血氧饱和度 1 次。生命体征稳定后改为 1~2 小时监测 1 次。观察伤口渗血及负压引流通畅情况,引流液的量、性质,必要时挤压引流管,每小时 1 次。正常为每日引流量 ≤400ml,色淡红。若 24 小时引流量 >400ml,应加强观察及处理。一般持续 2~3 日,引流液 ≤

50ml可考虑拔管。每日更换负压吸引器,操作中严格无菌操作,避免引流液逆流,防止引流管脱落,妥善固定。

2.患肢护理　该类患肢术后24小时易发生下肢静脉血栓,是术后早期的主要致死原因,应做好积极的预防性治疗。术后给予平卧位,抬高患肢略高于右心房水平,膝屈曲15°~30°,患肢用弹性长袜,尽早做踝泵运动。拔除引流管后,下肢行持续被动活动(CPM机)。必要时给予抗凝剂,如服用小剂量华法林、阿司匹林或低分子肝素等。注意观察患肢肿胀情况及末梢血运情况。

3.疼痛的护理　疼痛是术后最常见的症状。除造成或者痛苦不安外,同时直接影响到手术关节的功能恢复,必须给予重视。积极采取有效镇痛措施。术后早期疼痛,多因手术创伤引起,可用哌替啶50~100mg肌注或曲马朵100mg肌注均可获得良好的镇痛效果。条件允许时可使用连续性镇痛泵,定时定量静脉均匀地注入镇痛剂。

4.生活护理　给予患者关怀,做好基础护理,协助患者家属做好饮食护理、排尿排便护理,尽量满足患者基本需要。保持病室环境和床单位清洁,空气清新,温湿度适宜。

5.术后早期并发症的观察及预防

(1)血栓形成和栓塞:下肢深静脉栓塞(DVT)和肺栓塞是术后常见的并发症,同时也是术后早期的主要致死原因。如不做预防性治疗,将有40%~60%患者发生术后深静脉血栓,即使采用了预防措施,全膝关节置换术后下肢深静脉血栓发生率仍高达11%~33%。因此,要加强预防,其方法有:患肢穿弹性长袜、足底静脉泵,下肢持续被动活动(CPM),术后早期活动及预防性用药,如服用小剂量华法林、阿司匹林或低分子肝素等。加强巡视,观察患肢有无肿胀。可用冰敷于局部,观察皮肤颜色改变、皮温是否升高,表浅静脉是否充盈,足背动脉搏动是否良好,早期诊断可借助多普勒超声检查,静脉血流图及静脉造影。

(2)感染:术后感染是一个灾难性并发症,常引起关节的疼痛和病变,以致有些病例最终需再次手术。因此,术前预防很重要,术前晚可给予预防性有效抗生素及术中给予有效抗生素以保证足量抗生素透入手术区域软组织,术中应减少人员流动,并使用层流手术室。术后保持敷料干燥,及时更换,提高机体抵抗力,防止血源性感染。加强巡视,观察伤口敷料渗血情况,负压引流是否通畅,有无局部血肿形成,观察患者体温变化,尽量缩短置管时间。

(3)假体松动:松动是人工膝关节返修术的主要原因。预防假体松动的措施除改进假体设计、手术医生提高手术精确性外,还要加强健康教育,告知患者术后2个月避免坐矮椅,体胖者劝其减肥。避免跑、跳、背重物等活动,防止膝关节假体受过度应力。

(4)骨折:术后可发生胫骨干、股骨干骨折,也可发生胫骨髁或股骨髁骨折。摔倒等轻微创伤常是诱发骨折的原因。要预防骨质疏松,功能锻炼期间用力要适当,不要穿拖鞋,要取得家属的积极配合,共同保护监督患者训练,循序渐进,防止创伤。

6.康复功能锻炼

(1)人工全膝关节置换术后(1~3日):患者疼痛较重,一般不主张活动关节,患者可提高患肢,尽可能地主动伸屈踝关节和趾间关节,进行股四头肌、腘绳肌的等长收缩活动。每小时进行3~5分钟,以促进血液回流,防止血栓形成。

(2)人工全膝关节置换术后(4~14日):患者的疼痛已明显减轻,负压引流管已拔除。此时,应继续练习早期功能锻炼,同时要加强膝关节屈伸活动范围,促进膝关节的活动,将膝关节置于外展位,在膝关节连续被动活动器(continue passive machine,CPM机)上进行关节活动度的训练。建议使用CPM机的方法:术后4天开始每日连续使用6~12小时,开始伸屈范围在0~45°,以后每日增加10°,出院时应达到95°以上。CPM机训练强度和频率可逐渐增加,对早期迅速恢复关节功能有很大帮助。但不使用CPM机的患者,可在医生的指导下进行以下练习:床上膝关节的屈伸活动;床边膝关节的屈伸锻炼;床上侧身膝关节屈伸活动功能锻炼,必要时应在医生的指导下被动活动;下床站立下蹲锻炼。

(3)人工全膝关节置换术后(2~6周):继续进行上述功能锻炼,并逐渐增加练习的时间和频率。要加强股四头肌和腘绳肌的力量训练。患者坐在床边,主动伸直小腿,反复多次,循序渐进,患者坐在床上,膝关节下垫一枕头,使膝关节屈伸,然后主动伸直,患者站立位,主动屈膝,练习腘绳肌;利用拐杖练习行走,加强步态行走训练,逐渐脱离拐杖行走,练习上、下楼梯活动。早期主要依靠拐杖,要求健腿先上,患腿先下,适应后脱离拐杖。完全康复后可进行适当的体育活动,如散步、打太极拳、骑自行车等。在日常生活中注意保持合适的体重,预防骨质疏松,避免过多剧烈运动,不要做剧烈的跳跃和急停急转运动。

第十五节　人工全髋关节置换术护理

【概述】

全髋关节置换术是关节重建手术中最为有效的手术,术后配合有计划的康复训练,能最大限度地改善关节功能,矫正畸形和缓解疼痛。把已经损坏的髋部的致痛部分用设计好的人工关节组件所取代,称为髋关节置换,此关节代用品称为假体。

【护理措施】

(一)术前护理

1.心理护理　行人工全髋关节置换的患者很多因髋关节骨病的病程长,或因骨折突然发生,无应急心理准备,手术创伤较大又会使患者产生心理负性刺激,均存在不同程度的紧张、恐惧心理,应根据患者的不同年龄、文化程度、职业,有针对性地耐心与患者交谈,用适当的语言向患者及家属介绍手术的必要性及术后康复程序,术前应做的准备、注意事项。对有吸烟或饮酒史的患者,应立即劝其在术前1周之内停止吸烟或饮酒,因为这会导致血红蛋白降低,从而使组织修复所需的供养减少,还会使血液黏滞性提高,增加血栓形成的概率,并介绍典型病例,打消其思想顾虑,积极配合治疗,树立战胜疾病、早日康复的信心。

2.饮食护理　髋关节骨病及创伤患者由于疼痛或卧床不起,导致情绪低落,食欲下降,饮食难进,这样会使患者体质每况愈下,影响预后,应调整患者心态,给予合理的饮食指导,根据患者的习惯,注意饮食的色、香、味极食物的多样性,给予并鼓励患者每日进食高蛋白、高钙质、高热量、易消化、富含维生素的食物,以利组织修复。

3.大小便护理 创伤及术后患者卧床不动,肠蠕动减慢,由于排尿排便不方便,患者有时拒绝饮水,这就会造成便秘,形成恶性循环,同时给术后的护理及伤口愈合带来负面影响,为促进肠蠕动,每日指导患者或家属对腹部行顺时针按摩数次,每日饮水量不少于2000ml,还应多吃蔬菜水果,有条件的每日早晚喝一杯蜂蜜水,以利于滋润肠道。排便时患者思想尽量放松,有便秘者可用开塞露润滑肠道或口服肠道缓泻剂,都可使排便顺利。

4.术前准备

(1)术前1日行皮肤准备,注意防止损伤皮肤,这对预防伤口感染有重要意义。

(2)备血,完善各项检查。

(3)为预防感染,术前晚及手术过程中给予有效抗生素各1次。

(4)术前常规禁食水。

(5)适应性锻炼:由于置换术后的患者,必须卧床一段时间,因此术前应指导患者练习床上排尿排便,使用便器,教会患者使用牵引床上的辅助工具,以免术后出现排便、排尿困难,避免大小便污染引起皮肤破溃或伤口感染,防止因体位不当引起人工关节脱位。

(二)术后护理

1.病情观察 给予心电监护,密切观察患者的体温、脉搏、呼吸、血压、血氧饱和度。观察伤口渗血及负压引流是否通畅,引流液的量、性质,经常挤压引流管,确保引流的通畅。正常50~400ml/d,色淡红,若每日引流量>400ml,色鲜红,应及时处理。术后24~72小时引流量≤50ml可考虑拔管。每日更换负压吸引器,操作中严格无菌操作,避免引流液逆流,防止引流管脱落,妥善固定。

2.体位护理 术后给予平卧位,患肢保持外展15°~30°中立位,穿"丁"字鞋,防止髋关节脱位。人工髋关节脱位最容易发生在手术室回病房的搬运过程中、全身麻醉清醒过程的躁动状态下或卧床翻身操作中。准确地保持患肢外展位,是防止脱位的关键。无论是搬动患者还是护理操作、协助排尿排便,都要保持外展中立位。可在双腿间放置梯形枕,翻身时以患侧为主。

3.疼痛护理 手术后的伤口疼痛可影响患者生命体征的平稳、饮食、睡眠和休息,从而影响伤口愈合,同时也可影响患者功能康复锻炼。故应重视术后的疼痛控制,积极采取镇痛措施。护士首先要评估患者疼痛的性质、时间和程度,过程患者的面部表情、活动、睡眠,听取患者主诉,分散患者注意力,适当应用镇痛剂或术后使用镇痛泵。

4.生活护理 尽量满足患者的各种基本要求,做好基础护理协助患者家属做好饮食护理、大小便护理等。

5.术后早期并发症的观察及预防 术后早期并发症主要有出血、深静脉栓塞、感染、假体松动、假体脱位。因此,术后要动态观察患者生命体征变化及伤口渗血情况,患肢疼痛的性质、程度、部位。肿胀的程度,伤口局部状况(包括红、肿、热、痛等)。保持患肢外展中立位,屈髋屈膝不能超过90°,患肢末梢血液循环情况。应及早向患者宣教预防并发症的重要性,告知具体的注意事项,以加强防范意识。

6.康复功能锻炼

(1)早期(术后2~7日):术后患肢保持外展15°~30°中立位,穿"丁"字鞋,防止髋关节脱位,并开始下肢所有肌肉的等长收缩练习,所谓等长收缩就是肌肉的主动收缩但不引起关节运动。股四头肌等长收缩运动于术后第2日开始练习,其方法是:护理人员立于患者的患侧,将右手置于患侧肢体腘窝处,左手置膝关节,手掌相对。嘱患者膝关节伸直,患肢下压护理人员的右手后放松,护理人员的左手则明显感到髌骨上下抽动一次。如此反复进行下压—放松动作,股四头肌能得到较好的等长收缩。一般指导患者2~3次后就能很好掌握动作要领,然后进行主动的练习。重复20次(组),逐渐递增至40次(组),每日2~3组。脚趾屈曲与背伸运动:主要是最大限度屈伸患肢小关节,并带动小腿肌肉运动。避免髋关节内外旋。每个动作保持10秒,重复20次(组),每日2~3组。臀收缩运动:患者平卧,收缩臀肌保持10秒,放松;双手着力,做抬臀动作,保持10秒,重复20次(组),每天2~3组。直腿抬高运动(主动为主,被动为辅):抬高≤30°,保持时间10秒开始逐渐增加到20秒。同时进行深呼吸练习。练习的频率和强度一般为每间隔1~2小时,练习5~10分钟,以自己不感觉十分疲劳为度。术后第3日可以在医生的指导下坐起,进行轻度屈髋练习,时间不宜过长,一般限定在半小时之内。

(2)中期(术后8~15日):继续进行早期功能锻炼。仰卧屈髋屈膝运动:一手托膝,一手托足跟,在不引起异常疼痛的情况下屈髋(≤90°),禁止髋关节内收内旋,否则会导致髋关节脱位。卧位到坐位运动:用双手支撑于床上,屈健腿伸患腿,利用双手和健腿支撑力将患腿自然垂于床边,每日2~3次。坐位到站位点地训练:患者先在床上坐起,没有头晕等症状后,在床边坐下,先下健肢再下患肢,双手要把持床沿,逐渐下床。无头晕心悸等症状后再开始在床边扶双拐站立10秒(组),每日2~3次。扶拐床边站立练习行走:行走时应扶双拐不负重行走,健腿先迈,患腿跟进,拐杖随后。有人在旁边保护。每次20秒,每日2~3次。术后6~8周后可部分负重。

(3)后期(术后3周至3个月):继续进行中期功能锻炼,并逐渐增加练习的时间和频率。术后6周内"六不要":不要交叉双腿;不要卧于患侧,如卧患侧,双膝间放一软枕;不要坐沙发或矮椅;坐位时不要前倾;不要弯腰拾物;不要床上屈膝而坐。术后6~8周内避免性生活。弃拐时间因人而异,一般要在行走稳定并且无行走痛后。完全康复可进行适当的体育活动,如散步、跳舞、骑自行车,应避免重体力劳动和剧烈运动。排便不能采用蹲位。定期向医生随访至终身。

(王　燕　陈　晴　潘汉沛　孙　晔)

第十七章　小儿外科疾病护理

第一节　急腹症护理常规

一、急腹症术前、术后护理常规

(一)术前护理常规

1.禁食,观察病情变化,按医嘱准备手术或保守治疗。

2.静脉输液,保证入量和速度以纠正脱水性休克,维护水和电解质平衡。

3.胃肠减压,保证通畅,以减轻肠腔内压力,观察记录减压,液和呕吐物的质和量。

4.观察腹痛的性质、部位,如阵发性或持续性、固定性或转移、剧痛或绞痛,以及排气、排便与腹痛的关系,有无腹肌紧张等。

5.观察腹部有无包块,肠型、包块位置及大小,硬度与腹痛的关系。

6.根据医嘱测体温、脉搏、呼吸,如高热应给予物理降温或药物降温,体温下降到38.5℃(肛表)以下方可肌肉注射术前药。

7.禁忌给镇静止痛药,以免发生肠穿孔及掩盖病情,延误治疗。

8.备皮,注意保暖,条件许可,进行全身卫生处理。

9.腹部有伤口或内脏脱出者,应以生理盐水纱布和油纱敷盖,用无菌巾包裹,立即送手术室在麻醉下处理。

(二)术后护理常规

1.准备好麻醉以及麻醉后的护理用品。

2.正确给予各种麻醉的护理。全麻病人头偏向一侧,以免呕吐造成误吸。术后平卧6小时。

3.禁食期间,维持静脉输液,准确记录出入量。

4.胃肠减压并保证胃管通畅,每2小时通管一次。

5.观察腹胀情况,有无排气,排便。

6.术后6小时无尿,应给予相应的措施。

7.应及时更换保护敷料清洁。伤口有再裂迹象者,如果伤口有渗血,渗液要立即报告医生。

8.禁食期间,准确记录出入量,每日口腔护理2次。

9.严格按医嘱进食。

10.术后肠造瘘者按肠瘘处理

二、肠梗阻护理常规

任何原因引起的肠管通过障碍均称肠梗阻。主要症状为:腹痛、腹胀、呕吐、无肛门排气排便。诊断依据准确的病史、体查及 X 线的检查。主要分型为:机械性肠梗阻和麻痹性肠梗阻。

(一)非手术疗法护理

适用于麻痹性肠梗阻和不完全性畅梗阻。

1.禁食:减少食物对肠道的刺激。

2.胃肠减压:恢复肠管血运,减轻腹腔内压力,缓解梗阻部位。

3.如病儿腹不胀,减压液正常,有肛门排气排便是梗阻缓解的表现,可按医嘱进食。

(二)手术疗法护理

1.手术前后准备同急腹症护理常规。

2.保持各种引流通畅,准确记录出入量和性质,以便计算输液量和调节输液速度。

3.观察腹胀、腹痛程度、排气、排便及粪便性质,如腹胀加重可行肛管排气,检查胃管是否通畅。术后 3 天仍腹胀、不排便、排气者,告知医生检查处理。

4.肠切除肠吻合术后,观察伤口有无渗血或裂开迹象。发现有血便排出留标本报告医生,结肠术后无医嘱禁止灌肠或插肛管。

5.肠造瘘者按肠瘘护理。

6.鼓励病儿早期下床活动,防止发生粘连性肠梗阻。但初次下床时护士必须协助,以防意外。

7.严格按医嘱进食,以免腹胀或继发梗阻。

三、阑尾炎护理常规

阑尾炎为小儿常见急腹症之一,发病原因不清,主要临床表现为:腹痛,开始为全腹痛后转移至右下腹,麦氏点压痛,反跳痛明显、呕吐、发热、体温达39℃以上。实验室检查:白细胞升高,临床分型:单纯性阑尾炎,化脓性阑尾炎,梗阻性阑尾炎,坏疽性阑尾炎。

(一)非手术疗法护理常规

适用于阑尾脓肿。

1.观察体温:发热病儿给物理或药物降温,高热不退要给酒精擦浴,阿司匹林、冰盐水灌肠。

2.适当限制活动,卧床休息,以防脓肿破裂引起急性腹膜炎。每日检查包块的大小,吸收的程度。

3.静脉输入抗生素,并保证抗生素的有效浓度。

4.定时复查血常规。

(二)手术疗法护理常规

1.手术前后按急腹症护理常规。

2.阑尾穿孔性腹膜炎,术后神志清醒即抬高床头,记录伤口引流量及性质,有无大便气味以区别肠瘘发生。渗出液多时应及时更换敷料。

3.按医嘱给饮食,忌生冷和过量,防止腹胀、腹痛和粘连性肠梗阻的发生。

4.术后 24~48 小时,根据病情鼓励及协助病儿下床活动,以防意外。年长儿童观察腰麻后反应,若有头痛、头晕应适当卧床休息。

四、急性腹膜炎护理常规

急性腹膜炎是腹膜受到感染或化学物质刺激后发生的炎症反应,主要是由腹腔内脏器的炎症、破裂、穿孔或腹部外伤所引起。

(一)术前护理

1.按急腹症术前护理常规。

2.输液治疗时,严格掌握输液速度及观察脱水纠正的程度。

3.观察腹胀变化,严重腹胀可给肛管排气。

4.按医嘱测体温、脉搏、呼吸、血压,观察神志的改变,有烦躁,神志不清等异常变化及时报告医生进行处理。

5.发热病人在手术前应行降温处理。

(二)术后护理

1.按急腹症术后护理常规。

2.病人清醒后半坐位或抬高床头,以便使炎症局限化,预防逆行感染。注意勤翻身,预防褥疮、肺炎等并发症。

3.有盆腔脓肿时,病儿有肛门下坠及排便感、排便次数增加,要观察排便次数、性质,并记录,及时报告医生。盆腔脓肿病儿可根据医嘱每日 2 次温生理盐水保留灌肠,温度为 41~43℃,促进脓肿吸收。

五、伤寒肠穿孔护理常规

伤寒肠穿孔多发生于 5 岁以上儿童,病程的第三周,穿孔前常有恶心、腹泻和极度腹胀。穿孔时,首先出现的主要症状是突然右下腹疼痛,其次是恶心、呕吐、体温下降、脉搏增快、眼球下陷、烦躁下安、有腹膜炎体征,X 线检查见有气腹,穿孔部位多在回肠末端30cm 以内。

1.按急腹症术前术后护理常规。

2.严格执行床边隔离,避免交叉感染,病儿大小便须用 2 倍容量的 5% 新消净或 10%漂白粉溶液搅拌,放置 4 小时后再倒掉。家具和食具可用高效消毒片配制的溶液(0.02%)浸泡擦拭。浸泡时间为 15 分钟,消毒液有效时间为 6 小时。衣物等可煮沸消毒,接触病人穿隔离衣,离开病人时用 0.01% 的高效消毒片溶液泡手 1 分钟。

3.病儿术后清醒即抬高床头,有腹腔引流者应记录引流液性质、量,伤口渗液多时及时更换敷料,发现异常变化报告医生。

4.以卧床休息为主,拆线后适当下床活动。

5.进少渣易消化食物。

6.粪便培养连续 3 次阴性方可解除隔离,如为恢复期带菌者,应上报防疫部门,出院后要追踪管理。

六、消化道出血护理常规

此病多见于胃或十二指肠溃疡或食道静脉曲张破裂出血、肠重复畸形、美克尔憩室出血,临床主要表现为呕血和柏油样便。护理中应密切观察以助鉴别诊断。

1.禁食,迅速建立静脉通路,按医嘱配血、输血、输液。

2.观察出血情况,严格记录出血量、色,根据不同年龄和一次出血达全身血量1/5,可出现循环衰竭,矢血性休克,要备齐急救药和止血剂,必要时按医嘱须加压输血 20ml/kg。

3.密切观察体温、脉搏、呼吸、血压变化,如面色兰白,皮肤湿冷,口渴,血压下降,神志淡漠或烦躁不安等休克症状,立即报告医生,并取头低脚高位,准备抢救。

4.病儿如躁动不安,按医嘱使用镇静剂,取平卧头偏向一侧,以防呕吐误吸。

5.出血停止后,严格执行饮食医嘱,进冷温流食或无渣半流食。

6.做好病儿的心理护理,因为病儿处于兴奋状态使体内儿茶酚胺分泌增加,促使出血。

7.如需手术按急腹症护理常规。

8.恢复期要控制饮食及活动,防止再次出血。

第二节　骨科护理常规

一、一般骨科护理常规

(一)一般常规

1.病室整洁,空气新鲜,温湿度适宜(温度 18~22℃,湿度 50~60%)。

2.病儿卧位正确、舒适,定时给病儿做全身清洁、更衣。

3.新入院病儿需洗澡、更衣。护士要向病儿家长介绍病房制度。

4.长期卧床病儿自住院始,印观察全身状况,加强皮肤护理,防止发生褥疮。并且注意改善营养。

5.护士要熟悉骨科病儿常用解剖位置,掌握骨科护理及技术操作。注意保护病儿勿着凉,以免延误手术时间。

6.每日护理时,查看皮肤有无异常,如发现异常应及时报告医生给予治疗。年长女病儿需了解月经来潮情况(不能进行腰麻)。

7.骨科病儿用木板床。

(二)术前准备及护理

1.术前协劝做好各种常规检查。

2.手术前 1 日备皮。四肢手术病儿,备皮后用无菌巾或袖套、腿套包好。

(1)上肢手术直特别注意清洁指缝、甲沟,时关节等部位。

(2)足部手术,自入院后每日泡洗足部 2 次,每次 20 分钟(水温以手感不烫为宜)。洗后剪短趾甲。

(3)有慢性炎症或瘢痕者,备皮时切勿剃破皮肤。

(4)如有伤口,手术前 1 日应换药。

3.同外科手术术前准备及护理。

4.根据病儿不同手术部位,准备卧位。

(三)术后护理

1.脊柱手术,除麻醉未清醒外,保持适当卧位,避免平卧,以防伤口受压。

2.严密观察手术部位伤口有无渗血,发现渗血,要及时报告医生给予处理。

3.四肢手术,术后应抬高患肢高于心脏,观察远端血液循环情况。注意保持肢体功能位置。

4.长期卧床病儿应多饮水,防止尿路感染。协助病儿变换体位,加强皮肤护理,避免发生褥疮及压伤。

二、石膏固定病儿护理常规

掌握石膏的性质、用途及使用方法。

(一)物品准备

石膏绷带若干、食盐、水桶 1 个(内放热水,水温 43℃左右)衬布、手术刀、剪刀、弹性绷带、烫伤纱等。

(二)术前病儿的准备

术前,将需石膏绷带固定的部位清洗干净。有伤口者,应先换药。摆好病儿体位,年长儿向其讲明注意事项,以取得配合。

(三)术后护理

1.术后回病室 24 小时内,密切观察远端血运情况,检查肢体末梢的脉搏、有无疼痛、冷感、水肿和发绀。年长儿主动询闻其感觉,并认真记录。避免使用含糊的术语如:好、可、差等,而要记录和报告实际的结果,如:指甲呈粉红色等。

2.皮肤的护理:经常检查石膏边缘及未包石膏骨突出部位的皮肤,防止褥疮的发生。

3.体位和翻身:石膏管型易压迫皮肤,故至少每 4 小时变换体位一次。如卧床病儿翻身,患侧应在上面,防止石膏折断。四肢石膏固定应将患肢抬高。

(四)未干石膏护理常规

1.病儿用木板床。

2.搬动病儿时事先安排好人员和位置,特别是年长儿抬起或翻转时须用手掌进行,力量要均匀,勿用手指或指端以免将石膏压出凹痕,使石膏下软组织受雎汕发生压伤或坏死。

3.要促使石膏早干、快干。夏季将上石膏的部位暴露于空气中,不加覆盖,以利吹干。冬天可用烤灯,但使用烤灯时,应注意安全,不可烫伤病儿。病儿神志不清、麻醉未醒、不合作者勿用,以免发生意外。

4.将患肢垫好,保持正确位置。

5.第一次翻动病儿时,必须在石膏固定5~6小时后进行。

6.注意伤口渗血情况。如有渗血,将出血范围及时标记在石膏上,并随时观察。

7.观察固定肢体远端血运。胸部石膏固定观察有无影响呼吸,如发生血运或呼吸障碍,应及时报告医生。

(五)石膏干固后的护理

1.保持石膏的干燥、清洁,避免大小便污染,以免导致石膏管型提前拆除及不必要地延长住院时间。

2.不要与硬物碰撞,以免损坏石膏型。石膏边缘应清洁、光滑,切勿发生石膏创伤。如病儿诉石膏内某部剧痛,应报告医生及时处理。

3.会阴部石膏其边缘需进行修理,避免被大小便污染。

4.足趾上盖被要留有空隙,以免影响血运。

5.护理病儿时,随时扫除床上粉屑,定时为病儿翻身,并按摩骨突起处,以防压伤。

6.教育病儿勿将异物塞入石膏管型中,如果病儿感觉不适或主诉疼痛,不可忽视,应检查痛点。如为石膏压迫可进行修理,无石膏压迫应密切观察,找出原因。

7.鼓励病儿活动固定范围以外的关节,防止肌肉萎缩。下肢石膏固定病儿,如下地活动必须加后跟(木块等),以免损坏石膏。

8.石膏包扎的病儿动作不灵活,为保证病儿安全,随手拉起床栏。

(六)石膏拆除后护理

1.肢体石膏固定拆除后,应将该肢体放卧位枕上。

2.清洁患处皮肤。

3.鼓励病儿作有规律的功能练习,必要时应予协助,逐渐增加活动量,根据病情逐渐下地活动,争取早日恢复功能。

三、头盆牵引护理常规

头盆牵引一般用于脊柱侧弯术前辅助治疗。

1.牵引绳方向应与颈椎纵轴在一直线上,注意使吊带环分开。以免压迫气管和血管。

2.牵引时注意,不要将布托(四头带)太向上颌移,以致牵引力压迫颈部大血管,引起脑缺血。压迫气管而窒息。

3.应注意下颌处皮肤的干燥及清洁。给病儿进食、水时应注意保护,防止下颌处潮湿,必要时可更换布托。

4.加强巡视,防止发生意外。

5.牵引重量应从轻至重逐渐加大。加大重量后,应注意观察病儿的反应,主动询问其感觉,如病儿感觉腹痛、下肢麻木等,应暂停牵引或减轻重量。

四、骨牵引护理常规

1.适应证:年长儿的股骨干骨折、髋脱位、脊柱侧弯疾病术前辅助治疗。

2.物品准备

带滑轮支架、牵引绳、重锤、牵引弓、无菌骨牵引包1份。

3.骨牵引护理

(1)行牵引前,应清洁穿刺处的皮肤,备皮消毒皮肤后,做局麻由医生进行穿刺。

(2)穿刺完毕后,应用空的无菌小瓶将克氏针两端套住,以防刺伤健肢或对侧肢体皮肤以及他人。

(3)牵引前先换木板床,以利牵引。

(4)同皮牵引常规护理。

(5)牵引期间,针孔处每4小时滴75%酒精一次至拔针,以防感染。

(6)克氏针不能随便移动。

(7)注意皮肤护理,防止发生褥疮。鼓励病儿多饮水,防止尿路感染。

(8)若为骨折复位牵引,不可随便增减牵引重量与移动牵引方向,更不可突然抬高重锤取消牵引,以免骨折移位。

(9)经常检查牵引重锤是否接触地面或挂在床边上,检查牵引滑动部是否受阻力。

(10)如为术前辅助治疗,牵引重量应逐渐增加。

(11)在床边工作时,勿碰撞牵引装置,以免造成病儿痛苦。

(12)骨牵引不超过4周。

(13)骨牵引拆除后,注意保持伤口清洁,以防感染。

五、截瘫病儿护理常规

1.病儿久卧木板床,要经常给病儿擦拭皮肤,更换衣服。并做到定时翻身(白天每隔2小时一次,夜间可4小时一次)。骨突处垫海绵或气圈,以防发生褥疮。

2.加强营养,增强抵抗力。

3.尿潴留病儿按年龄选择合适导尿管,于无菌操作下行导尿术。导尿管每周更换1~2次。鼓励病儿多饮水。定期查尿常规。

4.高成截瘫病儿,密切观察呼吸变化。胸椎以上病变应去枕。为颈椎疾患病儿翻身时,要与躯干同时移动,以免发生窒息。

5.注意保暖,盖被时患肢要用支架,避免直接压迫脚背,预防足下垂。

6.被动活动关节及肢体,防止关节挛缩及肌肉萎缩。

六、髋关节脱位护理常规

先天性髋关节脱位是一种较常见的畸形。主要因素为髋臼和股骨头发育不良,临床单侧出现跛行,双侧为鸭行步态。站立时臀部明显后凸,腰部前凸。

(一)保守治疗

1.婴幼儿采用髋关节吊带或蛙形石膏固定。

2.行石膏固定复位治疗的病儿,应向家长说明石膏护理的注意事项,并按期复查。

（二）手术治疗

适用于 3 岁以上病儿及手法复位失败者。

（三）术前准备及护理

1.同骨科术前准备及护理。

2.皮牵引或骨牵引 2 周。按皮牵引或骨牵引常规护理。

3.手术前 1 日备皮、保暖。

（四）术后护理

1.同全麻术后常规护理。

2.病儿清醒后,摆垫适当卧位,抬高患肢观察腹部有无压迫感。

3.髋人字石膏,按石膏护理常规。

4.观察生命体征的变化。因手术创伤较大注意血压的变化。

5.鼓励病儿咳嗽、深呼吸,防止坠积性肺炎。

6.观察肢端血运情况及伤口有无渗血。如伤口有渗血,应在石膏上做标记,以便于观察。

7.石膏干燥后,可进行局部修理,使病儿感到舒适有利于护理。

8.协助病儿翻身时,应以健褪作轴翻转。如为双侧石膏固定,则应将病儿抬起悬空翻转,骶尾部和足跟部须垫起悬空。

9.注意皮肤护理,防止发生褥疮及压伤。

10.教家长护理石膏。石膏固定后 1~2 天、3 个月、6 个月分别拍 X 光片随访,以检查复位情况,并注意有无股骨头无菌坏死的发生。

11.石膏拆除后,鼓励病儿做肢体功能锻炼。

七、先天性马蹄内翻足护理常规

先天性马蹄内翻足表现为足的形态异常。临床症状:跟骨内翻、前足内收、尖足。病儿走路时,足外缘、足背着地,骨的形态和排列继发异常,X 光片可确定其程度。

治疗原则:婴儿采用手法矫正石膏固定。固定 6 个月后,仍有畸形者,应手术治疗,行跟腱延长术及后内侧软组织松解术。年长病儿行踝内侧软组织松解术、胫前肌腱外移术或跟骰截骨术,晚期畸形严重者,行足三关节固定术。

（一）手术病儿术前准备及护理

1.同骨科术前准备及护理。

2.自入院后每日泡足 2 次,每次 20 分钟(水温以不烫手为宜)。泡后洗净足部及小腿并修剪趾甲。

3.备皮时注意保暖,备皮后用腿套套好。

（二）术后护理

1.按全麻术后常规护理。

2.抬高患肢,观察患肢血液循环情况,注意伤口有无渗血。

3.术后石膏固定病儿,按石膏护理常规。

4.行伊式架矫形固定术的病儿,按伊式架常规护理。

八、臀肌挛缩症护理常规

臀肌挛缩症又名注射性臀大肌挛缩症。为反复多次注射药物,导致肌肉或筋膜组织纤维性挛缩所致。临床症状:站立时患肢轻度外旋,双下肢不能完全并拢,下蹲时髋关节呈外展、外旋姿势,双膝不能靠拢如蛙式样。快步行走时呈"跳步",臀外上1/4处皮肤凹陷。治疗:臀肌松解术。

(一)术前准备及护理

1.同骨科术前准备及护理。

2.备皮时注意保暖,勿剃破皮肤。

(二)术后护理

1.同全麻术后护理。

2.注意伤口有无渗血。如渗血较多,应及时报告医生处理。

3.术后第二天,病儿采取间歇俯卧位,以免压迫臀部伤口,影响伤口愈合。

4.术后病儿卧床时双腿应并拢,护士应随时注意病儿正确卧。

5.注意大小便勿污染伤口,以防伤口感染。

6.术后4—5天,病儿可逐渐下地活动,积极鼓励病儿进行关节功能训练,并辅以理疗或体育疗法。如让病儿双膝并拢,足跟着地进行下蹲。仰卧于床上双手抱膝,逐渐移向胸部反复练习。

7.病儿拆线出院时,嘱家长让病儿坚持锻炼以巩固治疗。

九、伊式架矫形术后护理常规

1.同全麻术后常规护理。

2.抬高患肢,注意伤口有无渗血及肢端血运情况。

3.注意观察每个针孔是否有渗出,如有渗出,应随时用酒精棉球进行清洁。

4.术后克氏针每一针孔处,用75%酒精每4小时滴一次,预防感染。

5.随时观察伊式架是否牢固,如有松动,及时报告医生进行调整。

6.行肢体延长术的病儿,术后1周左右开始伊式架延长(每日4次、共延长1mm)。延长期间注意观察神经、血管、软组织的牵拉反应。

7.病儿患肢无肿胀、无自觉不适,可鼓励病儿进行轻微锻炼。适当下地站立、行走。

8.病儿带架出院,护士要嘱家长注意事项及按时来院复查。

9.伊式架拆除后,同骨牵引拆除后护理。

十、脊柱侧弯矫正术护理常规

正常脊柱在左右方向不应有弯曲。脊柱侧弯系指在直立位时,脊柱某一部分朝一侧倾斜。严重的脊柱侧弯病儿,可导致内脏压迫、全身发育不良、躯干瘦小、体力软弱、食欲不振等。故需手术治疗,矫正畸形。

（一）术前；准备及护理

1.检查尿常规、血常规、出凝血时间、血型、胸透、脊柱 X 线检查及心、肺、肝、肾功能。

2.术前皮牵引或骨牵引两周，按皮牵引及骨牵引常规护理。

3.先天性脊柱侧弯术前行脊髓造影（除外纵裂），造影后病儿去枕平卧，观察病儿有无恶心、呕吐及头痛情况，如反应严重应报告医生。

4.同外科手术术前准备及护理。

（二）术后护理

1.病儿回病室后，应把其从手术车上平托于床上，肩下垫肩垫，四肢固定并接通固定好引流管。

2.同全麻术后常规护理。

3.了解术中情况，密切观察生命体征，注意伤口有无渗血。

4.麻醉将要清醒时，病儿易躁动而发生危险，应勤巡视。

5.病儿清醒后取左或右侧卧位，可稍前倾不能后倾，为避免切口受压，减轻疼痛，每两小时翻身一次。翻身时应注意动作要轻、速度应慢，于后背垫上海绵垫。

6.有胸带固定者，要随时给予调整。

7.术后密切观察肢体活动情况，是否有大小便失禁现象。如发现下肢麻木、活动受限、失去知觉，应及时报告医生。

8.喂饭时，不能随便搬动病儿头部或让病儿转动。病儿大小便时，不得过分抬高下肢，注意伤口勿被大小便污染。

9.病儿伤口 14 天拆线，拆线后协助医生给病儿打石膏背心。

10.出院时嘱家长护理石膏的注意事项，并按时来院复查。

第三节　小儿泌尿外科护理常规

一、小儿泌尿科一般护理常规

1.一般护理和手术前后准备同外科护理。

2.护士要向年长儿介绍住院须知，治疗目的，解除对各种检查的疑惧，对有生理缺陷的病儿更要耐心、体贴，不能歧视，消除病儿自卑心理，使之合作。

3.做好各种试验的准备和正确收集标本。留尿容器须清洁消毒做好标志，认真交班。

4.凡做各种检查或治疗后，观察有无尿疼、尿血、寒战、发烧等异常情况，检查后鼓励病儿多饮水。

5。保持各种引流管通畅，防止扭结或脱落，根据大小床不同选择长短合适的橡皮管，必要时要固定病儿防止拔管等。

6.尿瓶及尿管要保持无菌，一般每周更换一次。

7.单侧肾及肾功能不正常的病儿,每日记尿量,测血压。

8.长期留置导尿管病儿,用1:1000新洁尔灭棉球清洁尿道口,每日一次。

9.长期膀胱造瘘病儿,如病儿述有憋尿感,可随时冲洗。凡尿瘘病儿,注意保护局部皮肤,在瘘口周围涂收敛剂,并经常更换体位,以免尿液刺激皮肤造成糜烂,必要时用烤灯烤。

10.长期带引流管病儿,可适当下地活动,将无菌尿瓶放在铁制筐内,手提或悬挂在斜肩上(如背书包),或暂时夹管,用无菌纱布包好接头,上床时再连接好引流尿瓶。

二、肾胚胎瘤护理常规

肾胚胎瘤是婴幼儿最多见的恶性肿瘤之一,90%在7岁以前发病,而1~4岁最为多见。肾胚胎瘤可发生在肾脏的任何部位,迅速生长可挤压破坏肾组织,肾盂也被压迫变形。80~90%病例都以腹部肿物就诊,一般是单侧,双侧穴占2~7%。

(一)术前护理

1.加强营养,进食困难者以少量多次喂养。

2.留尿常规检查,协助各种诊断性检查(胸腹部X线检查、肾盂造影、测血压、尿儿茶酚胺定性检查)。

3.清洁皮肤,预防皮肤和呼吸道感染。

4.保护病儿,避免腹部肿物受撞击。

5.术前准备同外科术前常规。

6.术晨插胃管。

(二)术后护理

1.禁食,胃肠减压以减少腹胀。禁食3日后能主动排便,排气,可开始进食。

2.观察伤口有无渗出或出血,保护敷料清洁,做好保护性隔离,防止交叉感染。

3.进行放疗或化疗的病儿,要密切观察精神、食欲情况及异常反应,及时向医生报告,以便加强支持疗法和停药等,静脉注射抗癌药时,避免使药液漏在血管以外以免局部坏死。

4.出院时嘱家长带病儿定期来院复查,坚持治疗。

三、肾积水护理常规

泌尿系似一个管道系统,管腔因由泌尿系内外病变所致发生梗阻时,尿的排出受到影响,造成肾内压升高,肾盂或与肾实质同时扩张,称肾积水。

(一)术前护理

1.定期查尿常规,测血压。

2.按医嘱注射抗生素。

3.巨大肾积水,注意病儿勿做剧烈活动,防止突然破裂。

4.观察肿物大小与排尿的关系。

5.术前准备按外科术前护理常规。

(二)术后护理

1.按一般外科护理常规。

2.保持肾造瘘管通畅,每日记尿量和性质。

3."香烟"引流留置3~5天,支架管留置l0天,造瘘管留置10~I4天。

4.交接班时认真检查各种引流管和支架管是否通畅或移位脱落,有无打折或扭曲,如有敷料渗湿时,随时更换。

5.肾造瘘管拔管前应先夹管观察。

(1)亚甲蓝注入造瘘管后观察小便是否排出蓝色尿液,并记录排出时间。

(2)病儿有无发烧,腰腹胀痛等反应。

四、肾挫伤护理常规

小儿肾挫伤一般由于肾区受到直接打击,如跌倒在硬物上,自高处跌落挤压于两硬物之间,或拳打脚踢等均可造成肾脏损伤。其治疗一般应依据伤势的程度,轻者常用保守疗法即可治愈。必要时须手术治疗。

1.禁食观察2天,病情稳定或好转可进半流食。若腹胀加重,压痛范围扩大,尿量减少,血压,脉搏下降,应怀疑肾破裂或肾盂输尿管断裂,进行开腹探查。

2.绝对卧床休息2周。

3.记录液体入量。

4.病儿自入院开始,每次小便留1份标本于小管中进行比较,记录尿量,观察尿的颜色,至无肉眼血尿止。定期查尿常规至3次正常为止。

5.卧床休息两周后须避免剧烈活动。

五、输尿管口异位护理常规

本病多见于女孩,输尿管口异位多伴有重肾和双输尿管畸形。男孩由于异位输尿管口在尿道,故无漏尿,但可出现输尿管扩张,积水感染。女孩由于异位管口在前庭、阴道等处,故表现持续性漏尿,同时有正常分次排尿。

(一)术前护理

1.做尿常规检查。

2.每日硼酸水坐浴两次,坐浴后外涂鞣酸软膏或雷夫诺尔软膏。

3.观察排尿情况,有无滴尿或成次排尿。

(二)术后护理

1.术后第一天按医嘱进半流食,无腹胀可于3天后进软饭。

2.仔细检查会阴部是否潮湿。

3.输尿管膀胱再吻合术后病儿,每天分别记尿量,保持支架管放置l0天,注意固定好,勿脱落。保持膀胱造瘘管通畅,膀胱造瘘管夹管时观察有无滴尿情况。

六、输尿管囊肿护理常规

由于先天性输尿管口狭窄及输尿管皆发育不全,以致输尿管下端各层形成一囊肿,突入膀胱内。

（一）术前护理

1.查尿常规。

2.观察有无排尿困难、尿淋漓、尿滞留等情况,女孩排尿有无囊性肿物自尿道口脱出,排尿后逐渐回缩而消失。

3.皮肤准备。Ⅰ期:输尿管膀胱再吻合术须准备腹部皮肤。Ⅱ期:半肾切除同肾积水皮肤准备。

（二）术后护理

1.第一天进流食,以后可改半流,3日后进软饭.

2.保持膀胱造瘘管通畅,7天后夹管,

3.术后7天夹造瘘管,并观察排尿情况。

七、膀胱外翻护理常规

膀胱外翻是较少见的先天畸形。临床多见为膀胱后壁向外翻出,可见输尿管口不断漏尿。

（一）术前护理

1.保护外翻膀胱组织及周围皮肤,保持局部清洁,用0.02%硼酸粉溶液坐浴,每日2次,每次15~20分钟。

2.病儿有肠蛔虫症先行驱虫治疗。

3.术前3天始进无渣半流,术前1天进流食。

4.手术前3天,按医嘱口服链霉素清洁肠道。术前1日晚清洁灌肠,手术日晨清洁灌肠,灌肠后以新霉素0.5~1g或甲硝唑、庆大霉素保留灌肠。

（二）术后护理

1.禁食、胃肠减压,无腹胀可进流食,3日后进半流食。

2.保护支架管勿脱出,术后2周拔管。

3.尿液引流管2周拔除后,病儿带尿兜,保护瘘口周围皮肤清洁,可涂氧化锌软膏,随时拭干渗出尿液。

4.保持尿兜清洁无臭,随时更换。

八、尿道黏膜脱垂护理常规

尿道黏膜脱垂多见于学龄女孩,临床主要表现排尿时烧灼感,由于脱垂黏膜磨损,可见会阴部有血迹引起父母注意而就诊。

（一）术前护理

1.查尿常规。

2.观察有无排尿困难。

3.保持会阴部清洁,用硼酸粉溶液坐浴,每日3次,每次15~20分钟。

（二）术后护理

1.留置导尿管1~2天。

2.术后仍用1:5000 呋哺西林溶液坐浴,每日 3 次,每次 15~20 分钟,保持会阴部清洁。

九、尿道损伤护理常规

(一)术前护理

1.禁食。

2.观察一般情况,有无休克、骨盆骨折、内脏损伤。

3.观察会阴部及耻骨联合部有无血肿,范围大小 尿道外口右无流血。

4.试插导尿管:尿道挫伤及轻微裂伤导尿管可插入,一旦插入不可拔出,直接留置 1~2 周,待拔管需观察排尿情况。如排尿费力定期做尿道扩张。导管插入受阻不能入膀胱,且合并有尿潴留者,可做膀胱穿刺,抽出尿液以待手术。

(二)术后护理

1.术后第一天可进流食。

2.保持尿液弓Ⅰ流通畅。

3.尿道内支架管(橡胶或塑料管)留置 4~6 周,保护勿脱落,随时清洁尿道口分泌物。

4.膀胱造瘘夹管后观察排尿情况,排尿通畅可不扩张尿道,否则需定期行尿道扩张。

十、尿道下裂护理常规

本病是泌尿生殖系统常见的畸形,在胚胎期尿道沟自行向前闭合,如发育障碍闭合不全,就形成尿道下裂,并伴有阴茎下弯。

(一)术前护理

1.术前温水泡洗阴茎一次,特别注意清洁包皮及阴囊皱襞处。

2.术前应吃易消化的食物,避免大便干燥,术日晨用2%肥皂水清洁灌肠一次。

3.协助病儿练习床上仰位排便。

(二)术后护理

1.Ⅰ期手术

(1)清醒后给半流饮食,以后改软饭。

(2)留置导尿管 3~4 天,保持引流管通畅。

(3)术后 7~10 天拆线,伤口包扎敷料如被尿液浸湿,可去除纱布暴露伤口。

2.Ⅱ期手术

(1)保持造瘘管引流通畅及瘘口敷料干燥,术前第一天可用 2 %肥皂水洗肠,术后口服缓泻剂,保持大便通畅。

(2)术后当日多次观察龟头部血运情况,若有颜色发紫、肿胀,应及时报告医生。

(3)每日用生理盐水清洁龟头部分泌物一次,预防感染。如局部有红、肿、疼痛,报告医生。

(4)年长儿术后 1 周内按医嘱服镇静剂或雌性激素,减少疼痛,防止伤口裂开。

(5)拔除膀胱造瘘管以后,可下地活动,避免阴茎与硬物撞击造成愈合的尿道裂开。

十一、膀胱尿道结石护理常规

膀胱尿道结石多见于男孩,主要为尿路梗阻和感染的表现。小的结石常用中药治疗可以通淋消石,如结石较大,应做膀胱或尿道取石术。

(一)术前护理

1.查尿常规。

2.仔细观察排出尿液有无结石,并做记录。

3.观察病儿有无排尿哭闹、排尿中断及尿频现象。

(二)术后护理

1.保持膀胱造瘘管通畅。

2.肾功能无异常的病儿可大量饮水,避免尿液浓缩,以防再形成结石。

3.术后 7 天夹位膀胱造瘘管,观察排尿情况。

第四节 新生儿外科疾病护理常规

一、新生儿外科护理常规

新生儿外科疾病以先天性畸形和化脓性感染为多见,有的伴有并发症或其他畸形,因此在护理上应根据新生儿的解剖生理特点,严密观察,精心护理,才能提高新生儿手术的成活率。

二、病室要求

1.环境清洁舒适,做好消毒隔离工作。

2.病室温度保持 22~24℃,相对湿度调节至 55~60%。

3.定时通风,保持空气新鲜,冬天每日上下午各通风一次,每次 30 分钟,避免对流风。

4.医护人员进病室应衣帽整洁,患呼吸道感染时必须戴口罩。家长探视不得入病室内,家长若有感冒等疾病,喂奶时要戴口罩或暂停喂奶。接触病儿后要洗手。

5.奶头每次用后消毒,饮水瓶每日消毒一次,并更换消毒奶盖。

6.每日用 2%新消净擦地面一次。

7.污尿布、被服类等,放在尿布桶内。

(二)一般护理

1.新生儿病情变化快,手术后机体反应性差,观察面色、体温、脉搏、呼吸、心率、呕吐、腹胀、有无黄染、大小便颜色等,必要时报告医生。

2.耐心、细致喂养,避免误吸。奶间喂水,保证每日液体需要量,如入量不足按医嘱静脉输液。

3.皮肤护理:夏季每日洗澡一次,其他季节每周1~2次。皮下坏疽病儿,每日洗澡换药,特别注意颈、腋下、腹股沟、手心等皮肤折叠处的清洁干燥。每周剪指、趾甲一次。

4.新生儿包裹要舒适,过紧易影响呼吸,过松散易着凉,除夏天外手脚均裹在包内。

5.保温:体温不升者每2~4小时测体温一次,用热水袋保温,热水袋水温为50℃,使用时置于毛毯外层,避免烫伤。

6.测体重:每周一次,特殊婴儿按医嘱执行。

7.每日记出入量。

(三)手术前后的准备

同外科一般护理常规。

一、新生儿皮下坏疽护理常规

新生儿免疫功能差,皮肤防御能力及对炎症反应均弱。长期卧床、被服摩擦,大小便浸渍均可诱发局部皮肤损伤,易受金黄色葡萄球菌等感染而发生皮下坏疽,本病多发生在腰、臀、背部。临床分四型:即坏疽型、坏死型、脓肿型、蜂窝织炎型。所以,应以对症护理为主。

1.此类病儿应集中病室居住,以免交叉感染。

2.根据临床分型,按医嘱给以不同处理,如局部皮肤为早期炎症反应,可用水调如意金黄散外敷或理疗。如病变皮肤出现波动感或漂浮感时,协助医生切开引流。

(1)备齐切开引流用物与细菌培养管,切开时切口宜小(1.2~1.5cm),多方向,切口至红肿皮肤的边缘,填塞凡士林油纱条后加压包扎,以防出血过多。

(2)避免伤口部位受压,采用左、右侧位与仰卧位交替使用。如伤口渗出多,及时更换敷料并报告医生。

3.洗澡换药:是切开引流后的主要局部治疗方法。

(1)洗澡换药时室温应调节在26~28℃。

(2)切开引流24小时后,每日洗澡换药一次。病情危重,如合并婴幼儿腹泻有脱水、心脏病者例外。

(3)用流动的温开水清洁全身,并冲洗伤口,脓性分泌物多者,可用注射器及生理盐水反复冲洗,至脓液冲净为止。

(4)用1.5%碘酒,75%酒精棉球消毒伤口周围皮肤,用生理盐水棉球清洁伤口。

(5)伤口内的坏死组织应剪除,或用刮匙轻轻刮净。

(6)脓液引流不畅,应扩大伤口。如有新病灶,仍按上法处理。

(7)病程后期肉芽生长过高,将高出部分剪平,肉芽水肿用3%氯化钠或25%硫酸镁湿敷,脓性分泌物多可选用敏感抗生素湿敷。

(8)感染控制后,伤口渗出液减少,改为一般换药,每日或隔日一次。

4.尿布使用:选用两块柔软的尿布,叠成8×16cm,一块垫在臀下,另一块挟会阴部至耻骨联合,肛门处留有空隙,避免大小便污染敷料。

三、先天性肥厚性幽门狭窄护理常规

先天性肥厚性幽门狭窄系幽门的环肌肥厚,致幽门腔狭窄而发生的不全梗阻,是新生儿时期的常见病。临床表现为多次呕吐、可见胃蠕动波,右上腹可摸到橄榄样肿物,手术效果良好。

(一)术前准备

1.取右侧卧位,抬高床头,防止呕吐误吸。

2.记录呕吐次数和性质,观察脱水体征,按医嘱输液,纠正水和电解质平衡,必要时少量输血,纠正贫血及低蛋白症,改善营养状况。

3.术前 1 日洗澡备皮,此时注意保暖。

4.手术日晨禁食 8 小时,常规准备 10%葡萄糖液 50ml 和 5%葡萄糖盐水 50ml 静脉输液,插胃管吸出胃内溶物。

(二)术后护理

1.禁食 2 小时后开始喂水,此后每 4 小时喂奶一次,奶量由 5ml 开始,如不吐可逐渐加量。抱起喂奶,或抬高床头右侧卧位,继续观察呕吐情况。

2.记录患儿术后排尿、排便、排气情况。

3.尽量减少病儿哭闹,以免影响切口愈合。

4.每周测体重一次。

四、脑脊膜膨出护理常规

此病为先天性脊柱裂和颅裂发育畸形,表现在身体中线骨缺损,有一囊性膨出,呈球形或半球形,表面有的皮肤菲薄,变色或破溃,有脑脊液渗出,致继发性感染。有的皮肤可完整皮下组织丰满。多发生在腰骶部,囊内有脑脊髓膜和脑脊液,有的还有脑脊髓等神经组织。

(一)术前准备

1.侧卧位,保护膨出部位及皮肤清洁干燥,皮肤不受摩擦及压迫,防止大小便污染及汗渍引起痱子 (尤其注意膨出基底部皮肤接触处), 如有糜烂应涂红汞或用烤灯保持干燥,用无菌敷料遮盖,发现渗出脑脊液或破损及时报告医生处理。

2.观察有无大小便失禁,双下肢不全瘫痪和脑积水。

3.手术日晨检查备皮区时再剃毛,动作要轻,切勿损伤皮肤。

(二)术后护理

1.侧卧或俯卧位,脊膜膨出可适当抬高床尾,避免伤口受压和大小便污染。随时清洁肛门和周围皮肤。

2.观察伤口敷料有无渗液、渗血,必要时暴露伤口,随时清洁。也可烤灯 15 分钟,每日2 次。

3.密切观察有无大小便失禁或下肢活动障碍。

4.出现脑征时,如呕吐、哭声尖叫颈有抵抗等异常变化,立即报告医生。

五、食管闭锁护理常规

此病是先天性食管、气管发育畸形,在新生儿并不罕见。一般分为四个类型。第一型:食管上下两段不连接,各成盲端。两段之间的距离长短不等,同气管不相通连,下端盲端多仍在膈上。第二型:食管上段与气管相通,下端呈盲端。第三型:食管上段为一盲管,下段与气管相通,其相通点一般多在气管分叉处或其稍上处。此型最多见。第四型:食管上、下段分别与气管相连。临床表现为生后频吐白沫,喂奶或喂水后呕吐、呛咳、发绀,故易患吸入性肺炎,因进食困难而消瘦、脱水。术后加强护理,改进呼吸管理可减少并发症,提高成活率。

(一)术前护理

1.保护隔离,减少继发感染:病儿宜住单间,室温在 25~27℃,相对湿度 60~65%,每日紫外线照射消毒 30 分钟或用消毒香熏。所有吸痰、吸氧管及其他器皿,每日更换消毒一次,设立专护。

抬高床头,防止近端唾液吸入,或远端唾液流入肺内。每 2~4 小时翻身拍背吸痰一次,咽有痰声呼噜,随时吸净。吸痰管插入食管近端盲端持续吸引。

2.按医嘱采集痰液标本。

(二)术后护理

1.根据血液气体分析之监护,按医嘱使用呼吸治疗。

(1)每 2 小时翻身拍背吸痰一次,吸痰箭插入深度遵医嘱。

(2)加温湿化氧气吸入,可使呼吸道黏膜湿润,黏膜壁的纤毛运动增强,痰液易于排出。

(3)遇有体温不升、低体重、硬肿病儿应放开放式暖箱,并按医嘱按摩双下肢。

①鼻管氧吸入。

②超声雾化吸入:每日 3~6 次,每次 20~30 分钟。

③使用人工呼吸机。

2.一般病儿术后禁食 4 天,按医嘱使用输液泵输液。输液速度约为 15~20ml/h,每日总液量在 10~12 小时均匀输入。如眼睑、背部或下肢有水肿,立即与医生联系,适当控制液量。

3.禁食期间,每日做口腔护理两次。

4.禁食后选用小孔奶头喂养,抱起病儿喂奶或抬高床头,以免呛咳。如奶后呕吐,及时吸净咽部呕吐物,以免误吸。

5.准确记录出入量,每日过体重。

6.密切观察面色,体温、脉搏、呼吸的变化,必要时与医生联系。

六、先天性肠闭锁及肠狭窄护理常规

先天性肠闭锁是一种较常见的先天性消化道畸形,可以发生在十二指肠到结肠的任何部位.病理分型有四种:膜式闭锁或狭窄、两段式、多段式及果皮样。临床表现为呕吐、无

正常胎便排出、腹胀,因肠闭锁部位不同腹胀部位也不同。多次呕吐后呈现消瘦、脱水,全身情况迅速恶化,常合并吸入性肺炎。

1.保暖。

2.观察并记录腹胀,呕吐与大便的次数、量、颜色。有无脱水体征。有无黄疸。

3.按医嘱禁食作胃肠减压,每2小时冲洗减压管一次。

4.根据病情,按医嘱调节输液速度,一般按 15~20ml/h.

5.禁食期间,每日作口腔护理 2 次。

6.按医嘱开始牛乳喂养,奶量由 15ml 开始,逐渐加量。观察进食后有无呕吐、腹胀,首次大便时间、性状,及时与医生联系。

7.如有发绀、缺氧,给氧气吸入。

七、先天性膈疝和膈膨升护理常规

凡因膈肌有先天缺损,部分腹腔脏器穿过嗝肌缺损进入胸腔者称为膈疝(有或无疝囊),如膈肌完整,但肌纤维发育不良,膈的位置上移,称为膈膨升。多合并肺炎,有明显呼吸困难。

(一)术前护理

1.抬高床头,侧卧位(患侧),使内脏较易复位。

2.测呼吸、脉搏,随时拍背吸痰,保证呼吸道通畅,并给氧气吸入。

3.急症入院者禁食做胃肠减压。以防术中呕吐窒息,观察呕吐与减压液量性质。

4.备皮,注意保暖。

(二)术后护理

1.观察呼吸、脉搏,供给氧气吸入,按医嘱进行各种呼吸治疗。保持呼吸道通畅,定时翻身、拍背、吸痰,烦躁不安按医嘱给适量镇静剂,减少耗氧量,预防复发。

2.继续禁食,胃肠减压,每2小时冲管一次,观察呕吐,腹胀、排气、排便情况。

八、新生儿骨折的护理常规

新生儿骨折多因手术产或难产所引起,也有因骨疾患(骨髓炎)引起病理性骨折,肢体损伤(外力)而发生骨折极少见,常见骨折部位有锁骨、肱骨、股骨,大部分发生于骨干,可横形、斜形、螺旋形,在护理上各有不同。

(一)锁骨骨折

多由产伤所致,病儿上肢自由及被动运动明显受限。骨折端有摩擦音。

治疗方法:在婴儿腋下置一棉垫,并将患肢用绷带缚于胸侧,2 周即愈合。

(二)肱骨干骨折

患肢运动明显受限,局部肿胀,并有骨摩擦音。

治疗与护理:用夹板固定,保持肘关节成直角即可,手臂应固定于胸前或用粘膏固定于躯干侧方,2~3 周可愈合。

（三）股骨干骨折

多在股骨中段，患肢运动明显受限，肢体短缩畸形，局部有骨摩擦音。

治疗与护理：（1）双下肢皮肤悬吊牵引，臀部需离开床约1~1.5cm，2~3周后照 X 光片，检查愈合情况。（2）观察足趾皮肤及血运，注意胶布皮肤接触处有无皮炎。（3）以棉被或毛毯包裹双腿，注意保暖。（4）随时检查更换尿布，保护皮肤与敷料清洁。（5）晨晚间护理时要擦拭背部，撒滑石粉，预防褥疮和汗疹。

九、先天性直肠肛门畸形护理常规

先天性直肠肛门畸形是一种常见的消化道畸形，临床呈低位完全性或不全性肠梗阻表现。病儿无肛门，直肠有或无瘘管与外界交通。男女表现也不全相同，因畸形种类及距肛门位置高低，在不同年龄选用不同术式。术前须准确诊断，并很可能合并多种畸形。

（一）术前护理

1.禁食，胃肠减压，静脉输液。

2.注意保暖，观察面色、呼吸及腹胀，必要时抬高床头，病情危重者，给氧气吸入。

3.观察有无合并其他畸形，如食道闭锁等。

4.观察外阴部有无胎便痕迹，并观察其粪便出口（尿道口、阴囊、前庭、阴道、会阴）。

5.备皮以及插胃管。

（二）术后护理

1.按医嘱禁食，胃肠减压，静脉输液。输液速度约为15~20ml/h。

2.第一次排便后取蛙式仰卧或俯卧位，暴露伤口，床旁备生理盐水棉球，随时清洁肛门周围皮肤，防止大小便污染伤口。

3.观察脱出肠管血运情况，有无感染及回缩，腹部伤口敷料保持清洁干燥。

4.注意腹胀、排气、排便情况。

5.术后10天起每日扩肛，自6~8号（直径0.6~0.8cm）扩肛器开始，渐增号码，出院时用牙模膏做成适合的扩肛器指导家长出院后继续扩肛，逐渐加大号码，并延长间隔时间，直至约生后半年止，定期返院复查。

第五节　胸外科护理常规

一、胸外科一般护理常规

（一）一般护理

1.入院后同外科一般护理常规。

2.遵医嘱完成各种实验室检查及术前检查。

3.胸科病儿常需拍胸部 X 光片，检查肺功能、心电图及各种造影等。

4.保持病室清洁、空气新鲜、床单位整洁、根据病种采取不同卧位。

5.随时注意防止呼吸道交叉感染。尽量满足病儿饮食需要,改善病儿营养状况。

(二)术前准备

1.指导年长儿练习在床上排尿、排便及深呼吸。

2.术前1日洗澡、备皮并注意保暖。

3.食道胃吻合术等食管手术病儿,术前1日晚和术晨均需洗胃,冲洗食管并留置胃管。

4.手术病儿,术前禁食6~8小时,并于床头放置禁食标志。

5.注射术前药前,嘱病儿排尿、排便并更换衣服。注射后嘱病儿卧床,防止病儿血压下降及坠床。

6.准备好X光片、胸腔闭式引流瓶1套、胸带1个(根据病儿年龄准备)及病儿病历,随病儿带至手术室备用。

(三)术后护理

1.根据麻醉种类准备床位。床边备氧气、负压吸引器、雾化吸入器、无菌引流瓶、吸痰盘、输液架、约束带、血压计、听诊器、大别针、止血钳及胃肠减压等。

2.病儿回病房后,先夹住引流管,病儿去枕平卧于床上,头偏向一侧,四肢固定后,放低引流瓶,接通引流管并固定于床边,同时注意保暖。

3.给予氧气吸入:开胸术后所有病儿均应给氧,防止低氧血症。一般48小时停用,如果病儿持续存在低血氧,呼吸困难,则必须继续给氧。

4.及时清除分泌物,保持呼吸道通畅,防止肺不张及肺部感染。

(1)吸痰:术后病儿第一天吸痰尤为重要。可每隔2小时吸痰一次。吸痰时间勿过长,每次2~5分钟。胸部手术病儿一般不拍背吸痰,能侧卧、背部无伤口者,可适当拍背吸痰,但动作要轻。

(2)湿化呼吸道:病儿有浓稠的分泌物时,可给予超声雾化,使痰液稀释顺利咳出或吸出。

(3)给氧:吸痰后病儿呼吸困难要给予氧气吸入。

(4)禁食者每日口腔护理2次。吸氧管及吸痰盘每日更换一次。

5.病儿清醒6小时后血压平稳,可取半坐卧位,以利引流。鼓励病儿咳嗽及深呼吸(横膈疝例外)促进肺扩张。

6.密切观察病儿生命体征的变化,注意伤口有无渗血,并认真做好交接班。

7.输液时注意电解质及出入量的平衡,避免补液过多过快引起肺水肿或加重心脏负担。如病儿口渴、尿少,有脱水征象时,及时报告医生调整补液量。

8.观察并记录引流液的性质和量。胸腔闭式引流按常规护理。

9.出现尿潴留者及时处理。

10.正确记录全天出入量,供输液参考。

11.按医嘱时间给予饮食,注意进食后病儿是否有恶心、呕吐等反应。

12.3天后可下地适当活动(心、肺大手术,肺功能不好者,应按医嘱)。

二、部分肺切除护理常规

（一）适应证

肺脓肿、肺肿瘤、肺外伤等。

（二）术前准备及护理

同胸科术前准备及护理。

（三）术后护理

1.同全麻术后护理常规。

2.注意观察生命体征的变化。

3.术后给予氧气吸入时要充足有效。

4.保持呼吸道通畅。鼓励病儿进行有效的咳嗽，协助排痰与必要的吸痰。痰多黏稠不易排出时，给予雾化吸入或祛痰药以利排痰，促进余肺膨胀，预防并发症。

5.病儿清醒后 6 小时取半卧位。改变体位前后均应测血压，若血压下降，则仍需平卧。

6.鼓励病儿早期活动。

7.胸腔闭式引流护理按操作常规。

三、全肺切除护理常规

（一）术前准备及护理

1.同胸外科术前准备及护理。

2.加强营养，保证入量。

3.保持病室空气流通，温、湿度适宜，并定期消毒。

4.全肺切除病儿术前常常给予洋地黄，以减少术后心律失常，故应注意用药后的反应。

（二）术后护理

1.同全麻术后护理。

2.术后平卧，血压平稳后改侧卧位（全肺切除病儿不能卧向健侧）。

3.保持呼吸道通畅，术后给予有效氧气吸入（每分钟 2~4 升），及时清除分泌物，鼓励病儿做有效咳嗽及深呼吸。吸痰时插导管勿用力过猛，以免损伤支气管残端。同时还应注意其健侧肺储备量极小，经鼻管抽吸将会引起低血氧，故应于吸痰前后给予数分钟高流量氧。

4.保持胃肠减压管通畅。胃肠胀气可使横膈升高，压迫肺脏影响呼吸。

5.全肺切除术后，胸腔引流管需大部分时间夹管，并根据医嘱调节胸内压力。当需排气、排液时再开放。若引流管开放，病儿剧咳时，往往造成纵隔向患侧移位，妨碍静脉回流，并可导致心律失常。

6.胸腔闭式引流护理按操作常规。

7.注意胸腔内压力的变化。检查颈部气管的位置有无变化，如有明显的气管移位及呼吸困难时应通知医生及时处理。

8.密切观察生命体征的变化:全肺切除易出现心率增快、心律不齐或心动过速。右肺切除并发症发生率较高,多数心律失常发生在术后 2~4 天,若出现低血压、呼吸困难,可能为纵隔移位,故应注意病情变化。

9.按医嘱给予补液,严格掌握输液速度,以防肺水肿及心力衰竭。使用洋地黄,注意用药后的反应及心率变化。观察中心静脉压的变化有助于确定适当的补液量和补血量。

10.鼓励病儿经口进食。

11.搬动病儿动作应轻缓,以防纵隔的突然移位而导致休克,甚至心搏骤停。

12.密切观察病情,注意有无内出血及后期有无肺不张、脓胸等并发症的发生。

四、胃食管吻合术护理常规

(一)术前准备及护理

1.同胸外科术前准备及护理。

2.给予高蛋白、高热量流食或半流食,以改善全身营养状况。

3.术前置入胃肠减压管、常规洗胃并留置减压管。

(二)术后护理

1.同全麻术后护理.

2.按胸外科术后常规护理。

3.禁食、水。持续胃肠减压,并保持减压管通畅。详细记录 24 小时出入量。禁食期间每日口腔护理 2 次。

4.术后 24~48 小时内每 2~4 小时给予抗生素溶液雾化吸入一次。

5.注意观察呼吸变化,保持呼吸道通畅。吸痰时,管勿插入过深,以免损伤吻合口(可于吸痰管适当位置做一标记)。

6.胸腔闭式引流护理按操作常规。

7.术后 3~5 日,可从胃管试喂流食,观察有无呕吐情况。如无不良反应,次日胃管可拔除进流食,逐渐进半流食。

8.密切观察病情,防止并发症。

9.出院时嘱家长给病儿进易消化、营养丰富的饮食。禁忌吃生、冷、干、硬等刺激性食物。

五、纵隔肿物摘除护理常规

纵隔位于两侧胸膜腔之间。内有心脏、食管、气管、胸腺等。发生肿瘤后,常见症状为:胸痛、胸闷、咳嗽、咯血,晚期声音嘶哑、吞咽及呼吸困难等压迫症状。明确诊断后及早手术治疗。

(一)术前准备及护理

1.按胸外科术前准备及护理。

2.完成肝、肾功能化验及心电图、胸片等项检查。

3.控制呼吸道感染。

（二）术后护理

1.同全麻术后护理.

2.按胸外科术后护理。

3.按时测量 T、P、R、BP，观察伤口有无渗血。如渗血较多,应及时报告医生处理。

4.胸腔闭式引流护理按操作常规。

5.保持胃肠减压管通畅,观察并记录减压液的性质及量。3 日后可拔管进流食。

6.注意胸腺瘤病儿,术后有无重症肌无力现象。备好新斯的明等药物,按医嘱给药并密切观察病情变化。

7.观察有无气管移位及反常呼吸的情况。

8.胸腔引流管拔除后,可适当下床活动。

六、横膈疝护理常规

横膈疝即腹腔内脏器、胃肠、肝、脾等,经膈肌的薄弱处或膈肌缺损处(或创伤裂口),进入胸腔。临床表现为患侧肺受压并产生纵隔向健侧移位,故健侧肺亦受压,因而出现呼吸困难和发绀。

（一）术前准备及护理

1.同胸外科术前准备及护理。

2.术前 6~8 小时禁食,于术晨置胃肠减压管(急症病儿即行持续胃肠减压)。

（二）术后护理

1.同全麻术后护理。

2.术后吸氧 24 小时,并给予雾化吸入,以利排痰。

3.同胸外科术后常规护理。

4.保持胃肠减压通畅。

5.避免病儿用力哭闹,以防腹压升高,疝复发。

6.胸腔闭式引流护理按操作常规。

7.进食后观察是否有腹胀、呕吐等消化道症状。

七、脓胸护理常规

化脓性细菌引起的胸膜腔感染和积脓称之为脓胸,治疗原则;积极排脓,控制感染。

（一）保守疗法护理

1.病室要求同肺炎护理。

2.许病儿充分休息,加强营养,给予高蛋白、高热量、高维生素饮食。鼓励病儿多饮水。

3.注意观察生命体征的变化。如果病儿出现脉数、呼吸短促和发绀时,取半坐卧位并给予氧气吸入。

4.胸腔穿刺抽脓,每次不宜超过 500ml。胸穿抽脓后,要记录时间及脓液的性质和量。

5.静脉输液时,注意抗生素合理、有效的应用。

(二)手术疗法术前准备及护理

1.同保守疗法护理。

2.术前完成心、肺、肝、肾功能检查,选择有效抗生素控制感染。

3.同胸外科一般护理及术前护理。

(三)术后护理

1.术后卧床休息,密切观察生命体征,必要时给予氧气吸入,清醒后取半坐卧位。

2.观察胸腔引流液的性质、量和随呼吸运动瓶内液面的活动幅度,以便掌握肺扩张的程度。

3.胸腔闭式引流护理按操作常规。

4.病重、病危病儿,应避免哭闹,以减少氧消耗。

5.密切观察病情变化,防止并发症。

6.协助病儿按时翻身,受压部位皮肤定时按摩,促进血液循环,预防褥疮。

7.如有部分肺不张情况,应鼓励病儿深呼吸、使肺膨胀,消灭残腔。

8.给予静脉高营养,保证热量,补充维生素,促进机体早日康复。

八、气胸护理常规

气胸:是指胸膜腔内有空气积聚。任何损伤能使空气进入胸膜腔者均会造成气胸。临床症状:小量局限性气胸可无症状。气胸范围较大,可致胸痛、持续性咳嗽、发憋和青紫。出现呼吸减弱、患侧呼吸音减弱或消失等。

(一)闭合性气胸护理

1.小容积的闭合性气胸不需特殊治疗,1~2周空气可自行吸收,但须注意体温、脉搏、呼吸的变化。

2.嘱病儿安静卧床休息,病儿不宜用力咳嗽或过多搬动病儿,以免气胸加重。

3.如果积气过多,可作胸腔穿刺,协助排气以促进肺的舒张。穿刺部位应保持清洁,防止感染。

(二)开放性气胸护理

1.首先使开放性气胸变为闭合性气胸,争取时间及早施行手术。

2.胸腔闭式引流护理按操作常规。如引流管继续有气体排出时,切忌将引流管夹住,以免引起张力性气胸。

3.注意观察生命体征的变化。如发现呼吸困难、血压下降、脉搏增快,应及时报告医生。

4.取半坐卧位,呼吸困难时给予氧气吸入。

(三)张力性气胸护理

1.若为张力性气胸,无论有无瘀液,都必须立即施行手术治疗,采取胸腔闭式引流。

2.术后清醒6小时后,血压平稳取半坐卧位。呼吸困难时吸氧。

3.胸腔闭式引流护理按操作常规。

4.观察并记录排气状态及液面移动情况。

5.注意观察病儿的呼吸音,以掌握肺膨胀的程度和变化。

6.在肺复张之前,病儿应安静卧床。

九、急性化脓性心包炎护理常规

心包炎是心包脏层和壁层的炎症,由多种病因引起。分急性和慢性两种。急性化脓性心包炎常伴有心包积液。主要临床症状为胸痛、心悸、发热、出汗、全身倦怠、心包积液增多、心脏被积液包围、自觉胸闷并出现右心功能不全症状和休克症状。治疗原则为:轻者行心包穿刺,重者行心包切开引流术。

(一)术前准备及护理

1.同胸外科术前准备及护理。

2.加强营养,保持安静,卧床休息。

3.病儿服用洋地黄时,应看服。服前测脉搏。

4.服用利尿剂病儿要观察有无电解质紊乱及低血钾。如出现心律失常、恶心、无力、浮肿等情况应及时报告医生。

5.有急性心包填塞征象时,协助医生进行心包穿刺,抽出液体解除压迫。

6.抽液时观察病儿一般状态及生命体征的变化,观察并记录抽出液体的颜色、性质、量,做好记录。

7.术前测中心静脉压、量腹围及体重,并做好记录。

(二)术后护理

1.同全麻术后护理。

2.密切观察生命体征变化。

3.严密控制静脉输液速度,详细记录 24 小时出入量,预防心衰。

4.观察周围循环功能。如发现周围静脉怒张、肝大、尿少中心静脉压增高,则提示右心功能不全,应及时报告医生。

5.术后采用间歇俯卧位,每日 1~2 次,每次 20 分钟左右(视病儿耐受情况而定),以利心包积液引流。更换敷料,注意保护和清洁伤口周围皮肤。

6.保持呼吸道通畅,同胸科术后护理。

7.术后病儿卧床,注意皮肤护理,预防褥疮。给予高蛋白,高热量易消化的饮食。

8.如高热,按高热病儿常规护理。

9.服用利尿剂后,注意观察并记录尿量及有无离子紊乱。

10.心包引流管不能过早拔除,以防伤口很快愈合,导致心包液引流不畅。待引流管无液体排出,心包腔内只有极少液体时,可拔除引流管。

11.术后卧床休息。待拔除弓I流管病情好转后,可逐渐下床活动。

十、缩窄性心包炎护理常规

缩窄性心包炎多继发于化脓性心包炎之后,心包增厚和粘连。心包腔部分或全部被增生的纤维组织闭锁,压迫心脏及大血管根部,使心脏不能充分舒张,静脉回流受阻,使静脉压增高、静脉瘀血和心搏血量减少。临床症状有:呼吸困难、心悸、腹胀、食欲不振、消瘦、无力、发绀、颈静脉怒张、腹水、下肢浮肿、肝大、胸腔积液等。治疗:行心包剥离术。

（一）术前准备及护理

1.同胸外科术前准备及护理。

2.同化脓性心包炎术前准备及护理。

（二）术后护理

1.同全麻术后常规护理。

2.同化脓性心包炎术后常规护理。

3.胸腔闭式引流护理按操作常规。

4.每日测腹围,每周测体重一次,并做好记录。

5.注意观察中心静脉压的变化及肝脏回缩情况。尿量增多、中心静脉压下降、腹水减少说明心功能有所改善。

6.禁食期间,每日口腔护理2次.

7.术后给予高蛋白、高热量、高维生素易消化饮食。有心衰和水肿者进低盐饮食。

8.术后卧床休息2周,注意皮肤护理,预防褥疮。

十一、漏斗胸矫形术护理常规

漏斗胸是胸骨凹陷畸形,胸骨体自胸骨柄下缘开始有不同进程的下陷,多以剑突处最深,两侧肋软骨也连同胸骨下陷,形似漏斗。症状:病儿因胸骨凹陷,压迫心肺,造成肺活量低,故易发生呼吸道感染。心脏受压后,多在活动后引起心动过速、心搏出量减少等。平素病儿进食量少,发育较正常同龄儿慢,并有腹大、驼背之体征。手术治疗年龄以3~5岁为宜。

（一）术前准备及护理

1.同胸外科术前准备及护理。

2.备皮、保暖、防止上呼吸道感染。

3.术前6~8小时禁食,并于术晨下胃管。

（二）术后护理

1.床边备物品:吸痰物品、雾化吸入器、输液架、约束带、无菌水封瓶、大别针、止血钳、血压计、听诊器等。

2.术后病儿回病房,先夹住引流管,使病儿平卧于床上,接好胸腔引流瓶并固定好,头偏向一侧,约束四肢后,再放开引流管。

3.密切观察生命体征变化,定时测量并记录。

4.胸骨后引流管按胸腔闭式引流常规护理。

5.保持呼吸道通畅。术后第1~2天,每2—4小时吸痰一次,吸痰前用超声雾化30分钟,使痰液稀释以利排出。吸痰前后都应闻听两肺呼吸音。

6.清醒后6小时,血压平稳可抬高床头,以利引流。鼓励病儿咳嗽,促使肺膨胀。

7.禁忌牵拉双侧上肢,防止胸壁固定针的断裂和移位。扶病儿坐起或下床时,应以两手托颈部、背部及臀部。放下病儿卧床时动作要轻。

8.胃管 12 小时后拔除,胸腔或胸骨后引流 12~48 小时拔除(根据引流液的性质、量,一般 48 小时拔除)。

9.术后 5 天左右可下地适当活动。7~8 天拆线,拍胸片复查。

10.嘱病儿术后一个月内尽量保持挺胸。睡木板床,多仰卧。勿做剧烈活动,防止碰撞。3 个月后可上学或上幼儿园,并适当做扩胸、收腹锻炼。2 年后来院拔除钢针。

第十八章　烧伤病人护理

第一节　烧伤感染期护理

【护理措施】

1.遵医嘱根据病情及时上翻身床或小儿"人"字形床,定时更换体位,防止创面受压加深。经常巡视,防止坠床。烦躁不安者不宜俯卧,必要时予以约束四肢和加用床栏保护。

2.加强全身营养支持,尽可能采用胃肠营养法。根据病情和饮食特点制定各阶段的饮食计划,使每日总摄入热量达到 10 465~16 744J(2500~4000cal)(碳水化合物、蛋白质和脂肪提供能量之比为 5:2:3)。胃肠道反应严重者应禁食,必要时遵医嘱行胃肠减压。

3.加强创面处理,保持创面敷料清洁,及时清除其分泌物。遵医嘱留取创面分泌物做细菌培养和抗生素敏感试验。

4.注意消毒隔离,合理使用抗生素,预防脓毒血症的发生。

5.坚持做好五官护理、健康皮肤清洁、会阴抹洗等基础护理,预防化脓性耳软骨炎、压疮等并发症的发生。

6.严密观察患者体温、脉搏、呼吸、意识、尿量和创面情况,准确、及时做好记录。

7.做好患者的心理护理。

【健康指导】

1、心理安慰

烧伤感染常伴持续不退的高热、腹胀、食欲缺乏等不适;加之创面频繁地换药,多次手术、重复繁多的治疗和护理,疼痛的刺激,昂贵的住院费用等均构成对病人心理压力源。病人心理行为的改变,护理人员要以平和的心态去接受、关心和理解他们,并尽量多与病人接触交流。如病人对持续高热的不理解,容易对医师的治疗产生怀疑,认为医师处理方法不对或者至少是处理效果不好,继而拒绝继续治疗。护士应耐心解释持续高热的可能原因,告知病人烧伤急性体液渗出期过后,组织水肿回吸收,创面坏死组织的溶解,致使大量的毒素和细菌随之进入血液,机体的免疫系统为拮抗毒素和细菌等异物的作用,而引发急性炎症反应,人体表现为发热。发热提示机体有较强的防御能力。随着创面坏死被逐次清除,如多次换药或手术清创植皮,创面慢慢地被封闭,炎症反应渐进消退,体温趋于正常。当病人及家属了解了换药、手术、植皮、发热等相互关系后,病人就会对治疗有信心,能够正确对待治疗中暂时出现的不适。此时护士应抓住机会,因势利导,如嘱病人多喝水、多进食、保持乐观情绪,增强机体抗能力,积极配合治疗。

2、饮食指导

烧伤病人应早期进食。病人早期冈烧伤疼痛、高热、过度精神紧张或沉于自责、自暴自弃的情绪之中,食欲缺乏或拒绝进食,护士应先向病人解释营养的重要性和必要性,进食补充营养是烧伤治疗的重要措施之一,使病人及家属主动积极配合。其次,护士根据病人的情况评估病人营养需要量、确定每日的热量及营养物的种类和给予途径,并定时对病人实际进食的量、种类和热量进行评价,确定病人是否按要求摄入了足够的热量。大面积烧伤病人因超高代谢、创面愈合的需要,应教育病人摄入高蛋白、高热量、高维生素的食物。注意荤素搭配,多食蛋类、鸡、鱼、鸭、动物肝脏及蔬菜水果、乳制品,保证饮食摄入热卡在 3000kcal/d 以上,有利于机体组织的修复,防止便秘、便结。

3、保持口腔清洁,预防口腔感染:进食后食物残渣、高热等因素,有利于口腔微生物的生长繁殖,应坚持进食后漱口。

第二节　头面部烧伤护理要点

(1)患者休克期过后取半坐卧位,以利头部水肿消退。

(2)剃除患者头发、清洁、保护创面,及时清除创面分泌物及痂皮。

(3)保持患者呼吸道通畅。疑有吸入性损伤者,应备气管切开包、中心负压吸引器或抽吸器、输氧装置与床旁。

(4)注意保护患者五官功能:做好五官护理,每日 3~4 次;遵医嘱按时使用滴耳液、眼药水和眼膏等。

(5)经常过后患者头部位置,可使用空心棉圈,防止枕部及耳郭受压而致压疮及化脓性耳软骨炎的发生。

【告知】

1、告知疾病知识

头面部烧伤是由于热力、某些化学物质、电流、放射线等作用于头面部引起的损伤。头面部皮下组织松弛、神经血管丰富,烧伤后容易引起水肿,导致呼吸道梗阻、休克、脑水肿;且食物及口腔分泌物、鼻腔分泌物易污染创面,引起感染,愈合后造成五官挛缩畸形;深度烧伤可累及颅骨、颅内,造成颅内感染。临床常采用创面暴露或半暴露疗法,配合药物及手术植皮治疗。

(1)头面部皮下组织松,血管丰富,烧伤后渗液多,水肿特别重,Ⅱ度烧伤头围可比正常大 2/3~1 倍,Ⅱ度水肿,焦痂的限制,外观肿胀不明显,但水肿向内扩张,如压迫上呼吸道或阻塞咽喉部至上呼吸道梗阻,如压迫舌根,使舌尖露出口外。

(2)头部除周围和横向神经外,还有脑神经,烧伤后全身反应较强烈,除休克外,易发生急性胃扩张、高热、脑水肿等并发症,小儿多见。

(3)头部烧伤焦痂分离早,愈合快,Ⅱ度焦痂比躯干、四肢分离早3~4天,Ⅲ度焦痂分离早5~7天,毛发区域毛囊深,有较强的愈合能力。

(4)五官分泌物和进食时食物的污染应及时去除污染物,避免创面加深。

(5)头面部深度烧伤愈合后疤痕挛缩,常发生小口、塌鼻、小耳、口唇、睑外翻畸形,严重影响自尊及头面部受损器官的功能。详细介绍烧伤深度及预后情况,以消除过分担心心理。面部血管丰富,无感染时,愈合较其他部位快,遗留的疤痕也较同等条件下的其他部位少,介绍已愈合病例,使其有信心战胜疾病。把配合治疗和不配合治疗的病例预后情况进行比较,使其了解配合治疗和护理的重要性,从而主动接受一切治疗和护理。

2、饮食指导

(1)头面部创面水肿,影响张口和咀嚼时,可用吸管吸入流汁饮食,待水肿减轻后,逐渐改为半流质、软食。

(2)保证营养供给,以促进创面愈合。

(3)取半坐卧位休息,以减轻创面水肿及创面渗出。

3、预防与保健知识教育

(1)保持呼吸道通畅。

(2)注意保护创面,每次进食后,清除嘴唇周围的食物残渣。及时清除五官分泌物及创面脓液,防止创面感染。

(3)眼部烧伤时,可造成眼睑严重水肿、外翻,不能闭眼。应随时清除创面分泌物,双眼滴眼药水,每天一次,晚上涂眼膏,避免强光直接照射,防止发生暴露性角膜炎。

(4)预防口腔炎还应还做以下教育:防止耳部感染;随时清除耳部脓液、分泌物、防止其流入耳内引起中耳炎;侧卧时,以棉圈悬空耳郭,防止耳软骨炎发生。

【健康指导】

(1)继续加强营养,增加机体抵抗力。

(2)深Ⅱ度、Ⅲ度创面愈合过程中,可导致眼裂、嘴角缩小,可做开大与缩小运动,必要时用扩张用具,以减轻疤痕挛缩。

(3)使用抑制疤痕增生的药物及弹力面罩半年到1年,以减少疤痕增生。

(4)功能锻炼。整个治疗过程中注意保持各关节功能位,先锋地各关节被动运动,逐步过渡到主动运动。初愈合创面皮肤弹性差、静脉回流障,进行功能锻炼时,应注意运动强度;待无静脉回流障碍后,练习下床站立、行走,以逐步恢复肢体功能。

(5)保护新生皮肤。新生皮肤薄、缺乏韧性、弹性,摩擦后易发生小水泡或造成水泡破溃,应避免摩擦、抓搔,每日清洗局部,防止感染。

(6)尽量避免日光照射,日光照射可促进皮肤黑色素合成而使皮肤色素沉着。

(7)减少疤痕挛缩畸形:深Ⅱ度、Ⅲ度创面愈合后,可形成疤痕,除功能锻炼外,应坚持外涂抑制疤痕增生药物、使用弹力绷带持续加压包扎局部等辅助措施半年到1年,以减少疤痕增生。遗留疤痕增生、挛缩畸形,影响功能和容貌时,可于6个月后行整形手术。

第三节 会阴部烧伤护理要点

【护理措施】

(1)剃尽患者阴毛。清创后采取暴露疗法,将双下肢分开,使创面充分暴露。注意保护创面,及时清除创面分泌物及痂皮,防止感染。

(2)加强会阴部护理。接触会阴部的容器应消毒,专人专用或使用一次性便器,大小便后用外用生理盐水棉球或0.1%苯扎溴胺(新洁尔灭)棉球彻底清洗会阴部及肛周皮肤,防止创面污染。

(3)烧伤面积较大者卧翻身床,小儿卧人字形床或双下肢悬吊。

(4)留置导尿期间,保持导尿管通畅,定时更换引流袋,每日消毒尿道口2次。

【告知】

1、疾病知识告知

会阴部比较隐蔽,一般不易烧伤,但站立时下肢火焰烧伤或臀部跌坐在高温热源上,也可烧伤会阴部。会阴部烧伤后,因部位特殊,往往不愿暴露创面,容易被大小便污染。治疗方法主要是创面暴露、换药和植皮。

2、心理护理

烧伤部位特殊,因羞怯心理,病人往往不愿暴露创面,应耐心解释,说明创面暴露的必要性及重要性,消除害羞心黑,主动配合换药及护理,以保证创面尽早愈合;由于会阴器官烧伤后畸形,可造成排尿、排便、性功能严重障碍,给患者肉体和精神上带来极大的痛苦。患者和家属很自然存在这方面的担心,特别是患者害怕影响家庭的维系,表现出焦虑、抑郁和恐惧。我们应理解、支持和同情患者,取得家属和社会的支持,帮助患者渡过难关。

3、饮食指导

进食高热量、高蛋白,富含维生素及含粗纤维的清淡食物,少吃辛辣刺激性食物,促使肠蠕动,防止便秘,补充营养,促进创面愈合。

4、体位要求

取仰卧位,两腿分开,小儿卧"大"字床,便于接大、小便,避免大小便污染创面。

5、创面护理

(1)教育病人积极预防烧伤的原因,改善工作和居住条件,避免不幸再次发生。

(2)详细介绍会阴部烧伤的愈合、治疗过程,以取得患者的配合。会阴部包扎不方便,且包扎后易使创面潮湿软化,大小便污染敷料,增加创面感染的机会,故一般采用暴露疗法。双下肢应外展,使会阴部能充分暴露。早期可保持干燥避免污染,后期可防止臀沟两侧的粘连愈合。

(3)保持会阴部清洁。大小便后应用0.1%新洁尔棉球清洁肛周、会阴部,再用吸水纱布拭干,以免大小便污染创面,造成感染影响创面愈合。为防止交叉感染,便器应专人专用,无破损,经常消毒,使用时勿拖、拉,以免损伤皮肤。

(4)大面积烧伤合并会阴烧伤的患者最好采用翻身床(小儿可卧"大"字床),使会阴暴露以便大小护理。

(何宜臻)

第十九章 妇产科疾病护理要点

第一节 妇产科手术护理

【术前护理】

1.做好心理护理,消除患者思想顾虑,向患者及家属讲解有关疾病的知识,术后可能出现的护理问题及处理方法,以取得患者及家属的合作。

2.术前做好各种化验检查及交叉配血试验并备血。

3.术前日 15:00、19:00 测体温、脉搏、呼吸,了解有无阴道流血、发热等不适宜手术的情况并报告医师。

4.术前日备皮做好全身卫生处置。

5.术前日按医嘱行药物过敏试验并做好记录。

6.遵医嘱更改饮食。

7.术前晚用 1:2000 苯扎溴铵(新洁尔灭)灌洗阴道;行子宫全切者,术前 3 日做阴道准备:每日冲洗阴道,每晚予以甲硝唑(灭滴灵)0.4g 塞于阴道。

8.术前晚按医嘱给予肥皂水灌肠。

9.了解患者的睡眠情况,必要时遵医嘱使用镇静剂。

【术后护理】

1.迎接并安置患者,清点带回用物。与手术室的护士或麻醉复苏室的护士进行床旁交接班。

2.患者禁食 6 小时后予流质饮食,避免牛奶、糖类等,肛门排气后改半流质饮食。

3.详细了解术中情况,指导患者及家属使用术后镇痛泵,注意输液是否通畅。

4.按相应手术、麻醉护理常规护理,病情平稳 24 小时后可取半卧位。

5.术后遵医嘱监测患者生命体征,注意病情变化,预防并发症的发生。

6.停止一切术前医嘱,执行术后医嘱。

7.留置导尿管,保持导尿管通畅,注意观察尿量及尿色的改变。

8.测患者体温、脉搏、呼吸每日 3 次,1 周后正常则每日 1 次。

9.保持患者外阴清洁,每日抹洗外阴 1~2 次,大便后随时抹洗。

10.腹部术后切口需压沙袋 4~6 小时,包扎腹带。

11.遵医嘱使用止痛剂。

12.观察伤口有无渗血,保持敷料清洁干燥及引流管通畅。

13.术后无禁忌者应鼓励早期下床活动,促进肠蠕动及血液循环,防止肠粘连。

【健康指导】

1、卧位:床上休息时宜左侧卧位或半坐卧位,有阴道流水者请将臀部抬高。

2、心情:保持心情愉快,消除紧张、焦虑的情绪,如听音乐、看书、谈天。

3、饮食:高营养、宜消化,多食水果。如有手术指征,须禁饮食 6 小时。

4、自计胎动:早、中、晚在固定的时间内各计一小时胎动数,将三次胎动的总和乘以 4 即得 12 小时的胎动数。 每个孕妇的胎动各有其规律,一般 12 小时有 30 次胎动为正常。

5、如有自觉胎动减少或异常增多、大量阴道流水或腹痛难忍、有下坠欲大便感等症状,及时通知值班人员。

(六)、胎儿出生后,产妇及家属要监管好初生的宝宝。

(七)、请您准备好足够的入院费用,顺产交纳费用约 1500 元左右,剖宫产交纳费用约 3000 元左右,妇科疾病交纳费用约 3500 元左右。

(八)、每日晨八时,责任护士将为您打出前一天的用药清单,不明白的地方可向值班人员询问。入院第二天晨六时左右不要进食,将为您做第二次抽血化验,同时留取尿液标本于晨七时左右交于护士。

(九)、为了宝宝的健康,请坚持母乳喂养,做到在术后或分娩后半小时让宝宝早吸吮,以利于早下奶,避免乳头错觉。

第二节 妇科疾病一般护理要点

【护理措施】

(一)术前护理

1.讲解有关疾病的知识、术前的注意事项,床上使用便器等,提供适合于病人所需的指导。

2.术前一天完成沐浴、更衣等个人卫生,行手术区域皮肤准备,并注意脐部的清洁。

3.术前一日行肠道准备,给予口服泻药、必要时遵医嘱给予灌肠。

4.遵医嘱给予阴道上药,术日给予阴道灌洗。

5.手术当日遵医嘱导尿。

6.指导病人进食高蛋白、高热量、高维生素等饮食,手术前一口晚 10:00 以后开始禁食,24:00 后禁水,直至术晨。

7.保证充足的睡眠,手术前一日晚遵医嘱给予镇静剂。

8.保持室内空气清新,定时通风,手术当日铺好麻醉床,准备好吸氧、输液等装置。

9.术晨取下义齿、贵重物品交家属。

10.给予心理支持,减少病人紧张,焦虑情绪.

(二)术后护理

1.根据麻醉方式的不同,应采取不同的卧位:全麻患者清醒前,应取去枕平卧位,头偏向一侧,及时清理呕吐及呼吸道分泌物,防止坠床。硬膜外麻醉患者去枕平卧6小时后置枕,呕吐时头偏向一侧。

2.监测生命体征,阴道出血及腹部切口有无渗血,并记录,发现异常及时通知医师处理。

3.固定尿管及引流管,观察其颜色和量并保持通畅。

4.排气前避免进食糖、产气食品:少量多餐半流食可促进肠蠕动,排气后可进普食。

5.切口疼痛遵医嘱给予镇痛剂。

6.术后康复知识、鼓励病人勤翻身,早下地活动,防止术后并发症。

【健康指导】

1.了解手术的必要性、安全性、消除不必要的焦虑恐惧心理。

2.积极配合做好各项检查,做好术后并发症预防:如术后深呼吸,怎样有效咳嗽及保护切口、翻身及上下床的方法,床上排便、四肢肌肉的功能锻炼等。

3.患者了解有关的术前准备知识,如:饮食、备皮、备血、皮试、阴道擦洗、保留导尿、肠道准备等。

4.患者术后去枕平卧六小时,六小时后加强床上翻身,次日晨采取半卧位。

5.患者肛门排气后指导进食流质,逐渐按医嘱过渡到普食。

6.保持导尿管通畅,掌握清洗外阴的方法和定时夹放导尿管,训练膀胱的方法

第三节 子宫肌瘤

【护理措施】

(一)术前护理

1.按妇科腹部手术术前护理。

2.阴道出血多者,观察阴道出血量,保留会阴垫,注意外阴清洁卫生。

3.浆膜下肌瘤的病人观察腹痛的部位、程度、性质,如出现剧烈腹痛,并立即通知医师做好手术准备。

(二)术后护理

1.按妇科腹部手术术后护理

2.保留尿管48小时,遵医嘱会阴擦洗。

3.讲解疾病相关知识,树立战胜疾病的信心。

【健康指导】

1.根据不同的病情,进行饮食指导,如贫血病人应进食高蛋白含铁饮食。加强营养,进食营养丰富,易消化食物,以增强体质.

2.指导切口护理。

3.通过术后复查全面评估病人身心状况后,指导病人的日常生活和术后性生活.

4.出院带药坚持服用.

第四节　卵巢囊肿

【护理措施】

(一)术前护理

1.按妇科腹部手术术前护理。

2.观察腹痛的部位、性质、持续时间。

3.监测病人的生命体征,及时发现感染征兆。

4.每 3~6 个月检查一次,观察肿瘤变化。

(二)术后护理

按妇科腹部手术术后护理。

【健康指导】

1.讲解肿物的分类及预后等相关知识,以消除病人及家属的心理顾虑。

2.对妊娠合并卵巢肿物者讲清肿物必须切除的原理及对胎儿的影响。

3.术后 4 周复查。

4.进食营养丰富,易消化食物,加强高蛋白,富含维生素 A 的食物,避免高胆固醇饮食,多食蔬菜、水果,保持大便通畅。

5.保持心情舒畅,避免精神紧张,抑郁.

6.定期接受妇科检查.

第五节　宫颈癌

【护理措施】

(一)术前护理

1.菜花型宫颈癌应注意防止发生阴道大出血,出血时应立即协助医师用纱条填塞止血。

2.保持外阴清洁,每天冲洗外阴。

3.晚期病人出现下肢、腹股沟、股及骶部疼痛和膀胱刺激征时,遵医嘱给予对症处理。

4.观察病人的生命体征及一般状况。

5.遵医嘱记录出入量、补液;高热时物理降温,预防并发症的发生。

6.按妇科腹部手术护理常规。

(二)术后护理

1.保持引流通畅,观察引流液量、性质。

2.留置尿管期间保持通畅,外阴清洁 q 指导膀胱功能恢复练习。

3.按妇科腹部手术护理常规。

【健康指导】

1.膀胱功能的恢复,定时、间断改尿训练膀胱功能。

2.注意个人卫生,勤换内衣,保持外阴清洁。

3.注意室内空气流通。

4.化疗病人应少量多餐,进一些乳酸菌类的饮食。

5.节制性生活。指导术后 6 周复查,子宫残端愈合良好后可恢复性生活。

6.努力恢复正常的性生活。

7.病情允许,手术后半个月可接受化疗或放疗。

8.定期进行全身和妇科检查,如血、尿、肾功能、肝功能检查,了解有无癌细胞转移及复发。治疗后最初每月 1 次,连续 3 个月后每 3 个月 1 次,1 年后每半年 1 次,第 3 年后每年一次或函询,持续 5 年以上。治疗后如出现症状应及时到医院就诊。

9.加强营养,进食营养丰富,易消化食物,以增强体质.

第六节　子宫内膜癌

【护理措施】

(一)术前护理

1.保持外阴清洁,晚期病人合并感染时,可能出现大量脓性或脓血性阴道排液,每天清洗外阴。

2.对症处理下肢、腰骶部疼痛和下腹胀痛及痉挛性子宫收缩。

3.遵医嘱给予物理降温,必要时给予静脉输液、输血治疗。

4.余同术前常规护理。

(二)术后护理

1.每日擦洗会阴一次,及时更换会阴垫,保持阴部清洁。

2.与家属联系给病人更多的爱和关怀,鼓励病人树立战胜疾病的信心。

3.观察引流液的性状及量。

4.按妇科腹部手术护理常规;化疗按化疗护理常规。

【健康指导】

1.向病人讲解疾病知识,缓解焦虑.

2.指导病人放疗期间,卧床时间及活动方式.

3.保持个人卫生,勤换内衣,指导病人自我进行阴道冲洗。

4.鼓励病人进食,给予高蛋白、高维生素、易消化的饮食。化疗病人应少量多餐,进一些乳酸菌类的饮食。

5.保持外阴清洁,节制性生活。指导术后6周复查,子宫残端愈合良好后可恢复性生活。坚持定期复查。

第七节　异位妊娠

【护理措施】

(一)术前护理

1.绝对卧床休启,协助完成日常生活,减少活动。

2.观察生命体征和病情变化,如腹痛突然加重,脸色苍白、脉搏加快等,应立即通知医师,作好抢救准备。

3.保持大便通畅,避免增加腹压。

4.阴道排出物,送病理检查。

5.手术治疗护理同妇科腹部手术护理常规。

(二)术后护理

按妇科腹部手术护理。

【健康指导】

1.指导病人保持良好卫生习惯,防止发生盆腔炎.

2.告诉病人病情发展的一些指征,以便及时发现病人的病情变化.

3.注意外阴清洁,术后禁性生活 1 个月。采取有效的避孕措施

第八节　功能性子宫出血护理要点

【护理措施】

1.按妇科一般护理常规护理。

2.对患者进行健康宣教,提高患者对疾病的认识,树立功能性疾患可以治愈的信心。

3.患者卧床休息,减少下床活动,防止因贫血儿晕厥。

4.加强营养,患者进食高蛋白、高维生素、富含铁质的食物。

5.密切观察患者阴道流血量、颜色、性质,阴道排出物要留取送检。流血多时,应注意血压、脉搏的变化,防止休克发生。

6.遵医嘱按时按量服用激素类药物,并注意观察用药后的反应,如有异常及时报告医师处理。

7.患者保持外阴清洁,勤换会阴垫。

8.对重度贫血患者,按贫血疾病护理常规护理。

【健康指导】

1.护士首先应热情接待病人,减轻患者不安心理,对医护人员产生信任感和认同感。调动患者的主观能动性,使其身心处于最佳状态,主动配合治疗和护理,促进康复。

2. 疾病的基本知识的教育 向患者介绍有关功能性子宫出血的知识, 主动介绍有关月经的生理卫生知识,包括何为功能失调性子宫出血,功能性子宫出血的表现,使患者对功能性子宫出血疾病有个基本的认识,让病人了解此病是可治之症,以有利于治疗。

3.治疗知识的教育 讲解应用性激素治疗的作用和机理,用药剂量,用药时间等注意事项及可能发生的不良反应,特别强调患者不要随便更改服药时间,更不能突然停药,以防撤退性出血,应用性激素治疗在服药方面要求严格,且疗效长,用药时间要准确,药物

剂量必须按规定在止血后才开始,严格掌握维持量及服用时间

4.饮食知识的教育 指导病人合理饮食,多吃高蛋白,高热量,高维生素及含矿物质铁钙的饮食,如奶制品,蛋,禽类,动物肝脏,菠菜,豆类食物等,以纠正贫血,改善体质。

5.活动与休息的教育 应嘱病人卧床休息,有充足的睡眠,防止体力消耗,减少出血量。指导患者坐起或站立时要缓慢,防止发生体位性低血压,活动后如有头晕,一定要扶物蹲下,以防摔伤。

6.出院前保健教育 月经期间避免剧烈活动,流血时间长者要保持会阴清洁,以防继发感染。已有贫血者要注意加强营养。测定基础体温,预测是否为排卵周期,如持续单相体温,提示无排卵,应及时治疗。

第九节 妇科腹腔镜手术护理

【术前准备】

1.按妇科腹部手术前护理常规护理。

2.术前日给予患者流质饮食,术前 6 小时禁食禁饮。

3.术前日下午给予甘露醇 60g 冲服,术日晨肥皂水灌肠。

4.术前 3 日每日阴道冲洗 1 次,术前晚 1:2 000 苯扎溴铵阴道冲洗。

【术后护理】

1.按妇科腹部手术后护理常规护理。

2.了解术中情况,观察患者清醒程度及输液情况。

3.严密观察患者生命体征及病情变化,防止并发症的发生。

4.注意伤口渗血及腹痛情况,观察有无内出血危险。

5.患者平卧 6 小时后改坐位,术后 6 小时无特殊情况可下床活动。

6.保持会阴清洁,鼓励患者多喝水,并在 2~4 小时自行排小便。

7.患者术后 6 小时后可进食流质,次日予半流质或普食。

8.遵医嘱术后吸氧 4~6 小时,防止高碳酸血症。

9.向患者告知术后可能出现剑突下、双肩胀痛及阴道少量出血等情况。嘱患者勿尽早,休息后会逐渐缓解。

【健康指导】

1.腹腔镜手术属微创手术,由于疾病的原因,也有中转开腹的可能性,故病人对手术寄予很高的期望。因此,术前应告诉病人及家属腹腔镜手术过程、治疗目的,增加病人对腹腔镜的了解,以减轻病人紧张、焦虑情绪.

2.告知病人术前 1 d 洗澡、更衣,注意个人卫生。

3.出院告知　告知病人当出现异常症状,如不明原因的腹痛、腹胀、腰痛、恶心、呕吐、尿量减少以及发热等,应及时到医院就诊。指导病人注意个人卫生,保持腹部伤口皮肤清洁、干燥、勤换内衣裤。注意饮食及营养,充分休息,适当活动。给予高蛋白、高维生素、高热量饮食。术后 3 个月内禁止淋浴和性生活,避免重体力劳动,术后 3 个月复查。出院后定期对病人随访,如有不适随诊。

第十节　宫腔镜手术护理

【术前护理】

1.按妇科腹部手术护理常规护理。

2.了解患者月经情况,手术宜在月经干净 3~7 日进行。

3.术前 3 日每日阴道冲洗 1 次,术前晚行阴道冲洗。

4.术前禁食 12 小时、禁饮 4 小时,排空膀胱。

【术后护理】

1.按妇科腹部手术后护理常规护理。

2.患者去枕平卧 6 小时,6~8 小时后可下床活动。

3.观察患者呕吐、腹痛及阴道流血情况。

4.注意患者排尿情况,防止并发症的发生。

5.患者术后 6 小时可进食半流质,术后次日普食。

6.患者注意休息及卫生,防止感染。

【健康指导】

1.由于病变在隐私部位会加重患者的心理负担。护士应理解患者,以亲切和蔼的语言耐心解答患者的疑问,在取得患者信任的基础上,让患者表达自己的感受,帮助患者选择积极的应对措施,讲解宫腔镜手术的特点,消除紧张情绪,主动配合手术。同时做好家属的工作,让其理解患者,配合治疗及护理过程。

2. 术前要特别注意个人卫生,每天清洗外阴。如外阴皮肤有炎症、溃疡,需治愈后手术。术前 1 d 行皮肤准备,备皮后洗净皮肤。

3.会阴护理:注意观察阴道分泌物的量、性质、颜色及有无异味,保持外阴清洁、干燥,勤换内衣内裤,术后可用 1: 5000 高锰酸钾或 0.1%氯已定溶液擦洗会阴, 2 次/d,以免造成置管期间宫腔逆行感染.

第十一节　胎儿宫内窘迫护理

【护理措施】

1.给予待产妇吸氧、左侧卧位,遵医嘱给予纠酸、补液处理。

2.查找胎儿窘迫原因,针对原因做出相应处理。

3.严密观察胎心音变化情况,必要时做好迅速终止妊娠准备。

4.宫口开全、行阴道助产;宫口未开的慢性缺氧者,或宫口已开单估计在短时间内不能经阴道分娩的急性严重缺氧者,应尽快做好剖宫产准备。

5.胎儿娩出前做好新生儿抢救准备。

【健康教育】

做好孕产妇及家属的心理护理,向他们提供包括医疗措施的目的、操作过程、预期结果及孕产妇需要配合等相关信息,减轻焦虑。

第十二节　前置胎盘护理

【护理措施】

1.指导患者进食高蛋白、高维生素、富含铁及粗纤维的食物,以改善贫血并保持大便通畅。

2.对期待疗法者,嘱其绝对卧床休息;严密观察出血情况,常规备血;注意观察有无宫缩,如有阴道出血增多或出现宫缩时,立即通知医师查看,遵医嘱给予止血、补血药及宫缩抑制剂。

3.加强胎儿监护,指导患者正确计数胎动,勤听胎心音。

4.严禁肛查、灌肠,慎做阴道检查,阴道检查必须在输液、输血及手术的条件下方可进行,诊断明确时不应做阴道检查。

5.保持外阴清洁。

6.对入院时已有出血性休克或期待疗法中发生大出血的患者,应立即开腹静脉通路并保持通畅,给予迅速输液或输血;给予持续吸氧;严密监测生命体征;尽快完善术前准备。

7.遵医嘱使用抗生素。

8.产后常规使用宫缩剂,预防产后出血。

【健康指导】

产前,注意营养,外阴清洁,防早产、感染;产后,注意休息、营养,纠正贫血,宣教产褥期知识,外阴清洁,防感染。指导避孕。

第十三节　妊娠高血压综合征

【护理措施】

(一)症状护理

1.观察并记录病情变化,了解病人自觉症状。

2.对重度妊高征患者应准备好抢救物品。

3.遵医嘱给予解痉、降压、镇静药,并注意观察副反应及疗效。

4.嘱病人抬高下肢,并注意皮肤的护理。

5.遵医嘱给予低流量吸氧。

6.抽搐患者需专人护理,做好特护记录,详细记录病情变化、检查结果及治疗经过。

7.保持呼吸道通畅,将患者头偏向一侧。

8.观察腹痛性质,记录宫底高度及胎心变化。

9.在分娩过程中及产后48小时内仍可能发生子痫,应继续观察和护理。

10.如需剖宫产术按妇科腹部手术护理常规。

(二)一般护理

1.保持病室安静,避免各种刺激。

2,协助病人生活护理,将日常生活用品及呼叫器放置方便处,满足病人需要。

3.床边加床挡,防止受伤。

4.指导摄取足够的蛋白质饮食,水肿严重时适当限制食盐。

【健康指导】

1.保持心情愉快,减少生活压力及刺激。

2.讲解镇静、解痉、降压等药物的作用及副作用,嘱孕妇有异常反应及时报告。

3.讲解控制体重及饮食治疗意义。

4、未终止妊娠者出院后:

(1)遵医嘱定期来门诊检查。

(2)出现不规则阴道流血、腹痛、头昏、视物模糊、呕吐等异常情况时及时就诊。

5、终止妊娠者:

(1)严格避孕1~2年。

（2）产褥期每周要测量一次血压和进行一次肾功能检查,以了解身体健康情况。

（3）饮食宜多样化,保证营养丰富。

（4）42 天内禁止性生活,不盆浴,以免引起产后感染。

（5）充分休息和睡眠,勿过度疲劳,以免影响泌乳。

（6）产后 42 天母婴一起来医院复查,了解母婴健康.

第十四节　胎膜早破

【护理措施】

1.按产科一般护理常规护理。

2.胎位正常,胎头已入盆者卧床休息;臀先露或头先露胎头尚未固定者,应绝对卧床休息,并抬高臀部。

3.密切注意产兆,孕周<35 周出现产兆者,应立即通知医师,遵医嘱给予保胎治疗,并观察其保胎效果;孕周>35 周而<37 周者不予保胎,顺其自然;孕周>37 周,观察 6~8 小时未临产者,遵医嘱静脉滴注缩宫素引产。

4.孕周<35 周者,遵医嘱给予地塞米松,促胎儿肺成熟。

5.严密观察孕妇胎心音的变化、定时监测胎心音,必要时行胎儿监护。

6.严密观察羊水性状有无改变,观察体温、脉搏、血常规的变化,发现异常及时报告医师。

7.遵医嘱给予间断或持续吸氧。

8.会阴抹洗每日 2 次。

9.破膜时间超过 12 小时者,遵医嘱常规给予抗生素预防感染。

10.有感染征象时报告医师及早终止妊娠。

【健康教育】

1.向病人讲解有关早破水知识。

2.指导监测胎动。

3.指导孕妇用消毒卫生巾,勤换内衣内裤。

4.同分娩告知。

第十五节 剖宫产手术护理要点

【术前护理】

1.做好心理护理,消除孕妇思想顾虑,向孕妇及家属讲解手术的必要性,以取得合作。

2.备皮、交叉配血、备合血记账单、新生儿用物、写好手圈带、备新生儿病历。

3.做好抗生素皮试。

4.急诊手术患者禁食4~6小时,择期手术者12小时禁食,4~6小时禁饮。

5.取下孕妇发夹、项链、手镯、戒指等装饰品,交家属保管,替其更换病服。

6.留置导尿管,术前30分钟执行术前用药。

7.准备病历夹,术中用药、合血单等带入手术室。

8.铺好麻醉床,备产后卫生用物。

【术后护理】

1.迎接并安置患者,清点带回用物,了解输液、尿管及皮肤情况。

2.患者术后6小时内禁止进食,6小时后可进流质(肛门未排气禁止牛奶类饮食)肛门排气后进半流质,解大便后给普食或遵医嘱给饮食。

3.了解手术经过、麻醉方式,术中出血及输血、补液等情况,停止术前医嘱,执行术后医嘱。

4.注意阴道流血情况及腹部敷料是否干燥。

5.测患者血压、脉搏、呼吸每小时1次,连续4次平稳后改测体温、脉搏、呼吸每日3次,连续7日无异常改为每日1次。

6.鼓励患者床上多翻身活动,无异常者术后2天可下床活动。

7.会阴抹洗每日2次,至尿管拔除。

8.遵医嘱拔尿管,并指导和督促排尿。

9.回病房后进行母婴部分皮肤接触30分钟,并指导母乳喂养。

第十六节 新生儿一般护理要点

【护理措施】

1.婴儿出生后,即测体重,系好手圈带及写好母亲的姓名、床号、婴儿出生时间和性别,并以抗菌眼药水滴眼,肌内注射维生素K1。

2.新生儿 APGar 评分在 7 分以上者实行母婴皮肤接触及早吸吮 30 分钟并记录。

3.注意保温及观察脐带残端有无渗血,如有渗血应重新进行烧灼并加压包扎。

4.仔细观察婴儿皮肤颜色、呼吸、黄疸出现时间及深浅程度、吸吮能力、大小便、脐部情况等,每 2~3 吸吮记录 1 次。

5.婴儿取侧卧位或平卧头偏向一侧,防止呕吐物吸入呼吸道。

6.每日测体温 2 次,异常者增加测量次数。

7.婴儿每次大便后用温水洗净臀部,并涂鞣酸软膏防止红臀。

8.婴儿每日沐浴 1 次,沐浴后行新生儿抚触和脐部护理。

9.出生后 24 小时内无禁忌证者接种卡介苗和乙肝疫苗。

【健康教育】

1、注意居住环境。新生儿卧室应安静清洁,布置优雅,阳光充足。有条件的话,宝宝内温度可控制在 21 度—24 度之间,温度为 60 度—65 度左右。

2、注意冷热护理。因为新生儿体温调节机能差,因此,冬天要保暖,夏天要防暑降温,平时要根据气温的变化及时增减衣服。

3、注意皮肤护理。新生儿皮肤娇嫩,容易损伤,因而接触动作要轻柔,衣着要宽松,质地要柔软,不宜钉扣子或用别针。要用温水擦洗皮肤皱折处,每次大小便后清洗,并用毛巾擦干。

4、注意脐带护理。在新脐带未脱落时,每天用 75% 的酒精擦洗脐部一次,然后用消毒纱布盖上,不要放盆内洗澡。脐带脱落后,可以不用纱布,但必须保持脐部干燥清洁。发现脐部有红或有脓性分泌物,则应进行消炎处理。

5、要保证充足睡眠。经常变换新生儿的睡姿,以防止头颅变形。

6、正确处理好特殊生理现象。如所谓的新生儿"马牙"、女婴出生后数天内阴道有黏液或血性分泌物、红尿、乳房肿大、红斑、色素斑以及生理性黄疸(出生后 2-3 天出现)等,这些过几天后就会自然消失,不必特殊处理。如果时间较长或有其他不良反应,则应去医院检查。

7、告知母乳喂养的好处:母乳含丰富的蛋白质、脂肪、糖、钙、磷、维生素、内分泌激素及免疫抗体等,它们的比例适宜,易于消化吸收和增加机体抵抗力。同时,母乳中各成分之间的比例能自然随婴儿生长发育的需要而改变;母乳喂养卫生、简便、经济和节省时间;母乳喂养能密切母婴关系,使婴儿在爱抚中捉进智力发育。 母乳经常接触能使较早隐蔽的小儿疾患及早发现和治疗;能够促进母体产后子宫收缩和恢复,并可减少乳腺癌的发生。

(陈 晴　颜伟伟　何宜臻　潘汉沛　王 燕)

第二十章　儿科疾病护理

第一节　小儿惊厥护理

【护理措施】

1.保持环境安静,减少刺激,一切检查、治疗、护理集中进行。

2.保持呼吸道通畅。患儿平卧,头偏向一侧,解开衣领,以免引起窒息或吸入性肺炎。

3.给予患儿高热量流质或半流质饮食,并能进食者,鼻饲或静脉营养。

4.遵医嘱给予吸氧,憋气或窒息者,立即施行人工呼吸和吸痰。

5.遵医嘱应用止惊药物,密切观察用药的反应。

6.密切改测患儿体温、脉搏、呼吸、神志、瞳孔的变化,发现异常及时报告医师。

7.高热者立即给予降温处理,以防诱发惊厥。

8.严密观察惊厥类型、发作时间和次数,防止舌咬伤和坠床。如有异常改变,及时报告医师。

9.降低颅内高压。对有意识障碍和反复呕吐、持续惊厥、血压升高、呼吸不规则患儿,遵医嘱给予脱水疗法。在使用脱水剂时,要按要求和速度输入,防止外渗。

【健康指导】

1、出现惊厥时,应告知患儿家长立即将患儿平卧,解松领扣,头偏向一侧,使口腔分泌物易于流出,以免引起窒息。若出现窒息时,应立即吸出呼吸分泌物,施行人工呼吸。

用缠有纱布的压舌板放入口腔内上、下齿之间(如没有压舌松可用铝匙柄外面裹以手帕),以防舌被咬伤。

2、保持环境安静,减少对患儿的刺激,惊厥发作不可将患儿的刺激,惊厥发作不可将患儿抱起或高声呼叫。

3、有高热时,应给以物理或药物降温。如惊厥发作时间较长,无论有无发绀,均应给以吸氧,以减轻脑缺氧。

4、惊厥发作时,禁忌任何饮食,包括饮水。待惊厥停止、神志清醒后根据病情适当给以流质或半流质。

第二节 急性肾小球肾炎护理要点

【护理措施】

1.急性期患儿绝对卧床休息2周。

2.饮食按医嘱。浮肿明显、高血压、尿少时给予低盐饮食,限制入水量;尿素氮增高时给低蛋白饮食;患儿无尿素氮增高时应给予优质高蛋白饮食。

3.正确收集尿标本并及时送检。

4.遵医嘱记录24迅速出入水量,注意尿量及颜色。

5.加强患儿口腔、皮肤护理。阴囊水肿者可用棉垫或吊带托起,并用50%硫酸镁湿敷,皮肤破损可涂碘附。

6.密切改测患儿体温、脉搏、呼吸、血压。如有高血压脑病(头痛、目眩、意识模糊、昏迷)、心力衰竭、肾功能衰竭的表现时,及时报告医师。

【健康指导】

1.向家长及患孩宣教本病是一种自限性疾病,强调控制患儿活动是控制疾病进展的主要措施,尤其是前2周。

2、饮食饮食应根据病情加以选择,予以高糖、高维生素、适量蛋白质和脂肪的低盐饮食,在尿量增加、水肿消退、血压正常后,可恢复正常饮食,以保证小儿生长发育的需要。

1)发病初期患儿水肿、血压高、尿少,应选择无盐饮食,为了调剂口味,可加一些无盐酱油;

2)如水肿消退,可改为低盐饮食,就是一半是无盐菜,一半是正常咸味菜,两种合并在一起就是低盐菜了。用碱做的发面馒头也属有盐食品,不要给患儿吃。

3)有水肿、尿少时还应限制饮水量。

3.急性肾小球肾炎虽然90%以上能治愈,锻炼身体,增强体质,避免上呼吸道感染,主要是链球菌感染,是预防的关键,如患扁桃体炎、皮肤感染等疾患时要进行及时彻底的治疗。

4.出院时要交代长期用药的必要性及注意事项,定期复查,加强营养,预防感染。定期查尿常规。

5、病后1-2个月内活动量宜加限制,3个月内避免剧烈活动。尿内红细胞减少,血沉正常可上学,但应避免体育活动。

第三节　肾病综合征护理

【护理措施】

1.患儿严重水肿和高血压时需卧床休息,一般患儿不需要严格限制活动。

2.饮食遵医嘱。浮肿时给高蛋白低盐饮食,避免长期不合理忌盐。在激素治疗过程中,要协助患儿调整饭量,避免暴食,鼓励多吃新鲜水果和蔬菜。

3.遵医嘱记录出入量,注意尿量及颜色。

4.严重水肿者应尽量避免肌内注射,以防药液外渗。

5.加强皮肤护理。阴囊水肿者可用棉垫或吊带脱起,并用50%硫酸镁湿敷,皮肤破损可涂碘附。

67.注意观察患儿的精神状态、血压、浮肿程度、有无胸水、腹水,有无发热、腹胀、呕吐及抽搐等,发现异常及时报告医师。

7.观察激素及免疫抑制剂的不良反应,注意有无恶心、呕吐、血尿及电解质失衡等。

【健康指导】

1.小孩不宜劳累。小孩的自我约束可以力差,从医院回到家会感到很新鲜,容易玩得过累,睡眠不足,家长要特别注意安排好小孩的作息时间,尽量得到充分的休息。

2.患儿不宜吃多盐食物。食疗要注意少盐,对血压还没有降到正常的小孩,这点十分重要。但饭菜无盐又会影响食欲,宜用低盐食疗。在水肿和高血压消失后,才可改进普通食疗,但也要清淡,不可过咸。馒头和苏打饼干中也含有钠,最好不要给小孩吃。能让小孩吃一些新鲜蔬菜和水果,以补充体内维生素。

3.小孩衣服不宜久穿不换。感染常是诱使肾炎复发的病因。经常洗澡换衣,保持皮肤清洁,可防止皮肤感染。

4.患儿不宜去公共场所。要保持室内空气新鲜,尽量不带小孩去商店、影院等公共场所。注意根据气候变化增减衣服,预防感冒。

5.不宜随便减量或停药。治疗肾炎,大都需要服用激素类药物。服用激素的病孩,一定要在医生的指导下,随病情好转,逐渐减量直至停药。家长要督促小孩按时按量服药,切不可随意减量和停药,以免造成病情反复。

第四节 心脏疾病护理

【护理措施】

1.病情严重者绝对卧床休息。有心力衰竭、呼吸困难时取半坐卧位。保持安静,避免哭闹,必要时遵医嘱使用镇静剂。

2.遵医嘱给予患儿营养丰富、易消化清淡饮食。浮肿者控制水、钠的摄入,给予低盐饮食,少食多餐,勿进食过饱。

3.保持患儿大便通畅,避免排便用力,多食水果及富含粗纤维的蔬菜。便秘者遵医嘱给予缓泻剂或灌肠。

4.遵医嘱给予患儿吸氧。

6.遵医嘱准确记录 24 胸水出入水量。浮肿者每周测体重 2 次(严重心力衰竭者除外)。

7.严格控制输液速度及液体总量。以免加重心脏负担。

8.密切观察病情,定时测患儿体温、脉搏、呼吸、血压,如发现面色苍白、青紫、呼吸困难、血压下降、心率增快、肝脏增大等表现时立即报告医师对症处理。

9.服用洋地黄时,注意观察毒性反应(恶心、呕吐、色视、视力模糊等)。每次服药前应听心率,婴幼儿低于 100 次/min,儿童低于 80 次/min,立即报告医师停药。

【健康指导】

1、注意让病儿休息,减少组织耗氧,减少心脏的负担,减轻症状。尽量不让病儿哭闹,体力活动要适当。

2、保持居室空气新鲜,温度适宜,避免燥热,根据气候变化及时增减衣服,防止感冒。环境要安静,避免大声喧哗。

3、年长儿饮食要富于营养,易于消化,少食多餐,适当控制饮食量,每顿饭不要吃得过饱。给吃奶的婴儿喂奶时应抱起喂,不要一口气把奶喂完,要分 2~3 次吃完,以婴儿吃奶时不感到累为准。

4、注意预防上呼吸道感染,先天性心脏病病儿一旦感冒极易患气管炎、肺炎,气管炎、肺炎又加重了心脏负担,甚至导致心力衰竭。

5、间隔缺损轻者,随着年龄增长有部分可以自然闭合,尤其是 1 岁以内。不能闭合症状明显者,平时注意加强营养,控制感染和心力衰竭,宜于学龄前期作修补手术。动脉导管未闭手术理想时间是 3~6 岁,必要时任何年龄均可手术。

6、注意保持病儿大便通畅,避免用力排便,平时饮食要多吃蔬菜、水果。对于大便干燥的病儿应按医生的嘱咐,给以开塞露或口服缓泻剂。

第五节　出血性疾病护理

【护理措施】

1.患儿卧床休息,注意安全,预防外伤。

2.给予患儿高蛋白、丰富维生素、易消化饮食,有消化道出血时暂禁食。

3.遵医嘱做好血型、交叉合血及输血准备。

4.凡穿刺后局部应加压,防止渗血。

5.高热者一般用物理降温(但禁用醇浴)。

6.化疗进行期间,密切观察药物疗效和不良反应,注意保护好患儿的血管,防止药物外渗,一旦外渗,要及时采取相应的措施。

7.密切观察患儿生命体征及出血倾向。如发现剧烈头痛、便血、呕血、皮肤黏膜及鼻腔出血等及时报告医师对症处理。

8.严格执行无菌操作及消毒隔离制度,预防医院感染。

【健康指导】

1.重视做好遗传性疾病的预防工作。

2.积极防治各种感染性疾病,做好预防接种工作。指导自我保护方法,如服药期间不与感染患者接触,去公共场所需戴口罩,衣着适度,尽可能避免感染,以免引起病情加重或复发。

3.合理营养,防止维生素 C、维生素 K、维生素 P 缺乏症。

4.防止 X 线、药物和各种毒物健康搜索的损伤造成的出血性疾病。

5.指导预防外伤方法,如不使用硬质牙刷、不挖鼻孔火罐网,禁食坚硬和多刺的食物床头床栏用软塑料制品包扎,忌玩锐利玩具,限制剧烈活动以免碰伤、刺伤、摔伤引起出血。保持大便通畅,以免排便致腹压增高诱发颅内出血。

6.尽量减少肌内注射,以免引起深部血肿

7.消除患儿对出血及止血技术操作而产生的惧怕恐惧心理,争取患儿配合。

8.应指导压迫止血方法;指导家长识别出血征象,如瘀点黑便鹅,一旦发现出血立即回院复查及治疗

第六节　早产儿护理

【护理措施】

1.加强环境管理,严格执行消毒隔离制度,实行保护性隔离。

2.置患儿于暖箱,根据胎龄、体重设置适宜温、湿度,维持体温正常,一切操作均应在暖箱内进行,暖箱每日清洁且每周将使用中的暖箱于备用暖箱更换 1 次,加湿器内蒸馏水每天更换。

3.患儿保持舒适体位,减少噪声、光线、疼痛的刺激。

4.按医嘱喂养,保证热卡供给,患儿如持续腹胀、胃潴留、呕吐等喂养不耐受情况时应报告医师及时处理。

5.遵医嘱给予患儿各种药物,持续恒速静脉输液,防止低血糖发生。

6.密切观察患儿生命体征,及时发现并正确处理呼吸暂停等异常情况。

7.遵医嘱给氧并监测血氧饱和度,防止氧中毒。

8.遵医嘱每日或隔日测体重 1 次。

【健康指导】

1、注意保暖:对早产儿要注意保温问题,但保温并不等于把孩子捂得严严的,在家庭护理中,室内温度要保持在 24 — 28℃,室内相对湿度 55%— 65%之间,如果室内温度达不到,可以考虑用暖水袋给孩子保温,但千万注意安全。婴儿体温应保持在 36—37℃,上、下午各测体温 1 次如最高体温或最低体温相差 1℃时, 应采取相应的措施以保证体温的稳定。当婴儿体重低于 2.5 千克时, 不要洗澡, 可用食用油每 2—3 天擦擦婴儿脖子、腋下、大腿根部等皱褶处。若体重 3 千克以上,每次吃奶达 100 毫升时,可与健康新生儿一样洗澡。但在寒冷季节,要注意洗澡时的室内温度和水温。

2、精心喂养:早产儿更需要母乳喂养。因为早产母亲的奶中所含各种营养物质和氨基酸较足月儿母乳多,能充分满足早产儿的营养需求;而且早产母亲的奶更利于早产儿的消化吸收,还能提高早产儿的免疫能力,对抗感染有很大作用。所以妈妈一定要有信心,相信自己的乳汁最适合喂养孩子,要想办法让孩子吃到母乳,或者想办法让孩子出院后吃到母乳。母亲要尽可能地与早产儿接触,如孩子住院的医院有母婴同室病房,妈妈一定要陪伴孩子住入母婴同室病房。对不能吸吮或吸吮力弱的孩子,妈妈要按时挤奶(至少每三小时挤一次),然后将挤出来的奶喂婴儿。

3、婴儿抚触:抚触给孩子带来的触觉上的刺激会在孩子大脑形成一种反射,这时孩子的眼睛、手脚跟着活动起来,当这种脑细胞之间的联系和活动较多时,就促进了孩子智力的发育。还有一个好处是孩子可以减少哭闹,可以更好地睡眠。而腹部的按摩,可以使孩子的消化吸收功能增强。

第七节 急性支气管炎护理

【护理措施】

1.保持室内空气新鲜,温度、湿度适宜,以减少对支气管黏膜的刺激,利于排痰。

2.经常更换体位,拍击背部,指导并鼓励患儿有效咳嗽。

3.给予超声雾化,必要时用吸引器清除痰液。

4.遵医嘱给予抗生素、化痰止咳剂。

5.必要时给予氧气吸入。

6.密切观察体温变化,防止发生惊厥。

7.保证充足水分及营养供给。

【健康指导】

交代患儿及其家长注意适当开展户外活动,避免受凉或过热,按时接种,增强机体免疫能力。

第八节 肺炎护理

【护理措施】

1、保持环境安静,温湿度适宜,注意通风。经常更换体位,根据病情每1~2小时翻身一次,呼吸困难者给半卧位。

2、密切观察生命体征及病情变化,注意中毒性休克、肺水肿、心衰、中毒性脑病、败血症、中毒性肠麻痹等并发症的表现(如患儿出现烦躁不安、面色苍白、气喘加剧并有心率加快>160~180次/分、肝在短时间内急剧增大是心力衰竭的表现,若有烦躁或嗜睡、惊厥、昏迷、呼吸不规则、肌张力增高等是颅内压增高的表现等),出现前驱症状需及时通知医师并共同抢救。

3、保证营养及水分的补充,给予高蛋白、高热量饮食,并要多饮水;呼吸困难、腹胀病儿喂奶应适量,喂奶时应抱起或侧卧,抬高头部。

4、保持呼吸道通畅,根据需用给予氧气吸入,帮助患儿取合适体位,抬高床头30~60度;痰液黏稠时可超声雾化吸入后,叩击背部或体位引流促进痰液排出(正确的扣背方法:可五指并拢、稍向内合掌、由上向下、由外向内的轻拍背部),并边拍边鼓励患儿咳嗽,小婴儿可予以吸痰。

5、根据年龄及病情控制输液速度,最好使用输液泵,重症患儿精确记录 24 小时出入量。

6、腹胀病儿可轻揉腹部丫肛管排气、变换体位或抬高床头。

【健康指导】

1、指导患儿进行有效咳嗽,指导家长在排痰前协助转换体位及正确的扣背方法:可五指并拢、稍向内合掌、由上向下、由外向内的轻拍背部,并边拍边鼓励患儿咳嗽。讲解积极治疗、预防并发症的发生重要性。

2、指导家长及患儿加强营养,增强体质。

3、教育病人咳嗽时用手帕或纸捂嘴,不随地吐痰,防止病菌污染空气传染他人。

4、平时注意加强营养,增强体质,开展户外活动,进行体格锻炼,提高机体抵抗力。

5、寒冷季节或气候骤变外出时,应注意保暖,避免受凉,特别是易患呼吸道感染的患儿。

6、让家长了解呼吸道感染常用药物的名称、剂量、用法及常见不良反应,使疾病在早期得到及时处理。

第九节　支气管哮喘护理

【护理措施】

1、清除过敏源,避免选用诱发哮喘发作的食物,如蛋、奶鱼虾等,对屋尘、尘螨过敏者应经常清扫病室。过敏源不明确者,对新接触的物品及初次食用的食物应详细观察,及早找出发病规律和发作诱因。

2、密切观察发作前兆,如鼻、眼部发痒、打喷嚏、流涕、咳嗽等黏膜过敏症状、胸部压迫窒息感、呼吸不畅等症状发生时及时报告医师处理。

3、患儿哮喘发作时,观察患儿有无咯大量白黏痰、呼气性呼吸困难,呼吸加快、大量出汗、疲倦、发绀及呕吐等情况;另外监测患儿是否有烦躁不安、气喘加剧、心率加快及血压等情况,警惕心力衰竭及呼吸骤停等并发症的发生。发现变化及时通知医生处理。患儿发作烦躁不安时应取半坐位,给予安慰避免紧张,保持安静,如有发绀或呼吸困难应给予氧气吸入。

4、患儿哮喘时大多有缺氧现象,应给予氧气吸入,吸氧浓度以 40% 为宜,并密切监测动脉血气分析值;用支气管扩张剂及肾上腺皮质激素时,观察药物的疗效及副作用。

5、保证患儿休息,需提供一个安静、舒适的环境,病室空气新鲜、阳光充足,室内温湿度适宜,避免受凉。

6、做好心理护理,坚定治疗信心。帮助病儿养成规律的生活习惯,保证充足的睡眠。尽量避免情绪激动及紧张的活动。

【健康指导】

1、向病儿及家长宣传有关疾病的防治及急救知识,宣传坚持药物治疗和锻炼的重要性。

2、协助病儿家长确认哮喘发作因素,避免接触过敏源,去除诱因。使患儿及家长能辨认哮喘发作时的早期征象、症状及适当的处理方法。

3、指导患儿的呼吸运动,以强化横膈呼吸肌,操作如下:①腹部呼吸:(a)平躺,双手平放在身体两侧,膝弯曲,脚平放地板;(b)用鼻连续吸气,但胸部不扩张;(c)缩紧双唇,慢慢吐气直到吐完,(d)重复以上动作10次。②向前弯曲运动:(a)坐在椅上,背伸直,头向前倾,双手放在膝上;(b)由鼻吸气,扩张上腹部,胸廓保持直立不动,由口将气慢慢吹出。③侧扩张运动:(a)坐在椅上,将手掌放在左右两侧的最下肋骨上;(b)吸气,扩张下肋骨,然后由嘴吐气,收缩上胸部和下肋骨;(c)用手掌下压肋骨,可将肺底部的空气排出;(d)重复以上动作10次。

4、宣传加强体格锻炼和耐寒训练。

5、介绍有关用药及防病知识,明确过敏源后需避免接触,去除各种诱发因素如:避免患儿暴露在寒冷的空气中,避免与呼吸道感染的人接触等。

6、提供出院后服用药物的资料如:药名、剂量、用法、效果及副作用。教会患儿在运动前使用气管扩张剂(预防性用药)预防哮喘发作。

7、指导呼吸治疗仪的使用和清洁。

(颜伟伟　何宜臻　潘汉沛　王　燕　陈　晴)

第二十一章　眼科常见疾病护理

第一节　眼科一般护理

【护理措施】

1、病人入院后热情接待,合理安排床位,做好入院宣教,12时内完成入院评估。

2、即刻测体重、T、P、R、BP并记录,急症病人即刻建立静脉通路,根据病情给予吸氧。24小时内测T、P、R,每4小时1次,连测3次,无异常者改为每日测2次。

3、了解病人心理状况,向病人解释病情,有针对性地做好心理护理。

4、严密观察病情,注意有无并发症,警惕休克的发生。

5、根据病情给予不同饮食,注意改善病人营养状况。

6、有手术指征者及时做好术前准备,以备急症手术。择期手术者根据手术需要,术前指导练习卧位大小便及有效咳嗽,按麻醉方式及术式做好常规术前准备,术后注意做好预防并发症的护理。

7、协助医师完成各项辅助检查及留取化验标本,每日下午记录大小便次数,如有腹泻、便秘及时给予处理。

8、入院24小时内完成洗澡、洗头、剪指(趾)甲、更衣等卫生处置,本班次内完成护理病例的首次记录。有吸烟史病人劝其戒烟,以免呼吸道分泌物增多导致肺部并发症。

9、病房内应安静舒适、阳光充足、空气新鲜,室温保持在摄氏18~22度,地面、桌面及用物每日用消毒液擦拭消毒。病人如有伤口应按时更换敷料,并做好废弃敷料的焚烧处理,严防院内感染的发生。

10、病情许可时,鼓励并协助病人下床活动,鼻饲及生活不能自理的病人行口腔护理,每日2次。长期卧床的病人注意做好皮肤护理。

11、有引流管者,注意保持导管固定,经常检查有无脱出、移位、折叠、受压,每日定时挤压以保持通畅,向病人交代注意事项,翻身及下床活动时应注意保护导管。观察引流物性质及量,如有异常及时通知医师。

12、应用中药治疗者,应详细交代服用的方法及注意事项。

【健康指导】

1、急症手术术后安返病房者,告诉患者手术顺利结束并给予鼓励、安慰。根据医嘱指导患者的治疗护理、用药护理。在治疗完毕后,指导生活、饮食护理。

2、介绍医院的环境、制度及主管医生、护士长、责任护士;医院和病房的规章制度包括:查房时间、探视时间、陪床制度、膳食制度。不同的病情,入院告知要区别对待,护士根据轻重缓急有计划的工作。

3、介绍病室环境,作息时间,卫生间的使用,贵重物品的报管安全及注意事项,呼叫器的使用,应用心电监护者,嘱其家属禁忌乱动机器及私自调节开关和阀门,以防发生意外。不得搬动病房内的医疗设备,注意安全。

4、病室禁止吸烟,禁止使用明火,禁止使用外接电源,保持病房清洁安静,请您不要随地吐痰,不要乱扔果皮纸屑、乱泼水,输液钩上除挂液体外,不要挂其他东西,严禁在病房内大声喧哗,饮酒等。病人不能擅自外出。请您爱惜病房内的一切设施,不要将脚放在坐凳和踩在床边处。

5、入院后请不要随便离开病房,以免医师不能及时与您联系,耽误治疗,如有特殊情况需离开病房,须征得医师的同意后写请假条,方可离院。擅自离院在院外发生任何意外或影响治疗出现病情恶化者,患者方自负责任,擅自离院超过 24 小时院方有权按自动出院处理。

6、住院期间护士会出具每日清单;出院时根据需要可要求医护人员出具诊断证明、出院记录;出院后可按规定复印病历。

7、住院期间请您准备好足够的医药费用,以免影响患者的治疗。

第二节　眼科疾病一般护理

【护理措施】

1.热情接待新患者,安置床位,介绍病室环境及入院须知,告知责任护士、主管医师以及护士长的姓名,及时通知医师诊治。

2.遵医嘱分级护理。

3.遵医嘱给予饮食。

4.入院后患者测体温、脉搏、呼吸每日 3 次,连续 3 日无异常改为每日 1 次;体温在37.5℃以上每日 3 次,体温 38.5℃每日 4 次,体温 39℃以上每日 6 次同时按高热护理常规护理;连续 3 日正常后改为每日 1 次。手术后患者测体温、脉搏、呼吸,每日 3 次,连续 3~7 日,无异常者改为每日测 1 次。

5.入院后测体重,每周 1 次并记录。

6.每日记录大小便,便秘者遵医嘱给予缓泻剂,注意保持大便通畅。

7.入院后测血压 1 次,以后每周 1 次并记录,特殊情况遵医嘱。

8.严格执行医嘱,按时滴眼药;使用多种眼药时,先滴刺激性小的眼药,后滴刺激性大的眼药,眼药之间间隔 10~15 分钟;滴可能出现毒副作用的眼药如阿托品时,应压迫泪囊区 2~3 分钟,以防吸收导致毒副作用。

9.传染性眼疾应严格隔离,注意医护人员和患者的清洁消毒,避免医院感染。

10.加强心理护理,对视力极差及双眼包扎的患者协助日常生活。

11.做好出院指导,告知保护眼睛于滴眼药的方法,嘱患者定期复查。

【健康教育】

(1)、注意卧床休息,避免受凉,防止感冒。

(2)、注意清洁卫生,点眼药前洗手,告知正确使用眼药,不能使用他人眼药;睡眠时应垫高枕头,减少低头时间。

(3)、训练转动眼球,特别是向下转动及固视,以便配合手术。

(4)、增加营养,多食水果、蔬菜等保持大便通畅的重要性。

(5)、定期来院复查,病人如感到眼部疼痛,视力模糊等及时就诊。

第三节　角膜溃疡护理

【护理措施】

1.按眼科一般护理常规护理。

2.普食,鼓励患者多吃含维生素 A 丰富的食物如动物肝脏,胡萝卜等以改善角膜的营养,促进角膜上皮再生,促进溃疡的愈合。

3.严格实施消毒隔离措施,加强卫生宣教,注意医护人员和患者的消毒,防止医院感染。

4.滴眼药时,动作应轻柔,切勿用手压迫眼球,以防角膜穿孔。球结膜下注射时应避免在同一部位反复注射,注射针头应背离角膜,切勿注入眼内。

5.行结膜囊冲洗时,冲洗管的头端应置于眼内眦角处,勿触及角膜。

6.角膜刺激症状严重,如出现眼痛、畏光、流泪等,酌情遮盖患眼,避免强光刺激使咽部疼痛加剧。

【健康教育】

1、多食营养丰富、易消化、含维生素 A 丰富的食物,如动物的肝脏、胡萝卜、蛋类等,多吃蔬菜、水果以改善角膜营养,提高组织修复力,促进炎症吸收,从而促使角膜愈合。

2、由于角膜炎病程较长,且多反复发作,易导致视力下降,使患者失去对疾病治疗的信心,易产生焦虑、悲观、失望的心理。对此应耐心地与患者进行交流,帮助、开导并鼓励患者,使其消除焦虑,以良好的心态配合治疗护理。

3、眼睛畏光、流泪、异物感明显时,用眼垫遮盖患眼,避免强光刺激,加重患眼疼痛。

4、眼睛前房积液、积脓时,疼痛异常剧烈,可以用止痛剂,禁止热敷,避免感染扩散。

5、注意眼部卫生与休息,按时滴眼药水。

6、注意手的清洁;不揉擦患眼;不与其他人共用洗脸毛巾和脸盆,避免交叉感染。

第四节 眼内手术一般护理

【术前护理】

1.按眼科一般护理常规护理。

2.全身麻醉者,按全身麻醉术前护理常规护理。

3.了解病情,注意是否有发热、咳嗽、月经来潮及局部炎症等情况;眼部是否有结膜充血及分泌物。

4.做好术前各项检查,观察患者有无其他部位的化脓性病灶及其他慢性疾病。

5.耐心向患者解释,消除紧张和恐惧心理,取得患者合作。

6.术前晚及术晨观察合作体温、脉搏、呼吸、血压的情况,如有异常及时报告医师。

7.术前 1 日遵医嘱做好抗生素皮试,协助患者做好全身卫生处置。

8.便秘者,遵医嘱给予缓泻剂或术前肥皂水灌肠。

9.手术当天遵医嘱执行术前用药,代为保管贵重物品。

【术后护理】

1.按眼科一般护理常规护理。

2.全身麻醉者,按全身麻醉后护理常规护理。

3.迎接安置患者,清点带回用物,双眼包扎者,协助日常生活。

4.嘱患者安静休息、头部少活动,勿大声叫喊、用手揉眼、咳嗽和用力大便。

5.注意观察患者体温、脉搏、呼吸、血压、排尿及排便情况,如有异常及时通知医师。

6.观察术眼视力情况及有无伤口疼痛、敷料松脱,避免局部潮湿,并注意非手术眼视力的情况,发现异常及时报告医师。

7.注意眼内反射;密切观察患者病情变化,对卧床休息的患者协助日常生活。

8.取下敷料后,嘱患者勿压眼球,滴眼药时动作轻柔。

9.告知患者术后术眼会出现轻度眼干、异物感等,此为术后常见反应,不必惊慌。术后1 个月内术眼勿进水,避免风沙、烟的刺激。

10.在使用激素类眼药时,应严格遵医嘱执行,并注意用药时间及频次。

11.观察非手术眼的情况,如出现眼红、视力下降等及时报告医师处理。

【健康指导】

1、术前患者每天滴抗生素眼药水 4 次、眼膏每晚 1 次,预防手术感染。术前禁止吸烟,以免刺激气管黏膜,增加分泌物,诱发咳嗽,如有咳嗽应给予止咳剂,并教患者止咳法,如张口呼吸或用舌尖顶向上颚。术前 1~2 日做好全身清洁,包括理发、洗头、洗澡、剪指甲等。泪囊手术及内眼手术须常规冲洗泪道。手术前训练病人眼球向各方向运动,使病人能配合手术操作者的需要,术后需绝对卧床休息的患者,术前还应训练适应床上生活,如进食,使用大小便器,以免术后引起尿潴留及便秘。眼肌、眼球摘除手术,小儿及全麻患者术前 4~6 小时禁食、禁水,并在术前当晚和手术前 1 小时给予镇静剂,手术当天早晨测血压、体温、呼吸、脉搏,术前排空大小便,更换衣服,穿对胸结扣的衣服为适宜,避免穿套头衣服,以免术后脱衣时碰伤术眼。长发妇女应编成两条辫子,耳环应脱下,按手术要求备皮及清洁皮肤,术前半小时护送病人入手术室。

2、术后用手术车送患者回病房,协助病人过床时,嘱病人放松头部,张口呼吸,不要用力,协助过床者一人双手执托头部,另一人协助病人将身体轻移过床,不可震动头部,值班护士应听取手术室护士及麻醉师交班,并嘱病人不要用力挤眼和不要剧烈活动。并根据手术不同种类,交代其他注意事项并使患者安静休息,协助患者日常生活,嘱病人不要用力咳嗽,不要用力大小便等,术后进半流质,以后无特殊者可改普通饮食。一般创口疼痛可用止痛剂,若病人反映头痛,或伴有恶心、呕吐及其他情况,应及时报告手术医生,检查是否感染或眼压增高。内眼手术应加用护眼罩,防止碰及术眼,并注意眼部绷带松紧,有无脱落、移位,伤口有无渗血及渗液,及时汇报并给予处理。

3、术后保持大小便通畅,对绝对卧床者、术后不习惯床上排尿者,应解除患者思想顾虑和紧张情绪,采取引导法帮助排尿,如按摩,热敷,声音诱导,针刺关元、足三里、三阴交,取侧卧位排尿,尽量避免污染,防止感染。术后便秘对创口不利,如病人用力大便,腹压增高,会导致眼部切口裂开及术眼出血等并发症,应适当用开塞露或中药帮助排便。

第五节 白内障手术护理要点

【术前护理】

1.按眼内手术术前护理常规护理。做好病人的心理护理,生活不能自理者给予必要的协助,吸烟者戒烟。

2.术前常规滴激素与抗生素的混合制剂眼药。

3.注意观察患者是否有全身性疾病。白内障病人需做血、尿常规,肝、肾功能。如有糖尿病,一般控制在正常指标下,根据情况决定手术。

4.扩瞳:术前护理是白内障手术的必要环节,一般瞳孔扩大至 6mm 以上为宜。

5.注意术眼扩瞳药时,勿使扩瞳药流入非手术眼。

【术后护理】

1.按眼内手术术后护理常规护理。

2.术后患者卧床休息,嘱患者少低头工作,勿用力大便。

3、术眼戴眼罩,如有头痛、头晕、呕吐、刀口疼痛、发热、夜间不能入眠,及时通知医生。

4、勿用力揉眼,遵医嘱给予卧姿。注意观察术眼有无不适,如出现眼痛、视力下降、复视等症状,及时报告医师。

5、做好出院指导,告知定期白内障专科复查。

【健康指导】

1.告知病人点药、服药及出院后的注意事项、复诊时间。

2.注意饮食和休息,并做到用眼卫生,防止视疲劳。

3.术后 3 个月内,创口尚未长牢,人工晶体还不稳定,所以不宜做重体力劳动及剧烈的活动,同时要防止碰撞,不要揉眼。

4、平卧位,头部少用力活动,避免咳嗽及情绪激动。

5、眼部勿施加压力,勿低头,用力等。

6、进易消化半流质饮食,不吃带骨刺及难咀嚼的硬性食物。保持大便通畅,减少用力。

7、术后 3 个月内避免重体力劳动,咳嗽者应用镇咳剂;戒烟。

8、遵照医生的嘱咐来院复查和佩戴眼镜。

9.告诉病人术后常感视物发蓝或眩目,此是正常现象,逐步可以习惯,不必恐惧,若出现眼痛、眼胀、视力下降等情况应及时就诊。

第六节　斜视手术护理

【术前护理】

1.按眼外手术术前护理常规护理。

2.术前遵医嘱洗眼。

3.抗生素眼药水滴眼。

【术后护理】

1.按眼外手术术后一般护理常规护理。

2.给予患者松软、易消化饮食,避免过热、过硬食物。

3.注意伤口渗血情况,保持敷料干燥、固定。

4.注意眼心、眼胃反射,如有呕吐时,嘱患者侧卧位,头偏向健侧,防止污染敷料;向患者解释呕吐是术后常见反应,消除紧张心理;呕吐剧烈时,记录呕吐物的量、次数、颜色并报告医师处理。

5.嘱患者定期到斜视专科复诊。

【健康指导】

1、手术后作双眼包扎,应嘱病人闭目养神,尽量少转动眼球,以免影响愈合。

2、正确点眼药水。首先家属或病人将手洗干净,然后病人取仰卧位,嘱其眼睛向上看,家属或病人左手拇指食指分开上下睑,拇指向下轻拉下睑,右手持眼药瓶,将眼药点于下穹隆部,嘱其轻转眼球后闭目 1~2 分钟,用吸水纸拭去流出的药液。点眼药时瓶口距眼睑 1–2 厘米,勿触及睫毛,同时点两种药物以上者每种药间隔 3~5 分钟,每次点 1~2 滴。

3、注意用眼卫生,不要过度用眼,揉眼,避免眼睛过度疲劳,保证充足睡眠。

4、饮食上注意营养摄入要均衡,忌烟酒和辛辣刺激性食物。

5、对有屈光不正的患者,术后需及时配镜治疗。对于部分调节性内斜视的儿童,术后应带原矫正眼镜,且尽量不用近距离视力,以免调节而至内斜视的复发。如有弱视,需在医生指导下进行弱视训练。

第二十二章　耳鼻咽喉-头颈外科护理要点

第一节　耳鼻咽喉-头颈外科一般护理

【护理措施】

1.热情接待新患者,安置床位,介绍病室环境和入院须知,介绍护士长、责任护士并报告主管医师。

2.进行入院评估,遵医嘱分级护理。

3.给予普通饮食,特殊病情遵医嘱。

4.患者入院后测体温、脉搏、呼吸每日3次,连续3日无异常者,每日测1次;体温37.5℃以上每日测3次;体温38.5℃每日测4次;体温39℃以上每日测6次,并按高热护理常规护理。体温连续3日正常后改为每日测1次。

5.入院时测体重、血压1次。特殊情况待病情允许再测体重。

6.遵医嘱送检大小便常规和抽血化验,每日记录大小便。注意保持大便通畅,便秘者酌情给予缓泻剂。

7.按病种进行疾病知识宣教,指导患者配合治疗与护理。

8.严重鼻出血、耳源性颅内并发症、呼吸道异物及喉梗阻、外伤患者,应严密观察病情变化,保持呼吸道通畅,并备好抢救药物与用物。

9.出院时,指导患者滴耳药、鼻药,鼻腔冲洗与口腔护理等方法。

【健康指导】

1、预防呼吸道感染,适当的体育锻炼,以利于增强体质。

2、保持良好心态,饮食选择含丰富维生素、蛋白质的食物。

3、保持外耳道干燥,改变不良生活习惯。

4、耳部出现不适、眩晕、面瘫者应尽早就医。

5、遵医嘱按时眼药,定期到医院复查。

第二节 鼻、咽喉科疾病一般护理

【护理措施】

（一）术前护理

1、备齐各项常规检查报告，如血、尿常规，出凝血测定时间，X线片及术前所需之物等。

2、向患者说明手术的目的与要求，术后的注意事项，以解除患者的思想顾虑，取得患者的配合。

3、术前1日洗澡，剪去患侧或双侧鼻毛，男患者需理发，剃净胡须。气管切开者皮肤准备上至下颌，下至第三肋间隙，左右至胸锁乳突肌。

4、气管切开者按照人工气道的护理常规护理。

5、术前一天完成常规药物的皮肤敏感试验。

6、全麻者按全麻术前护理常规执行。

7、局麻者手术晨可进少量干食。

8、按医嘱给术前用药。

（二）术后护理

1、全麻病人按全麻术后护理常规执行。

2、半卧位，利于鼻腔引流。

3、注意鼻腔出血及渗血情况，术后24小时可酌情给予冰袋或冷敷鼻部，8小时后可给予局部热敷。如出血较多，须及时与医师联系，根据医嘱可给予肌注止血药，必要时床旁准备鼻止血包及插灯。

4、术后不可用力擤涕或打喷嚏，以免使鼻腔内纱条松动或脱出而引起出血，可用手指按人中或做深呼吸或将舌尖顶住上腭以制止打喷嚏。

5、进半流质或软食。

6、术后第一天开始给予术侧鼻腔滴液状石蜡，每日3次，以润滑纱条，便于抽取，纱条抽完后改用0.1%呋喃西林麻黄素滴鼻，每日3次以利通气。

7、术后口不能闭合者，腋下测量体温。

8、作鼻中隔矫正术或鼻内刮筛者，术后应特别观察体温的变化及有无剧烈头痛等情况，以防发生颅内并发症。

9、作鼻部整形术者，术后鼻部用打样胶固定，需避免随意触动鼻部，并注意有无感染现象。

10、喉部术后，注意休息少讲话，勿用力咳嗽。如有出血，勿咽下，吐于杯中，便于观察。

【健康指导】

1、咽喉术后者，不要大声喊叫，不可用力咳嗽，以免引起术后出血。

2、鼻科术后者,擤鼻时要一侧一侧地擤,以减少刺激。

3、指导病人正确鼻腔滴药。

4、少食刺激性食物,禁烟、酒。

5、适当锻炼,增强体质,预防感冒和上呼吸道感染。

6、定期到医院复查。

第三节 扁桃体切除术及增生刮除术护理

【护理措施】

(一)术前护理

1、心理护理 介绍有关手术过程及麻醉方式,解答疑问,消除紧张情绪。

2、完善各种检查。

3、个人卫生 嘱病人手术前沐浴、剪指(趾)甲,男病人剃胡须。

4、口腔清洁 术前晚及术日晨含漱2-3次。

5、遵医嘱做抗生素过敏试验并记录。

6、保证充足的睡眠,创造一个良好的休息环境,必要时遵医嘱给予镇静剂。

7、遵医嘱给予术前用药,并备好术中用药。

8、术晨更衣,取下义齿、首饰等贵重物品并保管好,排空大小便。

9、遵医嘱给予术前用药,并备好术中用药。

10、床旁备好输液架,接好氧气及负压吸引器。

(二)术后护理

1.按咽喉、气管、食管手术后护理常规护理。

2.手术当日患者全身麻醉醒后6小时进冷货冰流质。

3.少量伤口出血或疼痛者,给予颈部冷敷。

4.全身麻醉未醒者取半俯卧位,口角旁放一弯盘,使口腔内积液、血液自行流出,防止阻塞呼吸道或自行咽下。并注意观察患者有无连续吞咽动作。

5.注意伤口出血,嘱患者勿将血咽下,出血量多时应及时报告医师,备好扁桃体止血钳及敷料,在止血过程中,注意患者血压、脉搏、面色,防止休克。

6.手术当日嘱患者少讲话,避免咳嗽,次日鼓励患者讲话,多漱口。

7.监测生命体征,及时清理呼吸道分泌物,保持呼吸道通畅。

8、局麻术后即可进冷食,全麻术后6小时进冷食,术后饮食遵医嘱。常规为术日冷食,1-3日流食,3-7日半流食,7-14日进软食,两周后可恢复普通饮食。术后2周内勿食过热、过硬及酸性饮食,如酸奶、西红柿等。

9、术后1日起漱口水含漱每日3-4次,保持口腔清洁。

10、遵医嘱应用抗生素治疗。

【健康指导】

1、术前向病人介绍疾病的知识。

2、说明术前准备的目的和原因及术后可能出现的不适及注意事项。

3、介绍术后饮食要求及注意事项,并说明原因。

4、出院后注意休息,预防感冒,避免紧张和情绪波动,适当参加锻炼,愉快心情利于疾病康复。

5、术后两周内勿食过硬、过热食物,发现有咯血应及时就诊。

第四节　突发性耳聋护理

【护理措施】

1.按耳鼻咽喉-头颈科一般护理常规护理。

2.注意休息,给予患者营养丰富易消化饮食。

3.在使用血管扩张剂治疗中,患者可能有发热、面部潮红等现象,应给予耐心解释,消除其紧张心理,使之配合治疗。

4.使用东菱迪芙 药物是,注意监测患者出凝血时间。

5.告知高压氧治疗的作用原理,指导患者行高压氧治疗前半小时使用呋麻滴鼻液,以保持鼻腔通气。

【健康指导】

1、治疗期间应注意休息。避免噪声,少接听手机,禁止用力动作。

2、低盐饮食,禁烟酒及辛辣食物等,对于突聋患者,饮食很重要,做到饮食规律,且以清洁、易消化、少油腻为基本原则,增加纤维的摄入,保持大便通畅。

3、出院时教育患者养成良好的生活习惯,注意勿过度劳累,保证充分睡眠,情绪稳定,避免接触噪声或过大的声音,避免使用耳毒性药物,定期复查听力。

第五节 鼻内镜手术护理

【护理措施】

（一）术前护理

1、做好心理护理,介绍病情、手术方式和麻醉过程,解除顾虑,以便积极配合治疗。

2、完善术前检查。

3、剪鼻毛、漱口液漱口,男病人剃胡须,遵医嘱做抗生素皮试并记录。

（二）术后护理

1、术后 6 小时采取半卧位,当日可进少量流质或半流质饮食,注意不可服用过热的食物。

2、巡视病房,观察鼻腔渗血情况,有无呕血,嘱病人如后鼻孔有分泌物流出勿咽下,吐入口杯,以便观察出血量。若出血量过多,应及时通知医师;术后出现头痛、溢泪或鼻腔少量渗血均为正常现象,可用冰袋冷敷前额减轻症状。

3、嘱病人尽量让分泌物流出,避免打喷嚏、用力擤鼻子。术后观察体温及是否有剧烈头痛、恶心、呕吐、脉搏变速等情况。因用口呼吸常有口唇干燥,可用油脂涂唇并注意口腔护理。

4、病人术后 24–48 小时可取出纱条,并于纱条取出后第二天进行鼻腔冲洗。

5、向病人解释鼻腔冲洗的目的及操作方法。

【健康指导】

1、保持良好的心理状态,避免情绪激动,适当参加锻炼。

2、恢复期应选择含有丰富维生素、蛋白质的饮食增强机体抵抗力,促进疾病康复。

3、避免挤压、挖鼻、大力擤鼻等不良习惯。

4、冬春季外出时可戴口罩,避免花粉、冷空气对鼻黏膜的刺激。

5、正确使用鼻腔冲洗器,定时服药、冲鼻、点鼻。

6、内镜手术后短期内尽量避免上呼吸道感染,减少对鼻腔的强烈刺激。

7、术后定期复查,如果是过敏性鼻炎,应去变态反应门诊复诊,去除过敏源。

8、鼻出血的病人应积极治疗原发病。

第六节　急性扁桃体炎护理

【护理措施】

1.按耳鼻咽喉–头颈外科一般护理常规护理。

2.发热者应卧床休息,监测体温变化,高热时按高热护理常规护理。

3.给予患者营养丰富、易消化流质或半流质饮食,嘱患者多饮水。

4.注意观察患者呼吸情况,头痛及咽部疼痛有无加重,如有呼吸困难立即报告医师处理。

5.注意保持口咽部清洁,用漱口剂含漱每日 4~6 次。

6.遵医嘱使用抗生素,高热进食困难应给予对症支持疗法。

7.观察有无并发症发生,如扁桃体周围脓肿、中耳炎、风湿热、肾炎等。如并发扁桃体周围脓肿时协助医师行穿刺抽脓或切开排脓。

【健康指导】

1、发病时应卧床休息,多饮水排除细菌感染后在体内产生的毒素。

2、淡盐水含漱每日多次,保持口腔清洁无味。

3、小儿体温过高时,应物理降温,用凉中或冰袋敷头颈部,也可用酒或低浓度酒精擦拭头颈、腋下、四肢、帮助散热、防止病儿发生惊厥。

4、保持大便通畅,大便秘结时可服用缓泻药。

5、为预防疾病的反复发作,应注意锻炼身体;增强体质,增强抗病能力。

第七节　鼻窦内镜下鼻腔、鼻窦手术护理

【术前护理】

1.按鼻部手术前护理常规护理。

2.遵医嘱滴鼻药或鼻腔喷药。滴鼻药时,嘱患者头部充分后仰,以利于药液流入鼻窦内;鼻喷药时,嘱患者将喷药口朝向鼻外侧壁。

【术后护理】

1.按鼻部手术后护理常规护理。

2.麻醉完全清醒后,患者取半坐卧位,次日可下床活动。

3.患者全身麻醉醒后6小时可进流质,次日进软食,避免辛辣刺激性食物,以减轻疼痛和出血。

4.术后可能出现颌面部肿胀,不需特殊处理,可自行减轻消退。肿胀明显时,可术后24小时内给予冷敷,以减轻症状。

5.观察患者生命体征变化,注意有无眶并发症及颅内并发症发生。鼻腔填塞物取出后,注意有无脑脊液鼻漏。

6.出院后遵医嘱继续行鼻腔冲洗机鼻部用药。定期来院复查,持续6~24个月。

【健康指导】

1、慢性鼻窦炎一般病程较长,并且反复治疗效果不佳,患者难免会产生忧虑、紧张、恐惧等心理变化。因此护士应根据患者不同的心理特点,做好耐心细致的解释工作,介绍鼻内镜手术的优点,手术的基本过程,同种病例治愈的情况,术中术后注意事项,使之从未知到已知,消除紧张、恐惧心理,在最佳的心理状态下接受手术。

2. 功能训练:术后患者因一侧或双侧鼻腔止血海绵填塞,加上手术创伤,伤口疼痛,不能用鼻腔呼吸,因此术前应训练患者张口呼吸,以减轻术后伤口局部张力,减轻痛苦,为伤口愈合创造有利条件,嘱患者禁食辣椒、大蒜等辛辣刺激性食物,以减轻鼻黏膜充血,同时避免受凉,预防感冒

3、术后宜取半卧位,有利于患者呼吸和分泌物的引流,同时促进头部血液回流,减少充血,减轻头痛和头面部肿胀。全麻患者平卧位头偏向一侧,清醒后改半卧位。

4、心理护理:鼻腔血管神经丰富,疼痛敏感,加上鼻腔填塞后呼吸受阻,张口呼吸易致口干咽燥,大多数患者易出现焦虑、烦躁,应做好耐心解释工作,告诉病人取出纱条后症状会逐渐缓解,但切记不能自行拔出纱条,以免造成鼻部出血。

5、患者术后给予温半流质饮食,避免热刺激致血管扩张增加出血。第2天可进普通饮食。很多患者食欲欠佳,拒绝进食,这与鼻腔填塞,吞咽时前额和鼻腔胀痛加重有关。应鼓励患者进食清淡,易消化富于维生素的食物,少食多餐。每天早晚做好口腔护理,指导患者餐后予朵贝氏液漱口。

6、出院告知:应告知患者及家属,术后综合治疗及长期随访对于清除后鼻窦分泌物,增生的肉芽或水肿黏膜,控制感染,解除鼻腔粘连以及时调整治疗,与手术本身比较有着同等重要的作用。术后第1个月应每周门诊复诊1~2次,以清理术腔防止术腔粘连与闭塞。术后2~3个月每2周复诊1次,以后每月1次,直至术腔黏膜上皮化。嘱患者术后1月内勿做重体力劳动,禁烟、酒,勿食刺激性食物,加强营养,注意休息,预防感冒。

第八节　咽喉、气管、食管手术一般护理

【术前护理】

1.同耳部手术一般护理常规术前护理第1、第2、第3、第4、第6、第7、第8条。

2.术前3日,用朵贝液漱口每日3次。

3.备皮:男患者剃胡须,颈前切口备皮范围:颈前上起下颌骨,下至胸骨角区皮肤。

4.观察患者呼吸情况,注意有无呼吸道梗阻,如出现呼吸困难,及时报告医师并备好氧气、气管切开包、抽吸器等抢救用物。

【术后护理】

1.同耳部手术一般护理常规术后护理第1、第2、第3、第4、第5条。

2.朵贝液漱口3~7日,每日2~3次。

3.观察患者呼吸情况,保持呼吸通畅,观察伤口有无渗血。

4.气管切开者按气管切开术护理常规护理。

第九节　气管异物取出手术护理

【术前护理】

1.按咽喉、气管、食管手术前护理常规护理。

2.气管异物一般发生于儿童,应严密观察病情变化,必须保持安静,避免哭闹,若有Ⅱ度或Ⅲ度呼吸困难应立即吸氧并报告医师,并准备气管切开用物。

3.了解异物的种类、大小、形状、存留时间及院外处理等情况。

4.询问患者最近一次进食时间,术前6小时禁食。

【术后护理】

1.按咽喉、气管、食管手术后护理常规护理。

2.患者取去枕平卧位,必要时肩下垫小枕,防止舌后坠;小儿避免哭闹。

3.注意患者呼吸情况及血氧饱和度,注意有无喉头水肿、气胸、纵隔气肿、发热、胸痛、咳嗽、咳痰等现象,发现异常及时报告医师对症处理。

4.行气管切开者,按相应常规护理。

5.做好宣教工作,防止再次误吸异物。

【健康指导】

1、向病人及家属讲解手术目的,消除恐惧感。

2、详细告之病人及家属发生气管异物、食管异物的危险性,告知病人进食时要专心,不可说笑、嬉闹,做到细嚼慢咽,儿童进食时,禁忌逗引。

3、术后一日进食温凉的半流食,禁食过热、过硬、粗糙、辛辣及酸性食物。以免刺激咽部引起不适食管异物患者术后禁食 1~2 天或进流质、半流质饮食,一周后再进普食。

(何宜臻 潘汉沛 王 燕 张 睿 陈 晴 颜伟伟)

第二十三章　口腔颌面部疾病

第一节　口腔颌面外科手术一般护理

【术前护理】

1.了解患者病情及心理状况,做好安慰解释工作,消除顾虑,取得合作。

2.术前日 15:00、19:00 及术日 7:00 测体温、脉搏、呼吸,发现异常报告医师。

3.遵医嘱备手术野皮肤,做抗生素皮试及合血准备。

4.术前日做好全身卫生处置,嘱患者将佩戴的所有饰物取下,贵重物品代为保管。

5.术前日备好术中所需特殊用品、药物,如:负压引流装置、抗癌药物、抗生素等。

6.保持口腔卫生,口内手术应洁牙,如有义齿取下代为保存,并置清洁凉水中。

7.全身麻醉患者术前 6~12 小时禁食,小儿术前 4 小时禁水;手术时间较长者,遵医嘱术前予以导尿。

8.遵医嘱给术前用药,手腕佩戴识别卡,并嘱患者排便。

9.根据不同麻醉,做好床单位准备,必要时备吸痰器。

【术后护理】

1.迎接安置患者,清点带回用物。

2.了解术中一般情况,停止执行术前医嘱,执行术后医嘱。

3.全身麻醉者按全身麻醉护理常规护理。

4.遵医嘱测患者血压、脉搏、呼吸,记录出入水量,按需要采取卧位。

5.遵医嘱进食和分级护理。

6.测患者血压、脉搏、呼吸,每日 3 次,连续 7 日无异常者,改为每日测 1 次。

7.保持呼吸道通畅:鼓励患者吐出痰液,痰液多时及时吸出。

8.遵医嘱给予口腔护理、超声雾化吸入等。

9.注意伤口出血情况,如有活动性出血,立即压迫止血并报告医师。

10.加强心理护理。

【健康指导】

1、调整好病人生活起居。尽早适应病房的作息时间,以配合手术治疗。

2、做好卫生宣教,减少病人的紧张心理,消除思想顾虑,耐心解释病人提出的问题。

3、注意口腔皮肤的清洁,督促协助病人饭前洗手,定期剪指甲、洗澡、理发等。保持床单的清洁、整齐。

4、向病人及家属介绍疾病治疗方法,使之积极配合手术,讲解术前、术后及出院后注意事项。

5、病人未完全清醒时,要注意有无规律性吞咽动作,防止将血咽下,带有通气道的病人,待清醒后将其拔出。

6、病人清醒后嘱其排尿,尿潴留者应及时处理。

7、加强营养,给予富有营养和足够热量的流质饮食,不能从口腔进食者可给鼻饲,并做好口腔护理。

第二节 颌面部外伤护理

【护理措施】

1、观察生命体征,注意测体温、脉搏、呼吸血压,观察神志及瞳孔的变化。

2、遵医嘱做皮试,及时做 TAT 皮试或脱敏注射 TAT。

3、根据伤情准备急救物品如:氧气、吸引器、气管切开包、急救药品、输液架;并按医嘱及时、准确输血、输液;保持呼吸道通畅,及时清除口、鼻腔分泌物、呕吐物及血凝块,缺氧者给予吸氧。危重者绝对卧床休息。

4、经急救处理后,伤员一般取仰卧位头偏向一侧,出血不多及合并颅脑损伤的患者一般采取半卧位。注意伤口渗血情况,保持呼吸道通畅。

5、保持口腔卫生,口腔冲洗或护理,每日 2 次,每天用含漱剂漱口,注意观察局部情况,及时用冲洗、漱口或棉签清除口内食物残渣。

6、根据医嘱给流质、半流质、软食或普食,根据病情需要,可用高蛋白及高热量、高维生素饮食;进食方法应结合病情和患者的意愿,可用管喂法、匙喂法、吸管法及鼻饲法,需注意防止误吸或呛入气管。

7.预防感染,注意保持创面清洁干燥。

8.颌骨骨折者观察咬颌关系及固定情况,注意结扎物有无松脱、折断、移位、压迫牙龈或刺伤唇、颊黏膜,橡皮圈牵引方向与力量是否合适。

9.有脑脊液外漏者,取头高位,不可做冲洗机堵塞,以防颅内逆行感染。

【健康指导】

1、做好病人的心理护理,使其主动配合治疗。

2、如合并颌骨骨折者,使其掌握开口训练的时机和方法。如全身状况良好,鼓励其早期下床活动和及时做功能锻炼。

3、遵医嘱定期复查。

第三节　颌面部整形手术护理要点

【术前护理】

1.按口腔颌面外科护理常规护理。

2.唇裂手术者若为哺乳患儿,术前训练汤匙或滴管喂食。

3.患者避免受凉,防止上呼吸道感染。

4.保持口鼻清洁。

5.遵医嘱用抗菌药液滴鼻。

6.遵医嘱备皮,做植骨或皮瓣、皮片移植者供区皮肤也应准备。

【术后护理】

1.唇裂术后护理要点:

(1)按口腔颌面外科手术术后护理常规护理。

(2)术后 10 日内,患儿禁止吸乳,可用汤匙或滴管喂食。

(3)保持伤口清洁干燥,防止鼻涕污染伤口,每日用过氧化氢等渗盐水清洁伤口。

(4)防止伤口裂开,避免啼哭,吵闹、嬉笑,勿使患儿搔抓及碰撞上唇;幼儿必要时用约束带限制两臂活动。

(5)注意观察患者体温、脉搏、呼吸,注意保暖,如有异常,及时报告医师处理。

2.腭裂术后护理要点:

(1)按口腔颌面外科术后护理常规护理。

(2)术后 2 周内给予患者流质饮食,第 3~4 周给予半流质饮食,第 5 周改为软食或普食。

(3)保持口腔清洁:每日口腔护理 2~3 次,每次食后应用漱口液漱口。

(4)严密观察患者呼吸变化,随时清除口腔分泌物,防止喉头水肿。

(5)遵医嘱用抗菌药液滴鼻。

(6)如口腔内纱条自行脱落,应立即剪去切勿塞回。并注意观察有无创口出血,如有出血,立即报告医师处理。

(7)术后 20 日左右患者勿大声哭、喊、叫等及吃硬食物,以免创口裂开;预防感冒,防止因咳嗽而影响创口愈合。

(8)嘱患者出院 1 个月后进行发音及语言练习。

3.皮瓣移植后护理要点:

(1)按口腔颌面外科随时术后护理常规护理。

（2）患者取平卧位，头颈部适当制动。

（3）严密观察移植皮瓣的颜色和毛细血管充盈反应，如在术后 72 小时内发现皮瓣颜色发紫，应及时报告医师。

（4）使用负压引流管应保持通畅，防止皮瓣受压或折叠，吸力大小应适宜。

（5）注意观察皮区伤口是否渗血，有无疼痛、发热，包扎是否适宜，敷料是否干燥等，发现异常及时报告医师处理。

4.嘱患者遵医嘱应用抗生素。

5.遵医嘱定期复查，予以修复或恒久固定义齿修复。

【健康指导】

1、术后要求患者留院观察 3-5 天。

2、术后 6 小时开始用漱口液漱口至拆线；

3、三个月内不得做面部美容按摩，不要搓揉术区；

4、术后头面罩加压包扎 5 至 7 天，中途如无特殊情况不能拆开，如拆开后应及时包扎，注意检查有无压坏皮肤，如口内伤口放置引流条，则于术后 48 小时拔除；

5、术后 7 天拆线，少食辛辣刺激食物，尽量半流食。

6、术后吃流食至第五天，且三个月内尽量避免用力咬较硬东西；

（陈 晴　颜伟伟　何宜臻　潘汉沛　王 燕　张 睿）